緑内障道場
診断・治療の一手ご指南

編集・木内良明
広島大学大学院医系科学研究科
視覚病態学（眼科学）・教授

医学書院

緑内障道場―診断・治療の一手ご指南		
発　行	2019年4月 1日　第1版第1刷Ⓒ	
	2022年4月15日　第1版第2刷	
編　集	木内良明
きうちよしあき	
発行者	株式会社　医学書院	
	代表取締役　金原　俊	
	〒113-8719　東京都文京区本郷 1-28-23	
	電話　03-3817-5600(社内案内)	
印刷・製本	三報社印刷	

本書の複製権・翻訳権・上映権・譲渡権・貸与権・公衆送信権(送信可能化権を含む)は株式会社医学書院が保有します．

ISBN978-4-260-03840-9

本書を無断で複製する行為(複写，スキャン，デジタルデータ化など)は，「私的使用のための複製」など著作権法上の限られた例外を除き禁じられています．大学，病院，診療所，企業などにおいて，業務上使用する目的(診療，研究活動を含む)で上記の行為を行うことは，その使用範囲が内部的であっても，私的使用には該当せず，違法です．また私的使用に該当する場合であっても，代行業者等の第三者に依頼して上記の行為を行うことは違法となります．

JCOPY 〈出版者著作権管理機構　委託出版物〉
本書の無断複製は著作権法上での例外を除き禁じられています．複製される場合は，そのつど事前に，出版者著作権管理機構(電話 03-5244-5088, FAX 03-5244-5089, info@jcopy.or.jp)の許諾を得てください．

執筆者一覧 (執筆順)

木内　良明	広島大学大学院医系科学研究科視覚病態学（眼科学）・教授
大鳥　安正	国立病院機構大阪医療センター眼科・部長
内藤　知子	グレース眼科クリニック・院長
金森　章泰	神戸大学医学部眼科学教室／かなもり眼科クリニック
澤田　明	岐阜大学医学部眼科学教室・臨床准教授
寺西　慎一郎	山口大学医学部眼科学教室・講師
中倉　俊祐	ツカザキ病院眼科・部長
赤木　忠道	新潟大学大学院医歯学総合研究科眼科学分野・准教授
狩野　廉	福島アイクリニック・副院長
家木　良彰	川崎医科大学眼科学1教室・准教授
鈴木　克佳	鈴木眼科・院長
東出　朋巳	金沢大学附属病院眼科・病院臨床教授
相良　健	さがら眼科クリニック・院長
植木　麻理	永田眼科
谷戸　正樹	島根大学医学部眼科学講座・教授
中村　誠	神戸大学大学院医学研究科外科系講座眼科学分野・教授
溝上　志朗	愛媛大学医学部眼科学教室・准教授
廣岡　一行	広島大学大学院医系科学研究科視覚病態学（眼科学）・特任准教授
馬場　哲也	白井病院・副院長
中澤　徹	東北大学大学院医学系研究科神経感覚器病態学講座眼科学分野・教授
森　和彦	京都府立医科大学眼科学教室／御池眼科クリニック
井上　昌幸	徳島大学医学部眼科学教室
丸山　勝彦	八潮まるやま眼科・院長
庄司　信行	北里大学医学部眼科学教室・主任教授
菅野　彰	井出眼科病院
近間　泰一郎	広島大学大学院医系科学研究科視覚病態学（眼科学）・診療教授
橋本　尚子	原眼科病院
原　岳	原眼科病院・院長
濱中　輝彦	日本赤十字社医療センター眼科／石田眼科医院／道玄坂 加藤眼科
後藤　恭孝	石川眼科医院
松田　彰	順天堂大学医学部附属順天堂医院眼科・准教授
相馬　剛至	大阪大学医学部眼科学教室・講師

序

　この度,『臨床眼科』誌(医学書院)において24回にわたり連載された「熱血討論！　緑内障道場—診断・治療の一手ご指南」を書籍としてまとめることになりました．同連載は，日本臨床眼科学会，日本眼科手術学会などのインストラクションコースで活動している「関西緑内障道場」，「中四国緑内障アカデミー」のメンバーを中心に，対応に苦慮した実際の症例をご呈示いただき，緑内障診療のエキスパートにその対処法をレクチャーいただくものです．

　症例検討の様子を道場に模し，門下生(症例呈示者)が師匠(エキスパート)に指南を仰ぐのですが，各症例をご覧いただくとわかる通り，困った症例を携えて道場の門を叩いた門下生が，あるときには師匠となって悩める他の門下生に救いの手を差し伸べています．本道場では，誰もが門下生であるとともに，誰もが師匠でもあるのです．それぞれの貴重な経験を共有する場が，この「緑内障道場」です．

　そんな「緑内障道場」には，以下の3つの掟があります．

> 1. 明るく楽しく緑内障を学ぶべし
> 2. 道場内は建前ではなく本音で語るべし
> 3. 患者から学ぶ姿勢を大切にすべし

　特に2つ目の"本音で語る"(うまくいかなかった症例についても率直に語る)ことが，本道場の特長の1つだと思います．目の前の患者さんをどのように治療すればよいか途方に暮れているのは，あなただけではありません．同じような経験は，他の誰かもしているのです．「緑内障道場」には，それを乗り越えるためのヒントが，あちらこちらにちりばめられています．

　連載を書籍としてまとめるにあたり，情報のアップデートを図ったのはもちろんのこと，「門下生心得10か条」をあらたに付け加えました．また，連載時には誌面の都合で触れることができなかった緑内障診療のちょっとしたコツ，確認しておきたいキーワードを27本のコラムとして追加しています．連載をご愛読くださった先生方にも，きっとお役立ていただけるものと思います．

　本書をご覧いただき，みなさんの"困った"が1つでも多く解決されることを願っていますが，もし本書をご覧いただいても"困った"が解決されなかった際は，ぜひとも本道場までお知らせください．"道場破り"はいつでも大歓迎です．

2019年2月
緑内障道場 師範　木内良明

目次

緑内障道場 門下生心得　　1

門下生心得 10 か条

- 心得その1　基本の基本，プロフェッショナルの流儀　2
- 心得その2　緑内障の専門医は孤高のピッチャーである　3
- 心得その3　よいお医者さん　4
- 心得その4　一日ずつ，人生最高の日にしよう　6
- 心得その5　負けない心を鍛える　6
- 心得その6　あなたはそこに　7
- 心得その7　「様子見ようや」ではなく「今でしょ」　8
- 心得その8　基本を守る　9
- 心得その9　予想外のこと　自然災害　10
- 心得その10　10年後の自分　11

診断基礎　　13

- 症例01　緑内障でしょうか？　乳頭低形成でしょうか？　視神経乳頭の診かた　14
- 症例02　緑内障を疑いますが視野検査に明らかな異常はありません！　視野検査の診かた　25
- 症例03　病型診断に迷っています．隅角検査のポイントをご指南ください！　33

| 症例04 | 診断に迷っています．眼底 OCT の診かたをご指南ください！
緑内障と診断された乳頭低形成 | 42 |

| 症例05 | 若年男性が急性緑内障発作で来院しました！
緑内障発作の診断と治療 | 58 |

| 症例06 | 治療方針を立てる際，眼圧日内変動を
どのように解釈・活用すればよいでしょうか？ | 69 |

診断確定後の治療方針　　　83

| 症例07 | 眼圧コントロールは良好ですが，視野障害進行が否定できません！
緑内障悪化の判定 | 84 |

| 症例08 | 小児の高眼圧症への治療方針をご指南ください！ | 94 |

| 症例09 | 経過観察？　レーザー虹彩切開術？　水晶体再建術？　原発閉塞隅角症 | 102 |

| 症例10 | 本当に正常眼圧緑内障でしょうか？　NTG の診断と治療 | 111 |

| 症例11 | 眼圧再上昇症例への次の一手，ご指南ください！
血管新生緑内障に対する抗 VEGF 治療 | 122 |

| 症例12 | 超々高齢者への治療方針をご指南ください！　落屑緑内障への対応 | 137 |

治療中の疑問　　　147

| 症例13 | 自覚症状のない患者さんが点眼薬を使ってくれません！
緑内障患者のアドヒアランス | 148 |

症例14	点眼治療を行い眼圧は低いのに視野障害が進行します！	157
症例15	患者さんが妊娠しました！	168
症例16	認知症患者への緑内障診療はどのように進めればよいでしょうか？	177
症例17	チン小帯脆弱眼に緑内障手術を，緑内障末期眼には白内障手術をしなければならなくなりました！	187
症例18	Laser gonioplasty は何に適応するのでしょうか？	196

合併症対策　　207

症例19	トラベクレクトミー後にデレンが発生しました！	208
症例20	チューブシャント手術 2 年後に再度眼圧が上昇しました！	216
症例21	経口アセタゾラミドをこのまま長期内服しても大丈夫でしょうか？　糖尿病と炭酸脱水酵素阻害薬	226
症例22	トラベクレクトミー後に低眼圧黄斑症を発症しました！	236
症例23	術後，遷延性の角膜障害が発症しました！ ドライアイ患者への緑内障手術	247
症例24	トラベクレクトミー後，眼圧はよいのに脈絡膜剥離が出てきました！ 術後の浅前房と高眼圧	256

索引　　267

コラム

- 01 神経線維層欠損(NFLD) ... 23
- 02 前視野緑内障(PPG) ... 23
- 03 視野検査の信頼性評価，私のコツ ... 31
- 04 隅角所見の分類 ... 40
- 05 OCTを用いた緑内障診断のポイント ... 55
- 06 OCTアンギオグラフィ ... 57
- 07 プラトー虹彩：診断と治療 ... 68
- 08 眼圧日内変動と術式選択の関係 ... 81
- 09 点眼治療の原則 ... 93
- 10 小児の緑内障 ... 100
- 11 点眼薬でコントロールできない閉塞隅角緑内障の治療 ... 110
- 12 正常眼圧緑内障(NTG)の目標眼圧設定 ... 120
- 13 未承認薬・適応外使用薬と研究倫理 ... 132
- 14 高齢患者の検査，私のコツ ... 143
- 15 病状説明，私のコツ ... 155
- 16 緑内障性視神経障害のリスクファクター ... 167
- 17 妊婦への手術治療 ... 176
- 18 認知症患者の診察，私のコツ ... 185
- 19 緑内障と白内障の同時手術 ... 195
- 20 隅角癒着解離術(GSL) ... 203
- 21 低侵襲緑内障手術(MIGS) ... 205
- 22 トラベクレクトミー後のデレン ... 214
- 23 バルベルト®緑内障インプラント手術update ... 224
- 24 硝子体術後の続発緑内障 ... 235
- 25 網膜皺襞をOCTで観察するコツ ... 246
- 26 点眼薬と角膜上皮障害 ... 251
- 27 シリコーンオイルタンポナーデと緑内障 ... 266

本文デザイン：Malpu Design(陳　湘婷)　　装幀：Malpu Design(宮崎萌美)

緑内障道場

門下生心得

門下生心得10か条

> 夢をバカにする人間から離れなさい.
> 器の小さい人間ほどケチをつけたがる.
> 真に器量の大きな人間は,
> "できる"と思わせてくれるものだ.
>
> マーク・トウェイン

> 青春とは人生のある期間を言うのではなく,心の様相を言うのだ.
> 優れた想像力,逞しき意志,燃ゆる情熱,怯懦を退ける勇猛心,安易を振り捨てる冒険心,こういう様相を青春というのだ.
> 年を重ねただけでは人は老いない.理想を失うときにはじめて老いがくる.
> 歳月は皮膚のしわを増すが,情熱を失うときに精神はしぼむ.
>
> サミュエル・ウルマン

心得その1 基本の基本,プロフェッショナルの流儀

　医局に関するさまざまな問題を統計的に解析して,無駄を省いた結果,午後5時には医局の業務をすべて終了させることに成功したという医局長がおられます.働き方改革の成功事例です.働き方改革は経営力の向上につながります.その先生に経営に関してどんな本を読めばよいですかと尋ねました.その答えは「松下幸之助」でした.

　松下幸之助は松下電器産業（現 パナソニック）を立ち上げた立志伝中の人で経営の神様と呼ばれています.松下幸之助の本は今でもたくさん出ています.経営の神様の考えたこと,考えの道筋を書いた本がほとんどです.『リーダーになる人に知っておいてほしいこと』（PHP研究所）を読んでみると,遅刻しない,必要性もないのに買い物をしない,整理整頓する,見栄を張らないなど当たり前のことしか書いてありません.素直な心で衆知を集める,自習自得で事の本質を極める,日々新たな発展の道を求める,協力感謝,自分で簡単にできそうでできないことも含めて,当たり前のことしか書いていないのです.

　われわれ医師にとって,当たり前にしないといけないことは目の前の患者さんに誠意を尽くすことです.その患者さんにとってベストと思われる検査,治療を一生懸命に行うこと.眼科のプロフェッショナルとして,当たり前のことをサラリと行う.

2018年に大阪府で警察署に拘置されていた容疑者が逃亡した事件がありました．弁護士との接見が終わったことを警察側は感知しておらず，逃亡防止ブザーの電池も抜かれたままだったそうです．内部告発ですけど，某薬局では要冷蔵の薬品を室内に放置したままだそうです．そこで働く人たちのプロフェッショナルとしての誇りはどこに行ったのでしょう．署長，薬局長のガバナンスはどうなっているのでしょう．

　われわれプロフェッショナルは国家資格をもち，一般の人がかかわることができない事象を扱います．そのプロフェッショナルとして任された仕事を放棄する姿勢は，自分を否定することにつながります．自分に任せられたプロフェッショナル，「専門医」としての仕事を行う．これは当たり前の事柄です．この当たり前ができずに，よい医療を提供することはできません．目の前の患者さんにとってベストと思われる検査，治療を一生懸命に行うこと，これがプロフェッショナル眼科医としての最低限のお仕事です．

> 「それは私の責任です」ということが言い切れてこそ，責任者たりうる
> 　　　　　　　　　　　　　　　　　　　　　　　　　　松下幸之助

心得その2　緑内障の専門医は孤高のピッチャーである

　角膜移植後や糖尿病網膜症の硝子体手術後に緑内障になる人は少なくありません．もともと緑内障がある人は角膜移植を受けると眼圧が上昇して，緑内障手術が必要になることがわかっています．虹彩新生血管があると硝子体手術後にほとんどの人は緑内障手術を必要とします．ぶどう膜炎も眼圧上昇と無縁ではありません．視神経症の患者さんも緑内障類似の眼底所見を呈して緑内障外来に回されてきます．つまり，緑内障の専門医は各種疾患の失明コースの最終的な局面に遭遇することを多く経験します．網膜はよく伸びて剥離なし，角膜透明，しかし視神経乳頭は真っ白ということがあるのです．緑内障専門医は緑内障という自分の専門領域だけをカバーしているだけではいけません．

　眼科は眼形成，角膜，緑内障，網膜，ぶどう膜，神経眼科疾患，小児眼科などに分化しています．緑内障専門医は網膜，角膜，眼炎症，神経眼科疾患，小児眼科にも精通する必要があります．それぞれの専門医はそれぞれ素晴らしい能力を発揮して患者さんの診察，治療に当たります．そのなかで，つらい経過をたどるのは専門領域のはざまの患者さんたちです．いわゆる続発緑内障の患者さんは要注意です．緑内障の専門医は心を広くもちましょう．

　炎症が治まらずに眼圧が上昇する患者さんがいます．ぶどう膜組の先生たちは「眼圧を何とかしてください」と緑内障組に患者さんを回します．緑内障組はまだ炎症が残っているじゃないかといって患者さんをぶどう膜組に返すというシーンを時に見ます．いわゆる"たらいまわし"です．炎症が治まっても眼圧が下がらない人を緑内障手術の対象にするというのが緑内障組としての理想です．しかし，目の前の患者さんは精一杯の薬物治療で消炎と眼

圧下降を行っても，炎症が残り，眼圧が許せないレベルまで高くなっています．とりあえず眼圧だけでも within normal range に収めようと思いませんか．消炎治療を強化しながら眼圧下降手術を行い，術後にさらに炎症が強くなれば，ぶどう膜組と相談しながら消炎治療を変更すればよいだけです．

「網膜のレーザー治療を行ったけど血管新生緑内障（neovascular glaucoma：NVG）になりました．何とかしてください」という他院からの紹介もあります．念のために，蛍光眼底撮影を行うと光凝固が不足していた，という場面も多々あります．紹介医にレーザーが不足していたことを伝える必要はあります．しかし，できれば，足りない凝固は自分でしましょう．眼圧が高くて視神経がピンチのときです．他人任せにはできません．自分で，十分に凝固を追加できたことを確認します．レーザーの追加も緑内障を専門とするプロフェッショナルな医師の仕事と考えます．そうしないと本格的な治療が遅れるだけです．もし，自施設の網膜組からそのような患者さんが回ってきたら厳しく叱ります．緑内障組は緑内障組の，網膜組は網膜組のプロフェッショナルとしての仕事をしましょう．

しかし，他人に怒りをぶつけても患者さんはよくなりません．患者さんのために，自分でやります．横着と根拠のないプライドがプロとしての仕事を台無しにします．

「横着を　集めて悲し　グラ外来」

目の前の患者さんに全力投球をします．野手のエラーのためにノーアウト満塁になっても，ピッチャーは文句を言わずにマウンドを守ります．そうなのです．緑内障組は眼科医療におけるすべての領域に関与しながらマウンドを守る，孤高のエースピッチャーなのです．誰かのミスを優しくカバーする．それが患者さんの幸せにつながります．

> どこか知らない遠いところで
> だれかが泣いている声がきこえる
> 泣かないでくじけないで
> ぼくがここにいるよ
> 勇気の花がひらくとき
> ぼくが空をとんでいくから
> きっと君を助けるから
>
> やなせたかし『勇気の花がひらく時』

JASRAC 出 1903066-202

心得その3　よいお医者さん

医学部を卒業して医師になったばかりの頃は，皆よいお医者さんになりたいと願っているはずです．よいお医者さんの定義も1つだけではないでしょう．スーパードクターとマスコ

ミに取り上げられるような医師，政府の中に入り込んで将来の医療行政を担うこともOKです．障害者の社会復帰に力を尽くすというのもありでしょう．医師会活動にエネルギーを注ぐことも大切です．素晴らしい研究を行って世界に貢献することもありです．

私が医師になりたての頃は「飲んで歌って踊れる，3拍子揃った医師になる」などと馬鹿なことを考えて無駄な時間を過ごした時期もありました．あの頃，ほんとにアホでした．私は1983年に医師になりました．眼内レンズ（intraocular lens：IOL）は1984年に日本で使えるようになりました．それを受けて「IOL挿入術をマスターしたい」「超音波白内障手術をマスターしたい」という思い，「NVGやぶどう膜炎に続発した重症の緑内障を何とかしたい」という思いが，私をまともな医師の道へ戻してくれたのかもしれません．

市中病院に勤務しているときには，こちらがどんなに努力しても治らない患者さんがいることを経験して，医療の可能性，医療の水平線を広げたいという思いをもつようになりました．市中病院ではアイデアが浮かんでも実験する場所がない，お金がない．企業が「お金を出します」と言ってくれても，病院にそのお金を受け取る財務上の仕組みがない．一度，事務部長に「寄付金を受け取ってください」とお願いしたことがあります．ところが事務部長は，「そういうことをすると私が逮捕されます」と言います．「事務部長が逮捕されても大丈夫．刑務所から出てきたらまたこの病院で雇用してあげるよ，心配ないよ」と言っても嫌だと言います．当時は，事務部長のことを根性なしと思っていました．

大学という組織は研究する仕組みも，研究費を受け取る仕組みもあります．研究費を受け取っても誰も逮捕されません．かといって，医療の水平線を広げることができたか？　心もとない限りです．

国際的に有名な生理学の先生がおられました．その先生はノーベル生理学・医学賞の候補にもなりました．その先生の講演を伺いますと「一生かけてきた仕事はこれだけです．自分でもほめてあげたいくらいよい仕事をしてきたと思います．でもその全部をまとめても1時間の講演にしかなりません」と仰っていました．私の話は何分にまとまるのでしょうか．

大学の外科系の後輩が不慮の事故で亡くなりました．50歳前後でした．手術も上手で，論文もたくさん書いて，皆から将来を嘱望されていました．通夜の席には患者さんとその家族が多く集まって泣いていました．あー，彼はよいお医者さんだったのだ．

> 私たちは得ることで生計を立て，
> 与えることで生きがいをつくる
>
> ウィンストン・チャーチル

心得その4　一日ずつ，人生最高の日にしよう

　医師になりたての若いうちは目の前の出来事を追いかけて，とにかく走る．目の前の患者さんをよい状況に落ち着かせる，ということが生活の中心になります．自分は半人前であることを自覚しています．自分で判断したり，自分で処置したりすることもできない．指導医の先生にくっついて，下働きに精を出す．1年経つと新人が入ってきます．ところが，新人医師と比べて自分の医師としての力量は明らかに優れていることに気づきます．指導医と新人の間をつなぐ屋根瓦の一部の役割が回ってきます．ある程度自分で判断したり，処置や手術したりできるようになります．そこで向上をやめる先生もいますが，多くの場合，角膜，緑内障，網膜，眼形成など専門を究めるようになります．医師を続ける限り自己研鑽に励み続ける必要があります．プロフェッショナルとしての誇りをもち続けることがあなたはできますか？

　年月を重ねると，自分の専門分野のたいていのことはできるようになります．患者さんに一日一日のベストを尽くしたいと願っていても，惰性で流れそうになるかもしれません．私の場合，そういった毎日を引き締めるのが非日常のイベントです．それは学会発表であり，国内・海外を問わない留学です．留学は長期，短期を問いません．

　広島大学のキャッチフレーズの1つに「学問は最高の遊びである」という言葉があります．研鑽を続けましょう．まずは目の前の患者さんによりよい医療を提供するにはどうすればよいのか考えます．診断が付かない患者さん，治療に思うように反応しない患者さんは一番よい先生です．問題を解決できないときは，自然と関連する総説や論文を読みます．なに？　なぜ？　と疑問をもち，それを解決した道筋と結果を報告しましょう．自分ひとりで解決できないときは仲間の助けを借りてもOKです．次に同じような患者さんが現れたとき，その成果は明らかになります．

> 人と比較をして劣っているといっても，決して恥ずることではない．けれども，去年の自分と今年の自分とを比較して，もしも今年が劣っているとしたら，それこそ恥ずべきことである
>
> 松下幸之助

心得その5　負けない心を鍛える

　緑内障は疾患の性質上，視機能が改善することはありません．悪くならないように，検査，治療，経過観察を続けるしかありません．ここは手術しかないと考え，患者さんのご理解も得られて手術に臨んでも，予想外の合併症が出てくることがあります．トラベクレクトミー

の場合は眼圧が下がりすぎる，あるいはなかなか下がらないということが，時にあります．眼圧が下がりすぎると視力も下がります．患者さんに「見えにくくなりました」と言われると，こちらのテンションも下がります．しかし，くじけないでください．リカバリーの道はあります．合併症回避の方法，合併症からのリカバリーは各種学会のインストラクションコースでよく取り上げられる題材ですので，ぜひ学会に参加してインストラクションコースを受講してみてください．きっとよい知恵がたくさんあることでしょう．術後に思ったような経過が得られないとき，術者の気持ちはブルーになりますが，患者さんはもっと濃いダークブルーです．

　研修1年目であれば眼科のことをほとんど知らないわけですから，何でも「教えて」と指導医や先輩に尋ねるのは仕方ありません．とりあえずは尋ねるほうが患者さんの利益になります．しかし，困った症状が治まったときに必ず成書や総説に当たってその分野における標準的な知識を吸収してください．先輩のアドバイスよりも幅広い知識を与えてくれます．

　研修2年目以降になって，見たことがない合併症に出会ったら，ひとまず教科書をみる，文献をあさる作業をします．それでもよいリカバリー法がわからないとき，遠慮なく近くの経験豊富な先生に尋ねてください．インストラクションコースの演者に聞くのはよい方法です．インストラクションコースの演者は基本的に教え好きです．どうしても自分でリカバリー法を行うことができない，一度やってみたがうまくいかないときは師匠クラスの先生に紹介してください．ここまでの期間は1週間です．紹介先の師匠が問題を解決してくれます．早く問題を解決して患者さんを楽にしてあげる必要があります．

　これに懲りて二度と緑内障に近づかないという先生もいます．そして，積極的な治療をしない理由をあれこれと並べ始めます．その結果どうなるか．本当に末期になるまで薬で引っ張ります．驚いたことに「緑内障には手術がない」と説明されている患者さんもいます．その時点で紹介を受けた先生も，患者さんも不幸です．弱い心が生んだ悲劇ともいえます．

> **涙が出てきたら，耐えて，苦しんで，そして前進あるのみだ**
> パブロ・ピカソ

> **前進し続けられたのは，自分がやることを愛していたから**
> スティーブ・ジョブズ

心得その6　あなたはそこに

　普段から緑内障に対する知識を仕入れておくことも重要です．緑内障に関する勉強会は大切です．できれば複数の大学や施設が参加する勉強会に参加してください．若手を対象とし

た勉強会は全国学会の夜にも開かれていますが，ローカルな会でもOKです．思わぬ症例に出会い，一生忘れない経験をすることができるかもしれません．

　普通ではない病態の新たな患者さんを目の前にしたとき，ふっと勉強会で出てきた症例を思い出します．私の場合，勉強会が役に立ったと思える症例は小眼球の患者さんです．ある合同勉強会で小眼球の緑内障の患者さんにトラベクレクトミーを行ったところ合併症の嵐になった，という症例が報告されました．学会では治療がうまくいった症例を自慢げに発表します．それはそれで役に立つのですが，内輪の会でうまくいかなかった症例を見せてもらうほうが印象に残ります．そのとき，別の大学からこのようなときは強膜開窓術が有効らしいと発言がありました．その大学の定年間際の教授がもっているお年寄りの生きる知恵的に紹介されました．当時はuveal effusionに渦静脈減圧術が有効などと論文に出ていましたが，強膜開窓術は論文にもほとんど出ていませんでした．小眼球の患者さんを実際に目の前にしたとき，その研究会の情報が一気に蘇りました．多少の苦労はしましたが，目の前の患者さんを何とかよい状況に収めることができました．小眼球には強膜開窓術が重要です．その後，何度も助けられました．

> ほんとうに出会った者に別れはこない
> あなたはまだそこにいる
> 目をみはり私をみつめ　繰り返し私に語りかける
> あなたとの思い出が私を生かす
>
> 谷川俊太郎『あなたはそこに』

心得その7　「様子見ようや」ではなく「今でしょ」

　緑内障は進行性の疾患で，一度失われた視機能は戻ってきません．しかし，多くの場合，その進行は緩やかです．しかも自覚症状がない患者さんも少なくありません．外来では，少々打つ手が遅れても患者さんに叱られるような場面にはなりません．「今回は眼圧が高いけど（あるいは視野障害が進行しているようだけど），もう少しこのまま様子を見よう」，という診療態度を今までよく拝見しました．「薬で粘りましょう」と言われ，ひどい接触皮膚炎，角膜上皮幹細胞疲弊症になった患者さんもいます．「視野障害が進行するけど○○癌なのでこのまま様子を見よう」というのもありました．最近は悪性腫瘍の治療法も進化して，なかなか死ねません．トラベクレクトミー後に眼圧が3 mmHgに下降したけれども「このまま様子を見よう」というのはしょっちゅうあります．

　これは患者さんのことを思っているようで，突き詰めると，実は自分が面倒なことをしたくないという気持ちの表れにほかなりません．

　退院後3日目に「急に眼が痛くなった」，患者家族が「いつもと様子が違う」と訴えている

のに，診察もせずに「様子を見てください」で済ませた2つの事例は取り返しのつかない大ごとになりました．個人で24時間365日の臨戦態勢というのは無理だと思います．しかし，多くの事象は通常の診察時間帯に発生します．せめてその時間帯は全力で患者さんの対応に当たりたいと思います．行動すべきは今です．

> 20年後に失望するのは，
> やったことよりもやらなかったことだ
>
> マーク・トウェイン

心得その8　基本を守る

　1970年頃，男子は「巨人の星」，女子は「アタックNo.1」というテレビ番組に夢中になっていました．「巨人の星」は野球少年が偏屈おやじに鍛えられて憧れの巨人軍のエースピッチャーになるというお話しです．「アタックNo.1」のストーリーはよくわかりませんがスポ根，バレーボール漫画であることには違いありません

　「巨人の星」の影響だけではありませんが，私の住んでいた地区（大阪市の東端）の小学校では少年野球が盛んでした．週に何回か練習があり，毎週日曜日は必ず試合が組まれていました．同じ頃，大阪市中心部の小学校では，有名私立中学などを目指して，中学校受験に向けて勉強に励んでいたことなど知る由もありません．練習中や試合中は，暑い夏でも水を飲んではいけないという非常にクラシックな教え方でした．精神論は置いておいて，野球の技術はしっかりと教えていただいたようです．ゴロは腰を落として正面で捕る．ボールを投げるときは相手の胸をめがけて投げる．どちらかというと守備の基本練習が多かったと思います．カッコよく見える守備の片手捕りファインプレーは下手な証拠と教えられました．そして結構強かったのです．エラーに伴う失点が少ない分だけ試合に勝つ確率が高くなる．

　医療の世界も基本を守る診療スタイルが大切です．患者さんが片眼の異常を主訴として受診されても必ず両眼を見る．患者さんが訴えなかった他眼にも病変があることがあります．眼表面の異常を主訴としても前眼部，中間透光体，眼底を見る．必要と思われる検査はきっちり行う．そうすることで見落としが少なくなります．高眼圧で紹介された患者さんの周辺部網膜を見ると静脈閉塞があった，患者さんの隅角に周辺虹彩前癒着（peripheral anterior synechia：PAS）を見つけて蛍光眼底撮影を行うと血管炎が広がっていたということもあります．

　最初の頃は必要な検査を思いつかないかもしれません．研究会や学会に症例報告を行うことから始めましょう．スライドを準備しているとき，関連した論文を嫌でも読みます．そうすると足りない写真や検査に気づきます．その次からは，その検査や写真は必要に応じてオーダーできるようになります．学会発表は医師としての守備練習です．神の手と呼ばれる

技で患者さんを治すことは素晴らしいと思います．それより，取りこぼしをしない，エラーしない医療をコツコツ提供する医師が最終的には名医と呼ばれるようになると思います．

「巨人の星」に出てくる星飛雄馬もキャッチボールの基本練習を繰り返し行っていました．

> 思いこんだら 試練の道を 行くが男の ど根性
> 真赤にもえる 王者のしるし 巨人の星を つかむまで
> 血の汗流せ 涙をふくな
> ゆけゆけ飛雄馬 どんとゆけ
>
> 『ゆけゆけ飛雄馬』

JASRAC 出 1903066-202

心得その9　予想外のこと　自然災害

　2018年7月6日から七夕の7日，および8日にかけて広島，岡山，愛媛を含む西日本に豪雨災害が発生しました．災害の傷跡は深く200名以上の死者が出ました．生き残った人たちも生活基盤の再建に多大なる努力が必要とされています．1995年の阪神淡路大震災，2011年の東日本大震災，2016年の熊本地震と近年立て続けに自然災害が日本を襲っています．

　広島県や岡山県の住民は，東南海地震が発生しても四国や瀬戸内の島々があるので海からの津波の心配はないと半分高をくくっておりました．2014年8月に広島市安佐南区を襲った集中豪雨被害の記憶も新たな2018年7月，広範囲な集中豪雨被害が生じました．津波は海からではなく山からきました．山津波です．お亡くなりになられた方とそのご家族，縁者の方々には心からお悔やみ申し上げたいと思います．

　災害が発生している最中の超急性期から急性期にかけて，勤務先の広島大学病院の患者対応はスムーズに行われました．これは繰り返し行った防災訓練の賜物といえます．日本赤十字社，広島県医師会，各災害拠点病院，自衛隊，警察の方々と協力しながら考えうる最高の災害医療を提供できました．避難所には感染制御チーム，精神科医，歯科医師，看護師，薬剤師，臨床検査技師，事務などすべての医療職種が参加しました．もちろん日本眼科医会からビジョンバンも派遣されました．

　しかし，急性期から慢性期につなげる部分，避難施設での医療サービスの提供の部分が必ずしも理想通りではないことが判明しました．練習していませんでした．文字通り今後の検討が必要です．

　広島大学病院長として，前線で働く人たちからの詳細な報告書を毎日読んでいますと，明日に向かってみなさんよく頑張ってくださっている様子がよくわかります．「なんで皆こんなに頑張るの」というのが素直な感想です．やはり医療人のプロフェッショナルとしての意識のなせる業でしょうか．

眼科医として順調な生活のなかにも予想外のことが生じることがあるでしょう．予想外によいこと，予想外に悪いこと．すべての事象に事前訓練を行うことはできませんが，そのときこそ自分の総合力を発揮できるように地力を蓄えておきましょう．

> 簡単すぎる人生に，生きる価値などない
> 　　　　　　　　　　　　　　　　　　　　　　　　　　ソクラテス

心得その10　10年後の自分

　入学試験，就職試験でよく聞かれる質問です．インターネットではその解答例もたくさん出ています．「5年後にはこういうことができるようになって，10年後にはさらなる発展をとげてこうなりますとステップごとに答える．自分のもつ能力は"A"である．その能力を会社の"B"ということに生かして"C"を作り出す．どのようにその能力を身に付けたのかなど，ところどころに具体例を混ぜるとよい」とあります．こんなふうに詳しく書かれますと，次の入試面接では，どこまでこの情報をこなしているのかをみたくなります．

　学生のうちから将来の自分のあるべき姿を描いていた人は，そうでない人と比べて10年後20年後に得られる収入に大きな差があるとのデータが出ています．自分が教授になったとき，10年後は何をしようと考えていたか忘れました．きっと何も考えていなかったのでしょう．

　20年後には社会がどうなっているか，今の医療制度が続いているのかを含めて予測がつきませんが，10年後くらいは何とかわかりそうです．「10年後には留学したいな」という人もいるでしょう．「たくさん患者さんを集めてお金を稼ぎたいな」という人もいるかもしれません．留学するためには語学の勉強も必要ですし，普段から海外の学会に出席することも必要です．世界中のどこにどんな人がいて，どんな研究をしているのか知ることができます．海外の研究施設や病院に受け入れてもらうためには，それなりに論文を書いていないといけません．10年間を数年ずつに区切って，何をすべきかアクションプランを考えることが必要です．

　一方，医療でお金を稼ぐためには，とにかく患者さんに来ていただけるような医師にならないといけません．どんな医師のもとに患者さんが集まるか．優れた診断能力，優れた治療能力をもつ医師のもとに患者さんが集まります．医師の人間性も大切でしょう．患者さんにも親切に接して説明も十分行う必要があります．そのためには経験も必要ですが，各疾患の特徴をよく勉強しないといけません．講演会で話を聞くだけではあまり役に立ちません．1時間の講演内容は大体4週間もすればその80％を忘れているとも言われます．科学的に物事を考え，エビデンスに基づく説明を患者さんにできるようになるためには，自分で学会発表し，論文を書くことが一番近道です．結局，よい医師になるためには学会発表をまめに行い，

論文を書くことに尽きます．ほかによい道があるでしょうか．ご存知の先生がおられたら教えてください．

　自分で発表するのが面倒なので，下の学年の先生に発表させることもあるでしょう．そのとき，下の学年の先生は自分よりも物事を知らないので，いろいろと教えなくてはいけません．指導するためには，やはり自分も論文を集めて読まなくてはいけません．結局，自分でしたほうが早かったということになりかねません．しかし，何度か教えているうちに，下の学年の先生も独り立ちできるときがきます．そうなると共同作業ができる仕事のパートナーとして，今度はこちらが助けてもらうこともできるようになり，結局自分が楽になります．

　病院の部長でも開業の先生でも，ある程度流行ってくると患者さんを怒る先生がいます．その矛先は看護師や受付に向かうこともあります．根拠のない自分のプライドが言わせるという場合も時に交じりますが，多くの場合，医師の力不足，勉強不足に起因することが多いようです．自分の知らないことを質問されて怒鳴ってごまかす．その矛盾を指摘されて医療従事者を怒鳴る．医療技術や知識が少ない先生は，せっかく開業しても早々にお店を閉める傾向があるようにも思います．

　やはり，患者さんのよりよい明日を目指して日々勉強に励むしかありません．それが自分の幸せ，患者さんの幸せにつながります．

> 僕の前に道はない
> 僕の後ろに道は出来る
>
> 高村光太郎『道程』

緑内障道場 師範 **木内良明**

診断基礎

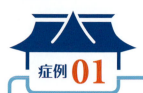

緑内障でしょうか？
乳頭低形成でしょうか？
視神経乳頭の診かた

症例呈示 木内良明

指南 大鳥安正 内藤知子

患者 31歳，女性

主訴 精査希望

現病歴 他県眼科で緑内障と診断され，緑内障治療点眼薬を使い始めた．転居に伴い緑内障の治療継続を希望し近医眼科を受診したところ，先天性の乳頭低形成と診断された．医師によって言うことが違うので，精査目的で当科を受診された．

初診時所見

視力 | 右眼 0.03（1.2×−5.00D），左眼 0.03（1.2×−5.00D）

眼圧 | 右眼 14 mmHg，左眼 15 mmHg

前眼部 | 両眼）角膜：表面平滑・透明，前房：正常深度

隅角 | 両眼）Scheie：0，Shaffer：4，pigment：0

中心角膜厚 | 右眼 505 μm，左眼 504 μm

眼底所見は図1，2，OCTの網膜神経線維層（retinal nerve fiber layer：RNFL）の結果は図3．視野検査の結果は図4，5に示す．

経過観察所見

眼圧の経過は図6，MD slope は図7に示す．

呈示理由

視神経乳頭の所見は緑内障のようですが，視野検査の結果は乳頭低形成のように見えます．この患者さんは緑内障でしょうか？ 乳頭低形成でしょうか？ もし乳頭低形成ならば，本症例の視野障害は上方にあるので下方の視神経の形成不全ということになります．上方視神経低形成（superior segment optic hypoplasia：SSOH）という言葉はよく聞きますが，

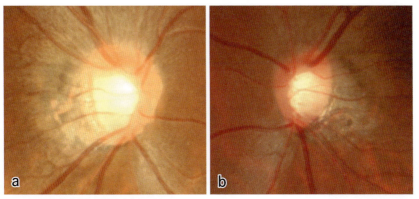

図1│眼底写真（乳頭陥凹の拡大）
a：右眼のC/D 0.6．b：左眼のC/D 0.75．両眼耳下側のリム菲薄化，両眼耳側にコーヌス，右眼には偽乳頭浮腫がみられる．

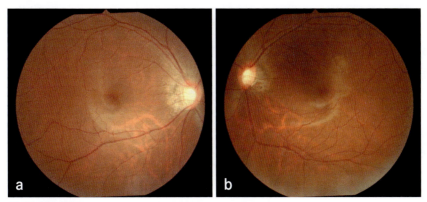

図2│眼底写真
a：右眼のDM/DD比 3.08．b：左眼のDM/DD比 3.08．

　下方視神経低形成（inferior segment optic hypoplasia：ISOH）という言葉はあまり耳にしたことがありません．師匠，一手ご指南のほどよろしくお願いいたします．

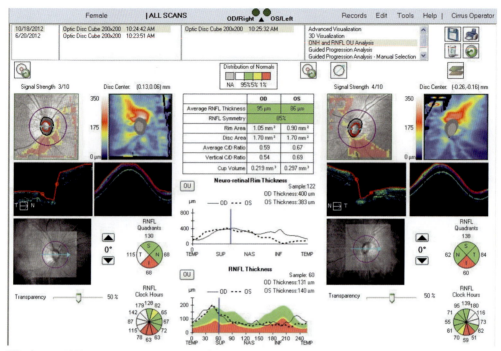

図3 | OCT所見

下方のRNFLの菲薄化がみられる．

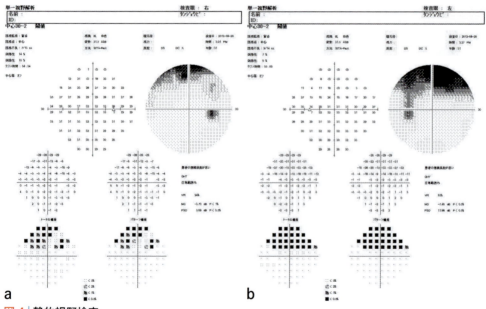

a b

図4 | 静的視野検査

a：右眼．Mariotte盲点に連続していない視野障害がある．b：左眼．耳側にも視野欠損が広がっている．

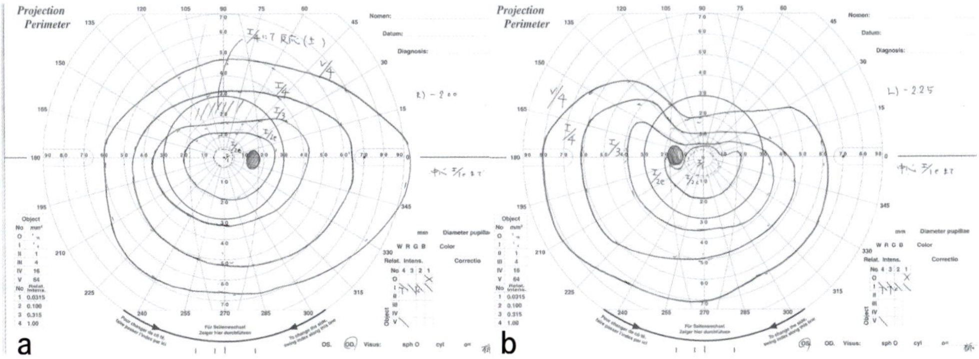

図 5 動的視野検査
a：右眼．上方の視野感度低下．b：左眼．上方のイソプターの沈下．

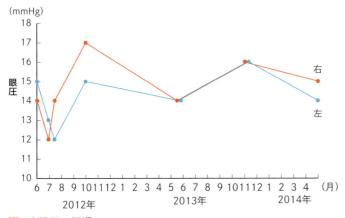

図 6 眼圧の経過
眼圧は右 12〜17 mmHg，左 12〜16 mmHg で推移している．

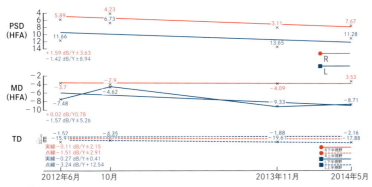

図 7 MD slope
固視不良の結果しかなく，4 回しか測定されていない．しかし，左眼の MD slope は －1.57 dB/年と進行が速い．両眼とも上半視野の slope の傾きは大きい．

大鳥先生からのご指南

　眼底写真の図1，2を使って解説します．
　乳頭観察のポイントは，①左右差に気をつける，②辺縁部（リム）の厚みの順番はISNT（Inferior＞Superior＞Nasal＞Temporal），③血管の屈曲点をつないで陥凹底を把握する，④乳頭径の大小にも注意する，⑤神経線維層欠損（nerve fiber layer defect：NFLD）・乳頭出血を見落とさない，の5点と考えます．

① **左右差に気をつける**：左右ともに陥凹は下方に拡大しています．正円ではなく縦長の乳頭で，乳頭の中央部の血管が見えませんので，両眼とも耳側に傾斜しているようです．
② **リムの厚みの順番はISNT**：最もリムが分厚いとされる下方のリムが菲薄化しています．
③ **血管の屈曲点をつないで陥凹底を把握する**：両眼（特に左眼）の下方のリムが狭小化し，その部分の血管が急峻に曲がっており（いわゆるbayoneting），陥凹が下方のリムの端まで拡大していると考えます（参考図1矢印）．
④ **乳頭径の大小にも注意する**：図2において，乳頭が乳頭耳側〜黄斑部に何個並ぶかを見ると3個以上並びます（参考図2）．通常の乳頭では，2.5個並ぶので，乳頭が小さいと考えます．「3つ並べば小乳頭，2つ並ばぬ大乳頭」と覚えておきましょう．
⑤ **NFLD・乳頭出血を見落とさない**：図1では両眼の乳頭下方の陥凹に一致した部分にNFLDがあります（参考図1点線）．無赤色眼底写真を撮影するか，カラー画像を白黒表示するとNFLDがわかりやすくなります．

　小乳頭では陥凹がわかりづらく，小乳頭で陥凹があれば視野障害があることを疑ったほうがよいです．傾斜している乳頭では，必ずしもINSTルールが成り立たないことも多いですが，緑内障では上下の陥凹拡大が特徴的で，リムの狭小化は下耳側，上耳側，耳側，下鼻側，上鼻側の順に起こるとされていますので，まず上下のリムがきちんと残っているかどうかを見ることが重要です．垂直乳頭陥凹/乳頭径比（vertical C/D）が0.7を超えると異常となります〔本症例のvertical C/Dは，右0.54，左0.69（図3）〕．また，陥凹拡大は，眼圧が低い場合には局所に，眼圧が高い場合にはびまん性に拡大するといわれています[1]．本症例では③に記したように血管が急峻に曲がっているbayonetingという血管変化を捉えることで，緑内障を疑う所見となります．色調で見ていると下方の陥凹底を見誤ってしまいますが，血管の屈曲点まで陥凹があると考えると下方に陥凹拡大があることがわかります（実際には前置レンズで立体的に観察すると乳頭陥凹がよくわかります）．乳頭の蒼白部分と陥凹部分が一致しないことを蒼白部陥凹不一致（pallor/cup discrepancy）[2]と呼び，初期緑内障の特徴といわれています．

　以上より，**本症例は小乳頭の緑内障性視神経障害（左＞右）と考えます．**

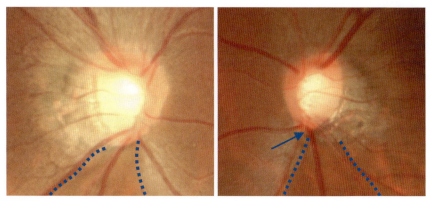

参考図1

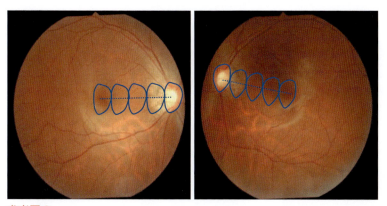

参考図2

文献

1) Eid TE, Spaeth GL, Moster MR et al：Quantitative differences between the optic nerve head and peripapillary retina in low-tension and high-tension primary open-angle glaucoma. Am J Ophthalmol 124：805-813, 1997
2) Section I, The basic aspects of glaucoma, Chapter 4 Optic nerve, Retina, and Choroid. In Allingham RR(ed)：Shield's Textbook of Glaucoma 5th edition. 73-115, Lippincott Williams & Wilkins, Philadelphia, 2005

内藤先生からのご指南

　視神経低形成は，視神経の発生不全により生じます．視力は良好であることが多く，部分的な視野異常しか示さないため，しばしば緑内障との鑑別が必要になります．SSOH の典型例では盲点から下方に扇形に広がる視野欠損が検出されます．視神経乳頭所見では，鼻上側のリムの菲薄化と double ring sign，網膜中心動脈起始部の上方偏位，および，乳頭周囲の上方視神経線維層の欠損などがみられます（参考図 3〜5）．

　本症例の乳頭所見（図 1）では，**下方にかけて乳頭サイズが小さくなり，右眼の鼻側辺縁部がはっきりしません．明らかな double ring sign はありませんが，辺縁とコーヌスの境目も不明瞭なことより，低形成の特徴を有していると考えます．**また，OCT による RNFL 検査（図 3）では下方を中心に鼻側が菲薄化し，静的視野検査（図 4）では上方に向かって扇状に広

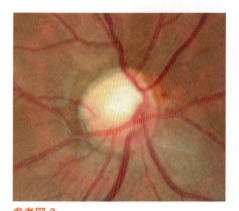

参考図 3
鼻上側に double ring sign がある．

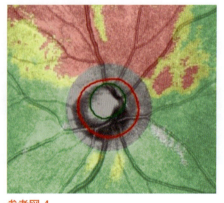

参考図 4
鼻上側の RNFL が菲薄化している．

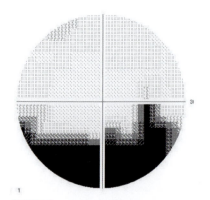

参考図 5
盲点から下方に広がる視野障害を認める．

がる視野欠損があり，**緑内障に典型的な鼻側階段や弓状暗点は認めません**．さらに，動的視野検査（図 5）でも上方に向けた感度低下で，**緑内障の視野障害としては非典型的とも考えられ，乳頭所見と併せて視神経低形成を疑います**．

　SSOH の有病率は多治見スタディで 0.3％ と報告されています[1]．SSOH は従来，先天的な乳頭形成異常であり，進行性はないとされてきましたが，SSOH を約 7 年間追った報告[2]では，約 20％ に開放隅角緑内障の合併を認めたことが明らかにされました．つまり，SSOH が緑内障発症のリスクファクターとも考えられるため，診断後も定期的な経過観察が必要です．

　本症例の進行性については，現在のところ判定は困難と考えます．理由は，過去 4 回分のすべての検査結果（図 7）が信頼性に乏しいからです．まだ視野検査に慣れていない可能性もありますが，今後も同様の傾向が続くのであれば，検査方法の変更などの対策を講じる必要があるかもしれません．

　その他，緑内障と鑑別が必要な先天性視神経疾患としては，視神経乳頭小窩（ピット）があります．視神経乳頭に先天的に小窩があり，それに続く NFLD を生じ，その場所の感度低下がみられることから，緑内障と誤認されることがあり，注意が必要です．この視神経乳頭小窩は，時に網膜分離を生じ，ピット黄斑症候群と称され，外科的治療の適応になります．ピット黄斑症候群の診断には視神経乳頭の断層撮像が有用です．

文献

1) Yamamoto T, Sato M, Iwase A：Superior segmental optic hypoplasia found in Tajimi Eye Health Care Project participants. Jpn J Ophthalmol 48：578-583, 2004
2) HJ Lee, Ozaki M, Okano M et al：Coexistence and development of an open-angle glaucoma in eyes with superior segmental optic hypoplasia. J Glaucoma 24：207-213, 2015

この症例のその後…

　この症例の診断は両師匠で意見が分かれました．患者さん自身も受診する眼科医の間で意見が分かれるので困ると言っておられましたが，眼科医も困っているわけです．

　師匠の言いつけ通りに緑内障治療点眼薬は使用せずに経過観察とし，半年ごとに定期的な経過観察を行いました．両眼とも上の象限の視野障害の進行は顕著です．そのつもりで初診時に撮影した眼底写真（図 2）をもう一度よく見ると耳側縫線まで伸びる NFLD が観察されます．

　固視不良だらけですが，視野検査の結果に悪化傾向があるので，緑内障治療点眼薬を開始することにしました．現在さらに経過観察をお願いしています．

師匠からの一言

　視神経部分低形成(SOH)は，内藤師匠が指摘したような視神経乳頭形状が特徴とされています．日本人の0.3％にみられるとされ，決して稀ではない疾患にもかかわらず，どれくらい(何項目)の特徴を備えればSOHとしてよいのかについていまだ定義はありません．superior(上方)以外にもnasal(鼻側)に生じることもありますが，inferior(下方)は非常に稀です．一方，緑内障は大鳥師匠が解説した異常が特徴的であり，これも実はどの程度の特徴があれば緑内障としてよいのか，グレーゾーンであります．視野障害と構造障害が一致すれば緑内障と容易に診断できますが，本症例のように扇形に広がる視野障害は緑内障でよいのでしょうか？　本症例のようにどっちつかずなことも時々経験します．

　OCTの技術によってもう少し簡単に鑑別できればと思い，黄斑部に注目して検討したことがあります．「緑内障であれば，cpRNFL欠損がある同じ象限の黄斑部の網膜内層障害が出現しているだろうし，先天的疾患であるSSOHやISOHであれば，そうではないはず」と思いきや，SOHでも黄斑部障害がみられることが結構あり，そういった症例は「SSOHに前視野緑内障(preperimetric glaucoma：PPG)が発症している？」なんて考えると，悩みは深まるばかりです．視神経乳頭部の網膜色素上皮や篩状板の形状が両者で違うといった報告もありますが，なかなかクリアカットに診断できる方法はまだないように思います．現状では，SOHの場合は経過観察し，視野悪化があれば緑内障が出現したものとして点眼加療ということになります．

　その他，緑内障様の検眼鏡的所見や視野欠損を呈する疾患は多数あります．網膜病変としては，急性帯状潜在性網膜外層症(AZOOR)，乳頭周囲網膜分離症，網膜微小虚血後など，視神経以降としては，視神経乳頭小窩，虚血性視神経症，球後病変など，多数あります．「緑内障にしては何か変だな？」と思えば，視神経乳頭を観察することから再度やり直し，他の疾患を除外する習慣をもつべきだと思います．正常眼圧緑内障(normal-tension glaucoma：NTG)は，文字通り眼圧は正常であり，視神経症の1つにすぎないのです．他疾患がまぎれている可能性を常に認識しておく必要があります．

（金森　章泰）

コラム 01

神経線維層欠損（NFLD）

　OCTが今ほど解像度のよくない頃から，初診の緑内障患者さんではカラーデジタル眼底写真と無赤色眼底写真を撮るようにしています．きれいな眼底写真を撮ってくれている視能訓練士にはいつも感謝しています．眼底写真はローテクと一般的には考えられていますが，無赤色眼底撮影で神経線維層にフォーカスを合わせるには高い技術が必要です．小乳頭では緑内障性変化がはっきりわからなくても，無赤色眼底写真ではっきりとNFLDが確認できることがあります．神経線維が束で抜けていくのが緑内障の特徴で，NFLDの幅がどんどん広がる症例は間違いなく視野障害も進行していきます．

　もちろん，OCTで経過観察すれば，定量的に神経線維層厚の変化をみることができますが，OCTはソフトが変わると以前のデータと比較できなくなることがありますし，患者さんもどこまで医師の説明を理解されているのかわかりません．眼底写真での変化のような，目で見てわかる変化は患者さんへの病状説明にも役立ちます．自分では変わっていないと思っていても，10年前と今の自分の写真を比べれば明らかに老けたと感じます．臨床では目で見てわかる変化が結構大事だと思います．

（大鳥　安正）

コラム 02

前視野緑内障（PPG）

　近年OCTの著しい発展により，PPGを多くの眼科医が意識するようになりました．PPGは，通常の視野検査で異常が検出できないにもかかわらず，緑内障性視神経障害を有する早期緑内障の病態を表現する語句です．

　臨床上，インターフェロン網膜症，高血圧性網膜症などの既往がある症例においても同様の神経線維層欠損（NFLD）を生じることがあります．このため，散瞳下での眼底検査を施行する，あるいは脳神経外科的疾患を否定するために頭部MRIを施行しておくことは，その後の管理のために重要です．

　また，緑内障は進行性の疾患であるため，本来であればOCTあるいは視野検査で進行を認めてはじめてPPGと判断できます．視野検査をベースに進行を判断すると，進行速度は症例により異なり，かなり速い進行速度を有する症例から，10年以上経過して明らかな視野障害が出現してくる症例も存在します（図）．しかし，視野検査が正常であるからといって，進行していないと勘違いしてはいけません．丹念な眼底検査（あるいはOCT）により進行を判断できるよう，若い先生方にはそうした目を培ってもらいたいです．

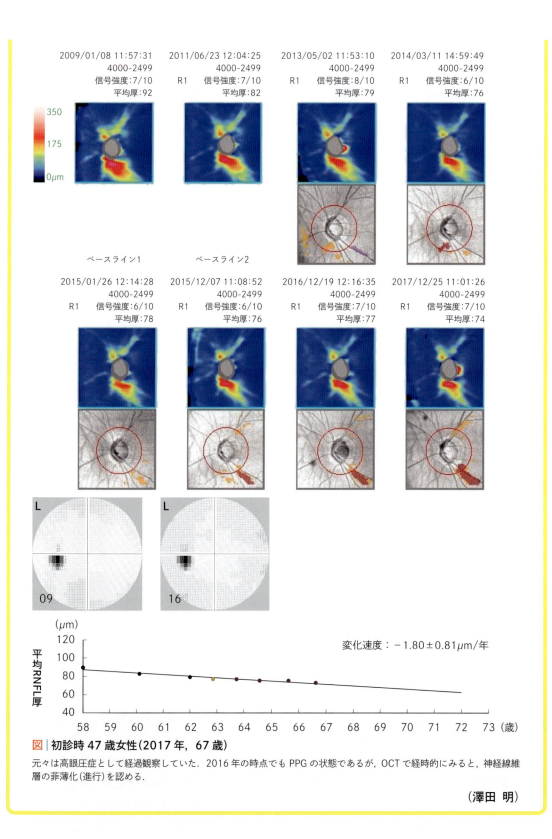

図 | 初診時47歳女性(2017年,67歳)

元々は高眼圧症として経過観察していた．2016年の時点でもPPGの状態であるが，OCTで経時的にみると，神経線維層の菲薄化(進行)を認める．

(澤田 明)

症例 02

緑内障を疑いますが視野検査に明らかな異常はありません！
視野検査の診かた

症例呈示　内藤知子
指南　大鳥安正
　　　木内良明

患者 83歳，男性
主訴 右眼の視力低下
現病歴 60歳代で両眼の原発開放隅角緑内障(primary open angle glaucoma：POAG)と診断され，現在は緑内障治療点眼薬を3剤使用している．最近，霧視と視力低下の進行を自覚し，かかりつけ医を受診したところ白内障と診断され，手術目的にて紹介され受診した．

初診時所見

視力｜右眼 0.01(矯正不能)，左眼 0.5(1.0× +0.5D ◯ cyl−1.5D 90°)
眼圧｜右眼 23 mmHg，左眼 21 mmHg
右前眼部｜角膜所見：異常なし，隅角所見：正常，開放隅角，水晶体所見(図1)
右眼底｜右眼視神経乳頭所見(図2)，黄斑部OCT所見(図3)，
右視野｜Humphrey視野所見(図4)

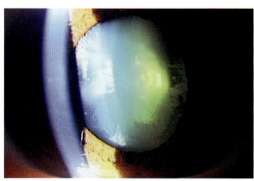
図1｜右眼水晶体所見

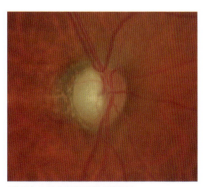
図2｜右眼視神経乳頭所見

26　診断基礎

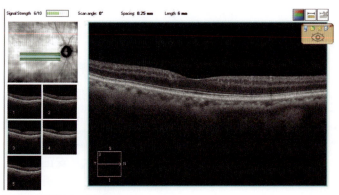

図3｜黄斑部 OCT 所見

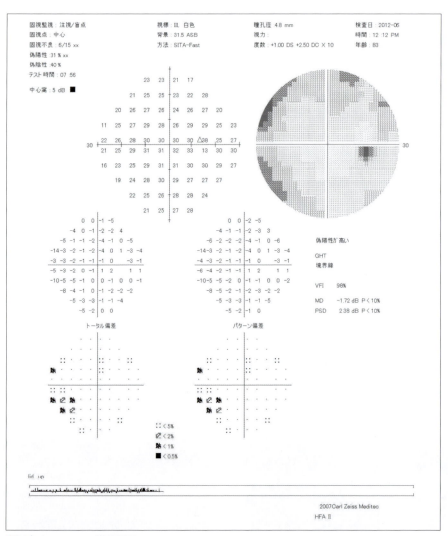

図4｜Humphrey 視野所見

呈示理由

　視神経乳頭は陥凹も大きく，進行した緑内障性視神経症を疑います．しかし，Humphrey視野検査では，明らかな異常はありません．本症例は緑内障の初期と診断してよいでしょうか？

　水晶体の混濁は中等度です．また，黄斑部に視力低下をきたす疾患も認めません．では，白内障手術で視力の回復は見込めるものでしょうか？　ご指導のほどよろしくお願いいたします．

大鳥先生からのご指南

呈示症例の視野障害の判定について

　まず，83歳という年齢で視力が0.01という状態からして，静的視野検査をしてもなかなかうまく検査ができないのではないかと思ってしまいますが，できてしまったのに驚きました．固視不良，偽陽性率が高く，信頼性が低いデータであることは間違いないのですが，Mariotte盲点が計測されており，グレースケールでは一見正常に見えることから，白内障手術で視力回復が得られるかもしれないと考える前に視野検査の結果をじっくりと見ていきましょう．

　多少の時間はかかりますが，最初に中心窩閾値を測定しておくことをお勧めします．本症例では中心窩閾値が5 dBとなっています．理論的には全くの正常眼であれば，中心窩閾値は40 dBとなりますが，中心窩閾値が著明に低下していることから，視力障害がある可能性を考えておくべきだと思います．一般的に白内障と緑内障があり，白内障で全体的な感度低下が視力に影響している場合は，トータル偏差とパターン偏差に差が出ることが多いです．本症例では，トータル偏差とパターン偏差にほとんど差がありません．すなわち，中間透光体の混濁が視力に影響する可能性が必ずしも大きくないと考えます．

　実際に眼底写真がある程度撮影できていて，OCTでのsignal strengthが6/10とまずまずの撮影ができていることから，白内障に伴う術前矯正視力が0.01というのは悪すぎると感じます．**OCTでは乳頭黄斑線維束の断層像が撮影されていますが，特に向かって右側の神経線維層がほとんど描出されていないことから，乳頭黄斑線維束が障害されていることが予測できます．**乳頭黄斑線維束が残存している症例では参考図1のように表層の神経線維層が描出されます．

　また，視神経乳頭の耳側のリムの色調が蒼白であることからも，視力低下の原因は乳頭黄斑線維束が著明に障害されていることを予測すべきでしょう．構造変化から機能変化を予測し，逆に機能変化から構造変化を予測する習慣を常につけておくことが重要です．視力低下の原因が乳頭黄斑線維束の障害であると推測するのであれば，中心10-2で精査すべきだと思います．

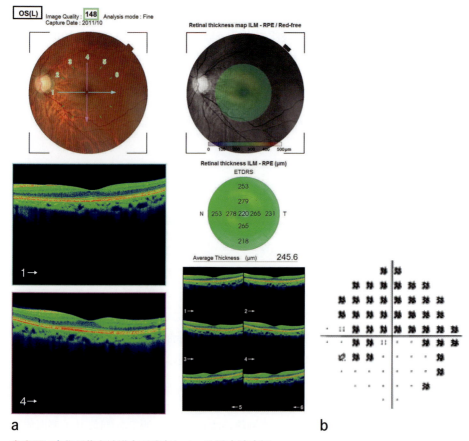

参考図1｜乳頭黄斑線維束が残存している緑内障症例

a：OCT画像．1のスキャンでは向かって左側が乳頭黄斑線維束であるが，一番表層の神経線維層が描出されている．4のスキャンは黄斑部の垂直断層像で，黄斑部上方のみ神経線維層が描出されている．
b：静的視野検査結果．静的視野検査（Humphrey 10—2 プログラム）のパターン偏差ではaに一致する下方視野が残存している．

　術後の視野検査（図5）では中心窩閾値が13 dBと改善していることから白内障に伴う軽度の視力回復は得られたのかもしれませんが，中心5°以内の4点が5 dB以下であり，Mariotte盲点から中心までの実測値が0 dBであることから，乳頭黄斑線維束が著明に障害していることと一致します．

視野障害の信頼性が不良な場合の対応策

　高齢者ではなかなか静的視野検査がうまく測定できないことも多いので，慣れている患者さんであっても，検査の意味を理解していただき，検査に集中できるように声かけをしながら，横で見守ることも重要だと思います．患者さん任せにすることは，高齢者なので避けるべきだと思います．個人的にはQOLに重要な中心より下方の視野がどの程度残存しているか，また周辺視野がどの程度残存しているかを判定するために，動的視野検査を術前にしておくことが大事だと思います．

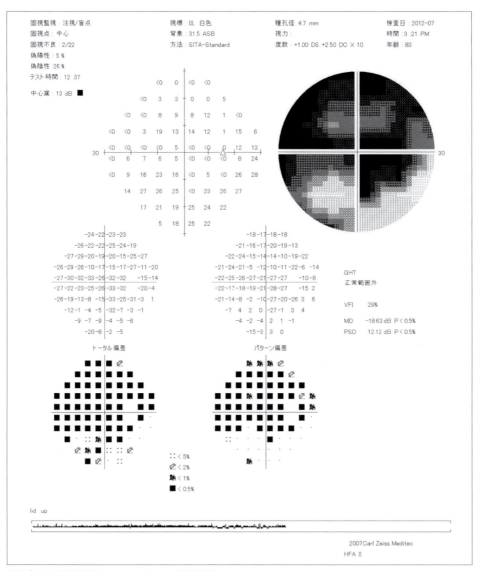

図5 | 白内障手術後のHumphrey視野検査

木内先生からのご指南

　本症例は，かかりつけ医から白内障手術の依頼があった83歳の患者さんです．両眼の緑内障に対して20年近く点眼治療を続けておられますが，Humphrey視野検査の結果は良好です．しかし，右眼の矯正視力は0.01と極端に悪化しています．黄斑部のOCT断層撮影像を見ても網膜外層に異常はなさそうです．信頼できるいつもの先生のところからの紹介なので，すぐに白内障手術申込みと段取りが進んでもおかしくありません．後出しじゃんけん的ではありますが，検査データをもう一度見てみましょう．**ポイントは，① 視野検査の結果，② 眼底写真の所見と水晶体の混濁の程度です．**

　Humphrey視野検査の評価はまず検査の信頼性をチェックすることから始まります．固視不良，偽陽性に×がついています．偽陰性も40％です．本当にこの結果は信頼できるのかなと思いますが，83歳で，白内障もあるため，忙しい外来ではスルーしそうです．型のごとくグレースケールで大まかなイメージをつかみ，次いでパターン偏差を見ます．暗点が神経線維の走行に沿って並んでいます．初期緑内障の形です．緑内障の初期はグレースケールよりもパターン偏差のほうが視野障害を見つけやすいという特徴があります．教科書的にはAnderson-Patellaの基準をもとにパターン偏差確率プロットを見ます．最周辺部を除いて確率プロットを評価します．p＜5％の点が3点続いて並んでいます．しかも1点はp＜1％であり，緑内障の判定基準を満たしています．パターン標準偏差（PSD）が10％未満であり（基準は5％未満），また半視野テストは基準を満たしていません．実際の臨床の現場ではAnderson-Patellaの基準にこだわる必要はありませんが，知っておいて損はない知識です．専門医試験には出るかもしれません．

　次にトータル偏差を見ます．本症例ではトータル偏差とパターン偏差に差がありません．白内障で視力が低下したのなら，この両者に大きな差が出るはずなので，変です．高齢者は白内障手術の後でも両者に差が出ることがあります．続いて，視野検査の結果と眼底の所見を突き合わせます．視野障害は下方が強いので視神経乳頭は上方の障害が強いはずです．しかし，眼底写真では耳側全体が蒼白で上下差はなさそうです．ここも変です．眼底写真がきれいに写っているのに矯正視力が0.01というのも変です．**ここまで見ていくと，白内障だけで視力低下を説明できそうにありません．**

　20年も緑内障治療を行っているわけですから，視野検査はお手のもののはずですが，どうしても自動視野計検査が苦手な人がいます．このようなときは再検する必要があります．プログラムを変えるのも1つの方法です．プログラムも10-2のほうは30-2と比べて固視不良が出にくいといわれています．Goldmann動的量的視野検査は，検査員が患者の反応を見ながら視標を呈示するので，高齢者でも信頼性の高い結果が得られます．細隙灯顕微鏡検査で水晶体混濁が軽度に思えても，徹照像を見ると混濁が見える場合が結構あります．中間透光体の混濁の程度を評価するには徹照像は非常に有効です．

この症例のその後…

右眼の白内障手術を行いました．手術自体は合併症なく終了し，術後経過も問題ありません．しかし，患者さんの自覚に変化はなく，矯正視力は 0.01 のままでした．

そこで視野検査を再検すると，中心視野が消失していました（図 5）．つまり，術前の視野検査の信頼性が低く，正確な視野が測定できていなかった可能性が高いと考えます．

本症例は，術後の眼圧コントロールも不良であったため，残存視機能を維持する目的でトラベクレクトミーを追加で行いました．

コラム 03

視野検査の信頼性評価，私のコツ

自覚検査である視野検査は被検者の応答の信頼性に結果が大きく左右されます．結果が正常にみえても信頼性が低い場合は視野欠損が見逃されている可能性がありますし，結果が異常な場合は，真の異常なのかアーチファクトなのか，検討して診断を行う必要があります．Humphrey 視野検査では 20％以上を固視不良と規定していますが，最初の盲点の設定が悪いと，固視状態が良好でも固視不良は高値を示します．この場合は gaze truck を確認し，検査中の固視ずれがなければ，固視は良好と考えてよいです．固視不良の場合には再説明を行いますが，頭部の位置ずれによって盲点が変わることもあり，検査中の頭部の固定は適宜確認します．偽陽性は検査に対する理解不足や押したがりの場合に高値を示します．これについては再説明を行います．偽陰性は理解不足や疲労で高値を示すので，再説明や休憩をとることで改善を試みます．また，視野異常が重症なこと自体で偽陰性が高値となることがあるので，その場合には MD を確認します．

正しい診断を行うためには，信頼性の高い結果が得られるよう努めることが大前提ですが，信頼性が不良であっても，それが診断や経過観察を行ううえで全く役に立たないということではありません．検査結果をみる際には，どれが疾患を表し，どれが意味のない情報なのかを見極めたうえで評価を行います．

（内藤 知子）

師範からの一言

　Humphrey視野検査の結果には非常にたくさんの情報が含まれています．OCTの画像データも同様です．時間の制限もあるかと思いますが，Humphrey視野検査では，SITA fastではなくSITA standardを使っていただきたいと思います．異常の検出能力に差があるからです．われわれの診療における重要な武器ですからしっかりと使いこなしたいと思います．それが患者さんの幸せ，スペシャリストである眼科医の幸せにつながると信じています．

　視野を見て　忽ちグラが　在る如し
　（虹立ちて　忽ち君の　在る如し：高浜虚子）

（木内　良明）

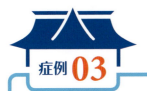

症例 03

病型診断に迷っています．隅角検査のポイントをご指南ください！

症例呈示 大鳥安正　お願いします！

指南 内藤知子　木内良明　お手並み拝見！

患者 64歳，男性

現病歴 右眼眼圧上昇に対して，β遮断薬/炭酸脱水酵素阻害薬配合点眼，α_2刺激薬点眼，プロスタグランジン関連薬点眼でも眼圧が下降せず，選択的レーザー線維柱帯形成術（selective laser trabeculoplasty：SLT）を施行しても眼圧下降が得られなかったため，手術目的で当科に紹介となった．

既往歴 高血圧，胸膜炎で手術，掌蹠膿疱症で内服治療中．幼少期に右眼をゴム球で打撲した．

初診時所見

視力 | 右眼 0.09（0.8×−3.5D），左眼 0.4（1.2×−1.25D ○ cyl−0.75D 180°）

眼圧 | 右眼 30 mmHg，左眼 11 mmHg

前眼部 | 両眼）角膜：透明，前房：正常深度，前房内炎症なし，水晶体混濁なし（図1）

中心角膜厚 | 右眼 441 μm，左眼 469 μm

角膜内皮細胞密度 | 右眼 2,468 個/mm²，左眼 2,669 個/mm²

　隅角鏡写真は図2に，前眼部OCT所見は図3に，眼底写真は図4に，眼底OCT所見は図5，6に，視野検査の結果は図7に示す．

呈示理由

　前医の診断は原発開放隅角緑内障（POAG）でした．SLTまで施行されているので，隅角を診ていないはずはありません．診断に間違いはないでしょうか？

　師匠が大切にしている「隅角検査のポイント」をご指南ください．また，隅角検査の補助診断としての前眼部OCT，超音波生体顕微鏡（ultrasound biomicroscopy：UBM）の使い方のこだわりを教えてください．

34　診断基礎

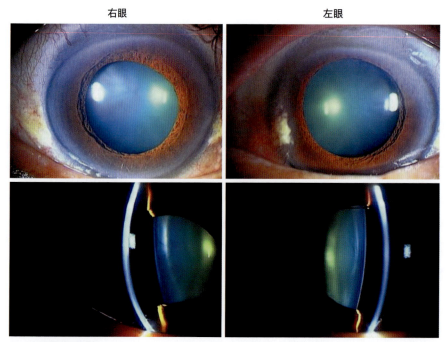

図1｜前眼部写真

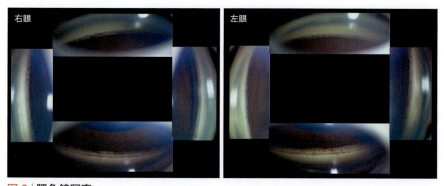

図2｜隅角鏡写真
実際の写真を上下，左右で反転しているので，直接型の隅角所見に近い所見である．

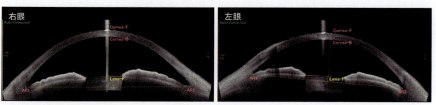

図3｜前眼部OCT所見（TOMEY社製SS-1000）

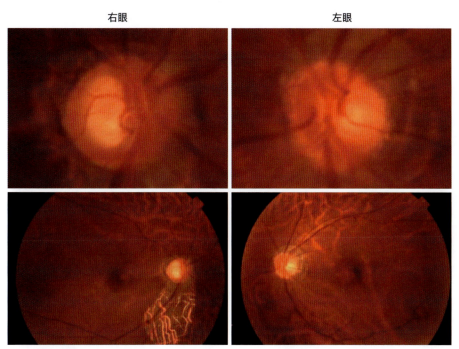

図4 眼底写真
右眼の視神経乳頭には上下方向の陥凹拡大があり，乳頭の下耳側に網脈絡膜萎縮がある．左眼には緑内障性視神経障害はない．

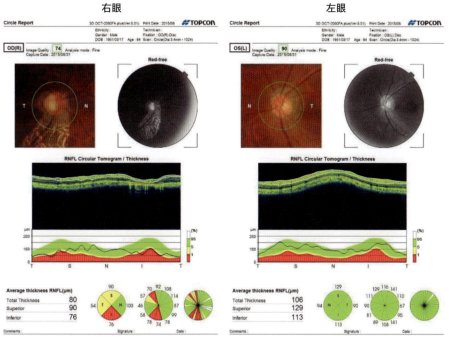

図5 眼底OCT所見（cpRNFL厚）
右眼のcpRNFL厚は上下で菲薄化しており，網脈絡膜萎縮の部分は網膜外層が菲薄化している．

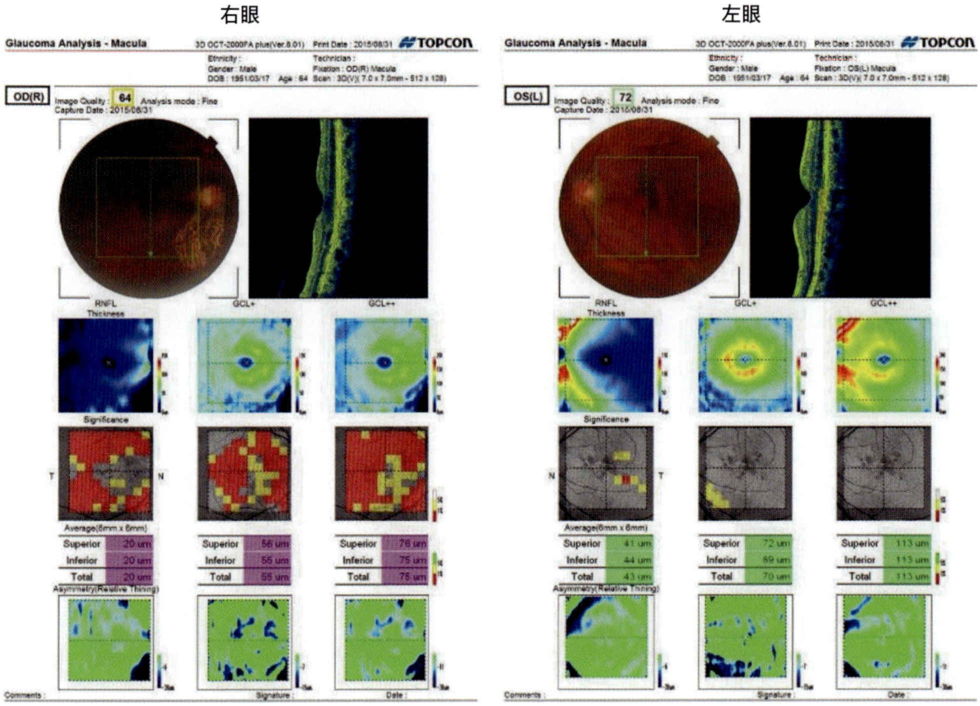

図6 眼底 OCT 所見（黄斑部内層厚）
右眼では左眼と比べて RNFL 厚，網膜神経節細胞層ともにびまん性に菲薄化している．

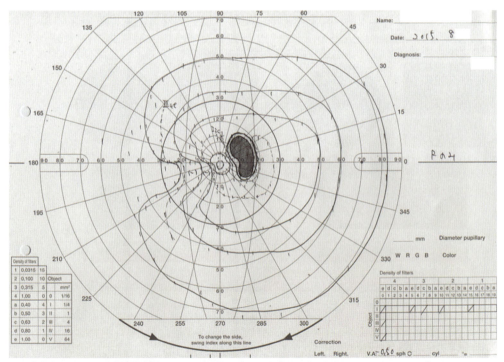

図7 右眼の動的視野検査結果

内藤先生からのご指南

隅角検査のポイント

　本症例の隅角鏡写真(図2)は，右眼の耳側，上側，および鼻側にかけて毛様体帯が幅広く，いわゆる隅角後退の所見を認めます．また，前眼部OCT(図3)でも，右眼の隅角底は左眼よりも広く，隅角鏡所見と相応します．一方，右眼の視神経乳頭(図4)は，耳上側と耳下側の辺縁部が菲薄化し，OCTの視神経乳頭周囲網膜神経線維層(circumpapillary retinal nerve fiber layer：cpRNFL)厚解析(図5)，ならびに黄斑部内層厚解析(図6)の結果とも一致します．さらに，これらの形態変化は，Goldmann視野検査(図7)における鼻下側を中心とした感度低下所見と相応しています．したがって，**本症例は，幼少期の右眼の打撲を原因とする外傷性緑内障と診断します**．また，右眼には視神経乳頭下方に網膜変性巣を認め，Goldmann視野の盲点の拡大部と相応しますが，外傷との因果関係は不明です．

　本症例のポイントは，右眼の隅角後退の所見を正しく診断できるかどうかです．毛様体帯の広さには個体差が大きく，もともと広い症例では隅角後退の診断に迷うこともありますが，そのような場合は反対眼と比較するとわかりやすいです．

隅角検査の具体的な方法とコツ

　隅角鏡はヒドロキシエチルセルロース(スコピゾル®)を接眼部に滴下して角膜に装着しますが，その際に空気が入らないようすることが最初のポイントです．コツは，最初に患者さんに上方視させ，反対の手で下眼瞼を軽く引き，隅角鏡の下端よりゆっくりと装着し，正面視させると同時に，下から空気を追い出すイメージで角膜に密着させることです．

　装着後は，まず隅角の広さを評価します．

　最初は隅角鏡を正位にして，患者さんに正面視させた状態で観察します．隅角が広い症例ではこの状態で隅角底まで観察できます．また，隅角開大度の判定時には，対光反射にも注意が必要です．細隙灯顕微鏡の強い光により縮瞳すると隅角が広くなり，狭隅角が過小評価されてしまうので，スリット光の光量は必要最低限とし，光が直接瞳孔に入らないようにして観察します．

　正位で隅角底まで観察できない場合は，狭隅角の可能性があります．狭隅角眼で虹彩前癒着の有無を観察する場合には，圧迫隅角検査が有用です．接眼部の小さい隅角鏡を用いる場合には，鏡を傾けず角膜中央部を圧迫することで，房水が周辺部に押しやられ，隅角が開大することで観察できます．接眼部の大きい隅角鏡では，観察しているミラー側で角膜を圧迫し，房水を対側の隅角に押しやると，隅角が開大します．

　狭隅角眼の隅角底観察のコツは，患者さんに自分が見ているミラーのほうを覗いてもらうことです．つまり，下方のミラーで上方隅角を観察する際には，隅角鏡を上方に傾け，患者さんに下方視させると観察が容易になります．

次に，毛様体帯や線維柱帯などを観察します．

観察光の光量と入射角を調節しながら全周観察します．この際に隅角鏡で角膜を圧迫しすぎると，角膜に皺が入り透見性が低下するので注意します．

隅角結節などの炎症性変化や新生血管を観察する際には，微細な病変の見落としを防ぐため，細隙灯顕微鏡を最高倍率にして観察する必要があります．特に隅角結節を観察する際には，スリット光を絞り，立体的に観察することが見落としを予防するコツです．

ちなみに私は，隅角を詳細に観察する際には，オキュラー社のマグナビューゴニオレーザーレンズを愛用しています．このレンズは，隅角を高倍率で観察でき，解像度もよいため気に入っています．

木内先生からのご指南

緑内障診療の要諦は病型の診断にあり，病型ごとにふさわしい治療手段を行う必要があります．緑内障があるかないかの判断は視神経乳頭を含めた眼底の所見と視野で行いますが，次のステップである病型診断は隅角鏡と問診で行います．既往歴に「胸膜炎で手術」とありますので，「癌かな？　結核かな？」と少し考えますが，緑内障とは関係ないでしょう．高血圧，掌蹠膿疱症で内服治療中です．高血圧の薬は眼圧を下げることも多く，緑内障に悪いという話は聞きません．掌蹠膿疱症でステロイド薬の内服が出されることがありますが，右眼だけ高眼圧というのは腑に落ちないので，これも関係ないでしょう．幼少期に右眼をゴム球で打撲した既往があります．痛い目にあった経験ですから大層に言うことがありますが，このような情報は役に立たないことが多いので，とりあえずは話だけ聞いておきます．

次に隅角を見ると所見に左右差があり，強膜岬から虹彩までの距離が長く，隅角後退（離開）があります（図2）．前眼部OCTの像を見るとなんとなく右眼の隅角の開きが大きいような気もします（図3）．この患者さんの場合は鈍的外傷に伴う緑内障が時間をかけて発症したと診断しました．こうして問診と病型診断がつながったわけです．

前眼部の画像診断装置にはUBMと前眼部OCTがありますが，非接触型で，座位でも測定できる前眼部OCTのほうが臨床の現場では使いやすいと思います．しかし，前眼部OCTでは毛様体を観察することはできません．毛様体と虹彩の位置関係を知るにはUBMの検査が必要になります（参考図1）．プラトー虹彩の確認や虹彩嚢胞の有無の確認にはUBMが欠かせません．閉塞隅角緑内障の治療方針を決める場合は結局，両方の検査を行っています．前眼部OCTの2D解析プログラムでは前眼部の断面画像を得られるだけでなく，多くの隅角関連パラメータを計測してくれます．3D表示では立体的に隅角の所見を示すことができ，その画像を回転，拡大，縮小することもできます．ただし，実際の臨床の現場で3D表示の画像をグルグル回しても何の役にも立ちません．前眼部OCTでは隅角の色素沈着の程度，新生血管，隅角結節などは見えないし，圧迫隅角検査もできないという欠点があるので，最終的

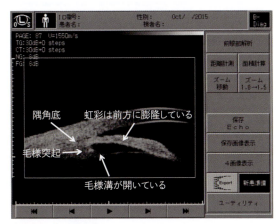

参考図1｜UBM像

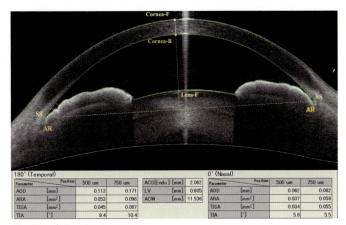

参考図2｜前眼部OCT

な病型診断には隅角鏡とUBMを使うしかないのです．

では，前眼部OCTの役割は何か？　1つはカンファレンスの参加者に隅角の状態を伝えやすいということ．もう1つは数字が出るので研究に使いやすいだけでなく，治療方針を決めやすくなるということです(参考図2)．数値で示されると前房深度に左右差があるときも納得しやすく，治療プラン作成の参考になります．前眼部OCTで前房深度を測定できるといっても強膜岬やレンズ表面を画面上で同定しないといけません．これが結構面倒であり，正確性が要求されるところです．治療方針を決定するうえで最も必要な数値情報は前房深度です．どのみち白内障手術をするので，IOLマスターで眼軸長を測定すると同時に，前房深度を測定します．結局，前眼部OCTによる数値情報は研究目的で，画像はカルテ記載とカンファレンスのために使うということになります．

この症例のその後…

　師匠のご指摘通り，隅角鏡検査で右眼鼻側に明らかな隅角離開があり，外傷後の続発緑内障と診断できます．視力が低下するほどの眼外傷が起こった場合には結構記憶に残っているもので，本症例でも問診が診断の一助になりました．薬物治療で眼圧下降が得られないことから，手術加療が必要と考え，右眼に対してトラベクレクトミーを施行しました．幸い濾過胞は形成され，眼圧も下降しましたが，術後4か月目に黄斑円孔（stage I b）となり，矯正視力が0.3まで低下したため，硝子体手術（内境界膜剝離，水晶体再建術併施）を施行しました．

　幸い黄斑円孔は消失し，視力は0.7まで改善しましたが，眼圧が軽度上昇し，点眼2剤が追加されて middle teen の眼圧となっています．動的視野検査ではI-1のイソプターが測定できなくなっています．一難去って，また一難です．緑内障術後だからといって，濾過胞と眼圧だけをみるのではなく，患者さんのちょっとした変化に気付いて，その原因を確かめる癖をつけておくことは大事なことだと思います．

コラム 04

隅角所見の分類

　隅角の簡便なスクリーニング法はvan Herick法です．スリット光を外側60°から入射し，輪部付近の周辺角膜厚に対する周辺前房深度比をとるもので，隅角検査が必要とされるvan Herick法2度（周辺前房深度/周辺角膜厚＝1/4）はShaffer分類2度（角度20°）におおむね相当します．Scheie分類の2度は毛様体帯が観察できない状態ですが，毛様体帯は個人差があるように思いますし，個人的にScheie分類は使っていません．Foster分類ではGoldmann二面鏡を用いた第一眼位での隅角鏡検査で，線維柱帯が3象限以上にわたって見えないものを occludable angle とすると定義されています．狭隅角眼で周辺虹彩前癒着（PAS）のないものを原発閉塞隅角症疑い（primary angle closure suspect：PACS），狭隅角眼で，眼圧上昇の有無にかかわらずPASがあり，視神経障害のないものを原発閉塞隅角症（primary angle closure：PAC），さらに，PACに視神経障害があるものを原発閉塞隅角緑内障（primary angle closure glaucoma：PACG）と分類します．

　隅角鏡検査では，白い帯状に見える強膜岬を探すようにしています．強膜岬の角膜よりに線維柱帯があるので，低侵襲緑内障手術（minimally invasive glaucoma surgery：MIGS）を行う場合にも目標がはっきりすると思います．

（大鳥　安正）

師範からの一言

　今回は病型診断における隅角検査の重要性を取り上げました．外傷性の隅角後退を伴う緑内障にはトラベクロトミーが効きません．病型が変わると治療方針も変わります．隅角検査の頻度は緑内障診療のレベルに比例するともいわれています．初診時だけでなく，何かしらの異常（眼圧がいつもより高い，充血しているなど）を感じたら隅角検査を行いましょう．

　隅角鏡には直接型と間接型がありますが，診察室では間接型の隅角鏡を使って細隙灯顕微鏡下で観察します．間接型の隅角鏡はGoldmann型（参考図3a）とZeiss型（参考図3b）があります．Goldmann型はエチルセルロースを必要としますが，Zeiss型は点眼麻酔をするだけで使えます．内藤師匠が推薦するオキュラー社のマグナビューゴニオレーザーレンズは参考図3aの左側のレンズです．表面に凸レンズがついており，所見を拡大してみることができます．一方，私が好きなのはZeiss型のSussman型，参考図3bの下のレンズです．圧迫隅角検査が得意です．Goldmann圧平式眼圧計で眼圧を測定した後にさっと使えますが，少々慣れが必要です．参考図4に本症例左眼の健常隅角の所見を示します．初級者の先生にはとにかく隅角鏡に親しんでいただければと願います．

ゴニオいれ　広さに驚く　外傷性　（斧入れて　香におどろくや　冬木立：蕪村）

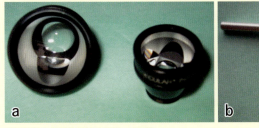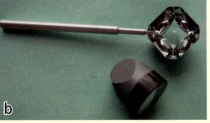

参考図3 ｜ 間接型隅角鏡の種類
a：左はマグナビューゴニオレーザーレンズ，右はGoldmann型四面鏡．
b：上はZeiss四面鏡，下はSussman型．

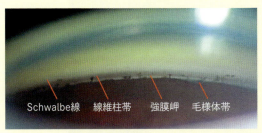

参考図4 ｜ 本症例左眼の隅角

（木内　良明）

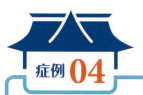

症例 04

診断に迷っています．眼底OCTの診かたをご指南ください！
緑内障と診断された乳頭低形成

症例呈示 金森章泰
指南 寺西慎一郎　中倉俊祐

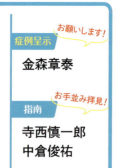

患者 58歳，男性

主訴 精査希望

現病歴 6年前，近医で緑内障と診断され，右眼に緑内障治療点眼薬を開始した．転居に伴い，別の近医で受診したところ，先天的な視神経部分低形成と診断され，点眼の中止を指示された．精査目的で2010年に紹介され受診した．

初診時所見

視力 | 右眼 0.02（1.2×−6.5D），左眼 0.02（1.2×−6.25D）

眼圧 | 右眼 15 mmHg，左眼 15 mmHg

前眼部 | 両眼）角膜：表面平滑・透明，前房：正常深度

隅角 | 両眼）Scheie：0，Shaffer：4，pigment：0

中心角膜厚 | 右眼 523 μm，左眼 534 μm

　眼底所見は図1，2，視野検査所見は図3，OCT所見は図4～6に示す．

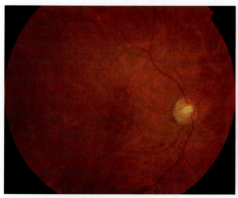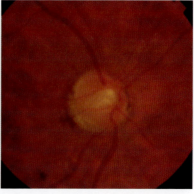

図1 右眼眼底写真

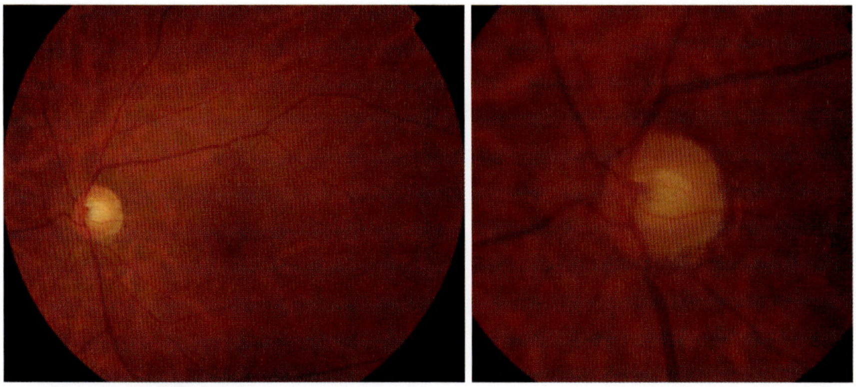

図2｜左眼眼底写真

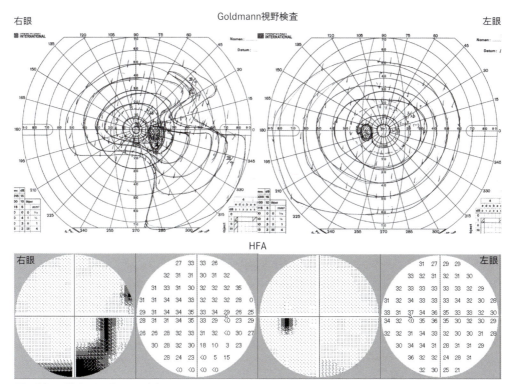

図3｜視野検査所見（2010年）

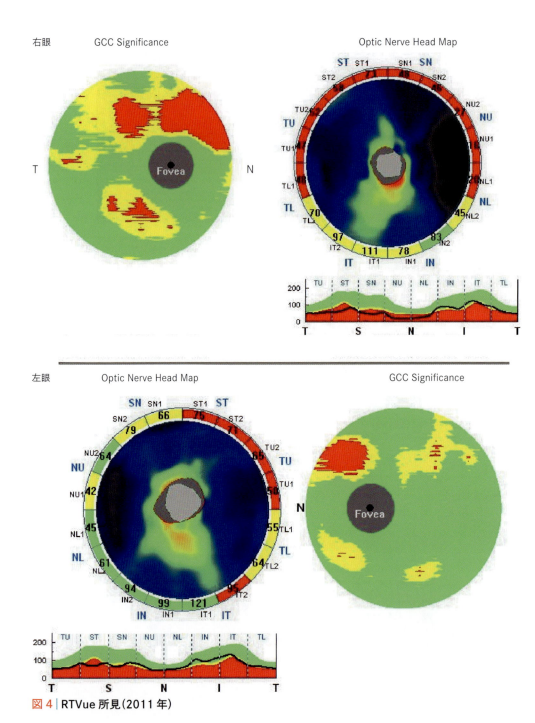

図4 | RTVue 所見(2011年)

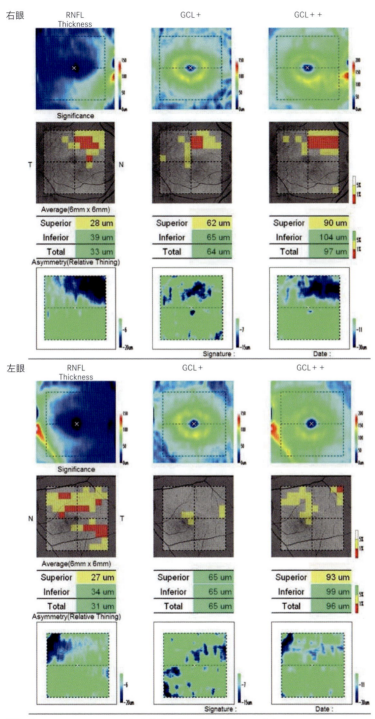

図5 | 3D OCT-2000による黄斑部解析所見(2011年)

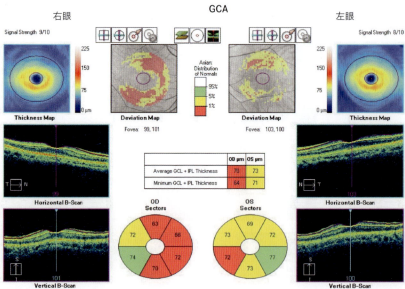

図6 | Cirrus 所見(2011年)

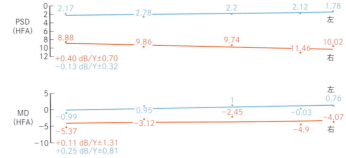
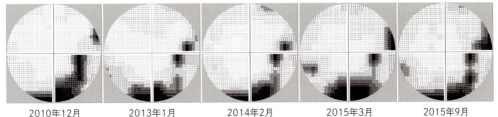
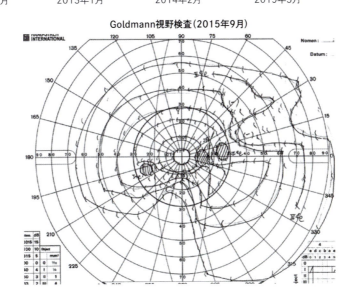

図7 | 視野検査所見

経過観察所見

　患者さんが点眼を希望しなかったため，点眼なしで経過観察とした．頭部・眼窩部MRIに異常はなかった．年に1回の診察とし，その間は近医でフォローとした．眼圧は両眼とも14〜17 mmHgで推移した．2015年3月のHumphrey視野検査で右眼鼻下側に暗点が出現し，同年9月でも確認された(図7)ので，緑内障の進行と考え，点眼治療を開始した．Goldmann視野検査でも同様の暗点が確認された(図7)．RTVueおよびCirrusの経過観察結果も示す(図8, 9).

48 診断基礎

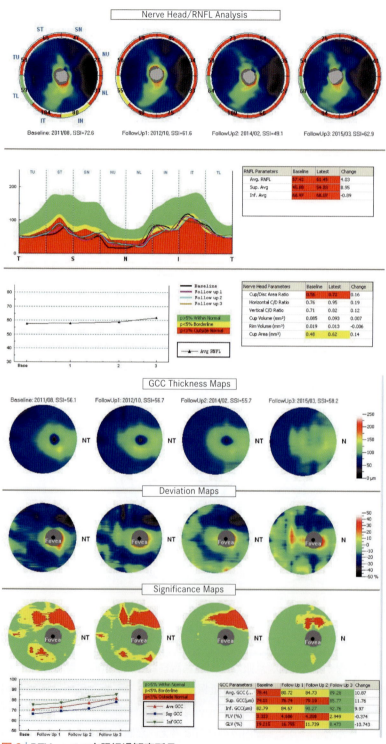

図8 | RTVueでの右眼経過観察所見

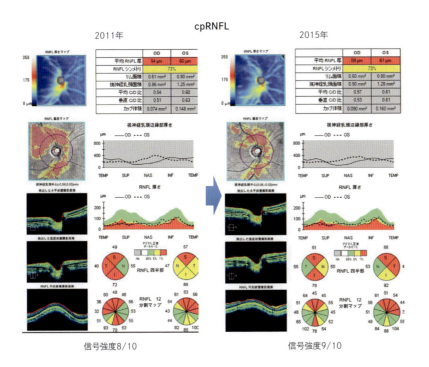

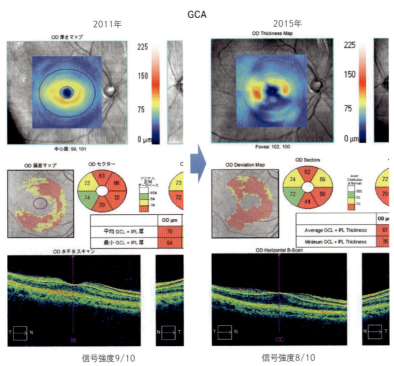

図9 | Cirrus の経過観察所見

呈示理由

　視神経乳頭の所見は小乳頭(視神経乳頭黄斑距離/視神経乳頭直径＝3.6)で，視野検査の結果も踏まえると右眼は上方から鼻方への視神経乳頭部分低形成(segment optic hypoplasia：SOH)と考えられます．また，OCT解析では上方から鼻方にかけて広範囲の視神経乳頭周囲網膜神経線維層(circumpapillary retinal nerve fiber layer：cpRNFL)厚の菲薄化を認めています．しかし，診断について以下の①～③の疑問と，経過について④と⑤の疑問があります．解決しえないかもしれませんが，ご指南のほどよろしくお願いいたします．

疑問

① 耳側視野欠損は鼻側SOHと判断できますが，下方視野欠損は鼻側に流れており，一般的な上方視神経低形成(SSOH)における視野欠損とは違うようにも思います．**この下方視野欠損はSOHでしょうか？　緑内障でしょうか？**

② 2011年時点でのOCTの黄斑部解析で，右眼の黄斑部上方に網膜内層の障害が認められます．**黄斑部解析はせいぜい視野10°程度に相応することを踏まえると，下方視野欠損とは一致しないのですが，どう考えればよいのでしょうか？**

③ **左眼は視野欠損がないにもかかわらず，OCTのcpRNFLは右眼と同程度の所見を呈しています．なぜこのような違いが出るのでしょうか？**

④ 経過中に視野狭窄が進行し，緑内障の進行と考えました．しかし，視神経乳頭陥凹の拡大はないように思います．**小乳頭の場合，陥凹拡大の把握は困難であるので，どのように判定していけばよいのでしょうか？**

⑤ OCT解析でも経過を診たいと考えます．しかし，本症例は視野障害が進行しているにもかかわらず，OCTでは菲薄化が進行しているかどうか微妙です．明らかに薄くなったのはCirrusのGCA(ganglion cell analysis)のみと考えます．それどころか，厚く測定されている所見〔RTVueのcpRNFLおよび神経節細胞複合体(ganglion cell complex：GCC)〕もあります．**OCTによる進行判定についてどのように考えればよいのでしょうか？**

寺西先生からのご指南

疑問①について

　SOHは乳頭の先天的構造異常を示す疾患で，SSOHが最も多く，その有病率は0.3％と多治見スタディで報告されています．SSOHは"topless optic disc"とも呼ばれ，特徴的な検眼鏡所見として，①乳頭血管分岐部の上方偏位，②乳頭上方の強膜halo，③乳頭上方の辺縁部蒼白化，④乳頭上方の網膜神経線維層欠損（NFLD）のいずれかを認めます[1]．SSOHでは，視神経乳頭上側から鼻側にかけてNFLDが存在するため，Mariotte盲点から下方に連なる弧状ないし楔型の視野欠損を呈するのが特徴です．このSSOHの視野変化はGoldmann視野計が把握しやすく，視野障害は進行性ではないことから緑内障と鑑別が可能です．SSOHは検眼鏡所見と視野検査で診断可能な症例もありますが，典型的な所見を伴っていない症例もあるため，OCTのcpRNFL解析はSSOHの診断に有用です．

　本症例は，**乳頭血管分岐部の上方偏位，静的視野検査で特徴的な下方視野欠損を認めることからSSOHと考えられます**．図4では上側を含む耳側から鼻側に及ぶ広範囲の領域においてcpRNFLの菲薄化を認めており，動的視野検査で下側から鼻下側の視野欠損が生じると考えられます．また，SOHでは鼻方で視神経部分低形成を生じることがあります．図3の動的視野検査では耳側の楔状視野欠損を認め，上側から鼻側の強膜haloとcpRNFLの菲薄化と合わせて診断すると，本症例は**SSOHに加えて鼻方視神経部分低形成を合併していることがわかります．下方の視神経部分低形成に遭遇することは稀ですが，その場合は上方視野欠損を生じます．**

疑問②について

　図4のRTVueでは右眼の上半網膜にGCC厚の減少を認め，図5の3D OCT-2000のデビエーションマップでは右眼の上半網膜で網膜神経節細胞層＋内網状層（ganglion cell layer：GCL＋）とGCC厚（GCL＋＋）の菲薄化があり，緑内障性構造異常が疑われます．図7の静的視野検査で2015年から鼻側下方に視野障害を認め，動的視野検査で同部位に暗点が検出されています．**構造と機能的異常が一致することから，本症例は経過観察中に緑内障を合併したSSOH症例と考えられます**．SSOHに緑内障が合併しやすいのかは明らかではありませんが，Leeら[2]はSSOH患者の19.7％に正常眼圧緑内障（NTG）を含む原発開放隅角緑内障（POAG）を合併したと報告しています．近視眼では視神経乳頭形状の変形が高度で，検眼鏡的に緑内障の判定が困難な症例が多く，OCTによる黄斑網膜内層解析は早期緑内障の検出に有用ですが，緑内障診断にあたってはHumphrey視野検査10-2による機能異常の確認が必要です．

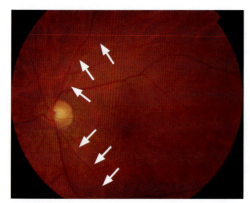

参考図 1

疑問 ③ について

　図4のRTVueで左眼は12時から3時，5時のcpRNFLの菲薄化があり，上半網膜でGCCの菲薄化を認めています．図6のCirrusによるcpRNFL厚解析およびGCAにおいても同様の結果が検出されています．図2の眼底写真では，NFLD（**参考図1**矢印）があるように見え，無赤色光眼底写真があればより判別しやすくなります．このNFLDがcpRNFLのデビエーションマップに一致すること，視野欠損がないことから，左眼は前視野緑内障（PPG）が疑われます．

　OCTを用いた緑内障診断では，症例の眼軸長に注意する必要があります．特に長眼軸眼ではOCTのスキャンエリアが拡大するため，cpRNFLが薄く測定される可能性があり，黄斑部解析においても同様の現象が生じます．OCT解析による異常判定は，正常眼データベースとの比較で行われていますが，一般的に−6D以上の近視眼のデータベースは搭載されていません．眼軸が1 mm長くなるとRTVueで測定したGCC厚は1.56 μm[3]，Cirrusで測定したGCAは1.4 μm薄くなることが報告されており[4]，近視眼ではcpRNFL厚や網膜内層厚は過剰に薄く判定される可能性があります．**本症例のように近視が強い症例ではOCTの結果を鵜呑みにせず，検眼鏡所見や視野障害と合わせて構造と機能異常の関連を診断しなければなりません．**OCTによる測定値は機種間で互換性がないため，各機種での強度近視を含む正常眼データベースの構築が期待されます．

文献

1）Kim RY, Trotti A, Lessell S et al：Superior segmental optic hypoplasia. A sign of maternal diabetes. Arch Ophthalmol 107：1312-1315, 1989
2）Lee HJ, Ozaki M, Okano M et al：Coexistence and development of an open-angle glaucoma in eyes with superior segment optic hypoplasia. J Glaucoma 24：207-213, 2015
3）Kim NR, Kim JH, Lee J et al：Determinants of perimacular inner retinal layer thickness in normal eyes measured by Fourier-domain optical coherence tomography. Invest Ophthalmol Vis Sci 52：3413-3418, 2011
4）Ueda K, Kanamori A, Akashi A et al：Effects of Axial Length and Age on Circumpapillary Retinal Nerve Fiber Layer and Inner Macular Parameters Measured by 3 Types of SD-OCT Instruments. J Glaucoma 25：383-389, 2016

中倉先生からのご指南

疑問④について

　一般的には視野障害の進行は，HFAのMD値を用いた，MD slopeのトレンド解析を用いた機能的変化で判断しますが，それには多数の視野検査と時間が必要になります．したがって，機能的変化に先立つ構造の変化(乳頭の検眼鏡的変化や乳頭出血の出現)とOCT(RNFLやGCC)を組み合わせて判断するのが理想です．

　小乳頭の検眼鏡的な変化を判断するには，正確な乳頭辺縁をあらかじめマーキングしておくことが重要です．弱拡大ではよくわかりませんので，強拡大にしてマーキングしておくと以後の診察時に有用です(参考図2 矢印)．右眼は小乳頭で，拡大しても低形成を表すダブルリングもあり，なかなか乳頭の辺縁を正確にマーキングするのは難しいです．かたや左眼は乳頭の大きさも正常に近く，比較的容易に判断できます．最初にひと手間かけておくと以後の診察が楽になります．

疑問⑤について

　3種類のOCTを有していることは驚くべきことです．現在SD(spectral domain)-OCTだけで6機種(Cirrus；Zeiss, SPECTRALIS；Heidelberg Engineering, RS-3000；NIDEK, RTVue；Optovue, 3D OCT-2000；TOPCON, OCT-HS100；Canon)存在しており，残念ながらnormal data baseも異なるうえに，黄斑部測定範囲も大小さまざまです．したがって，自動判定結果に差が出るのは仕方ありません．

　これに対してHFAは単一で世界中に普及したために，膨大なデータや論文からある程度の進行速度(MD slope)を共通認識できるようになりました．一般的にはMD slopeが－1.0 dB/年以下なら進行が速い，－0.3 dB/年程度なら緩徐と考えられます．本症例のMD slopeはフラットですが，PSD(パターン標準偏差)に関してはやや右眼は数値が8.88→10.02と増

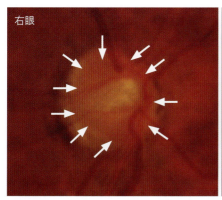 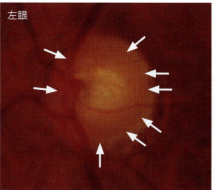

参考図2

加しており，局所の視野の沈下が疑われます．それがHFAのグレースケール変化を捉えていると思われます．

OCTに関する進行判定ですが，一般的にはOCTは普通，一家（病院）に1台しかありませんので，それをまず信じることから始めましょう．

RTVueですと，HFAに一致した上方のGCC厚は2011年から2015年にかけて増加してしまっています．逆にCirrusのGCAでは有意に減少しており，真逆の判定になっています．ただ，明らかに減少しているのは下半網膜であり，下方視野欠損の出現とは合致しません．Cirrusでは断層像におけるセグメンテーションを確認することができます．ここにエラーがないかどうか，あまりに数字が変わってしまった場合は確認する必要があるでしょう．できるだけ同様の画質で撮影する必要もあります．

OCTにおいてもHFAのMD slope解析と同様に，多少の誤差は前提として，複数回の施行からGCC slopeやRNFL slopeを用いて今後は予測していくことになると考えます．

Mikiら[1]のSpectralis SD-OCTを用いたpre-perimetric glaucomaの症例2.2年経過報告では，8.8％が緑内障に進行し，そのglobal RNFL thicknessの減少速度は$-2.02\,\mu m$/年で，非進行群は$-0.82\,\mu m$/年でした．

Sungら[2]は，進行した$-10\,dB$未満の症例におけるcpRNFLの進行速度をCirrus SD-OCTで報告しており，同様に進行群の減少速度は$-2.08\,\mu m$/年で，非進行群$-0.90\,\mu m$/年でした．また，Sungら[3]は正常人における加齢性変化によるRNFLの減少速度をStratus（time domain）OCTで測定し，$-0.25\,\mu m$/年と報告しています．

$-2\,\mu m$/年の減少は進行の1つの目安かもしれません．

しかしながら，RNFLには日内変動も日日変動も当然あり，正常眼でも緑内障眼でもその値は$4\,\mu m$と報告[4]されていますので，注意が必要です．

文献

1) Miki A, Medeiros FA, Weinreb RN et al：Rates of retinal nerve fiber layer thinning in glaucoma suspect eyes. Ophthalmology 121：1350-1358, 2014
2) Sung KR, Sun JH, Na JH et al：Progression detection capability of macular thickness in advanced glaucomatous eyes. Ophthalmology 119：308-313, 2012
3) Sung KR, Wollstein G, Bilonick RA et al：Effects of age on optical coherence tomography measurements of healthy retinal nerve fiber layer, macula, and optic nerve head. Ophthalmology 116：1119-1124, 2009
4) Vazirani J, Kaushik S, Pandav SS et al：Reproducibility of retinal nerve fiber layer measurements across the glaucoma spectrum using optical coherence tomography. Indian J Ophthalmol 63：300-305, 2015

この症例のその後…

右眼にプロスタグランジン関連薬を開始し，眼圧は$10\,mmHg$台前半まで低下したものの，2018年にさらに視野障害が進行したので，2剤目の追加を検討中です．左眼に関しても視野障害が出現したため，プロスタグランジン関連薬を開始し，経過観察中です（図10）．

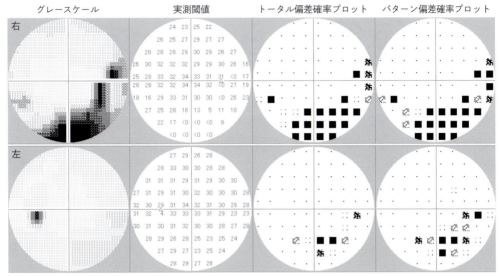

図10 | Humphrey 視野検査(30-2)所見(2018年)

> [!NOTE] コラム05
> # OCTを用いた緑内障診断のポイント
>
> OCT 単独で緑内障の確定診断をすることは無理です．緑内障確定診断の基本は，いつも三位一体(① 眼底写真，② OCT による乳頭/黄斑部解析，③ 視野検査)です．3つすべてが緑内障性視神経症の"顔"をしていないと有罪(確定診断)になりません．例えば，網膜光凝固痕，網膜色素変性の輪状変性や乳頭低形成なども，一見するとOCTや視野検査では緑内障もどき顔をしています．しかし，眼底写真を確認すると無罪が判明します．
>
> この3つのデータが出揃ったときに一度，本当に緑内障かどうか(有罪か無罪か)見極める必要があります．緑内障でない(無罪)のに緑内障治療点眼薬を開始し，長期間投与した場合，われわれ眼科医が逆に有罪ですが，そんな経験は誰でも一度はあると思います．
>
> しかしながら，OCTは人に見えないものを計測してくれる，緑内障診断の画期的ツールであることは間違いありません．OCTを用いた緑内障の確定診断に際しては，瞳孔径，中間透光体，網膜前膜の影響，OCTの機器による判定の違い(同じメーカーでも)などに注意が必要です．また，屈折や乳頭径も影響します．さらに，先に内境界膜剝離併用硝子体手術を行っていると，きれいな円形のNFLDがOCTでみられ，手術歴にも注意が必要です．
>
> （中倉 俊祐）

師範からの一言

　OCTは緑内障診療にとって診断の補助として非常に役立ちます．特に高度近視や視神経乳頭形状に異常がある場合や，ごく初期の緑内障の診断に有用です．現在使われているOCTでは視神経乳頭周囲の神経線維層の厚み，黄斑部周囲網膜の内層（内顆粒層，神経節細胞層，神経線維層）の厚みを知ることができます（メーカーによって呼び方が違う）．黄斑部周囲網膜の内層の厚みは3層をまとめて測定することもできますし，それぞれを別々に測定することもできるようになりました．しかし，黄斑部周囲網膜の内層を細かく2層や3層に区切っても緑内障診断の検出力は向上しません．内顆粒層，神経節細胞層，神経線維層の3層ひとまとめの厚みで診断，経過観察しましょう．OCTで異常が検出できたからといって，すべてが緑内障性の変化とは限りませんので，注意が必要です．先天異常，加齢に伴う黄斑部疾患（加齢黄斑変性や網膜上膜）の影響を受けて異常値が示されることもあります．特に経過観察を行うときは，視神経乳頭だけでなく，黄斑部を含めて広く眼底を観察し，OCTに騙されないように心がけることが大切です．

　緑内障診断は所見を総合的に判断することが重要です．どうしても診断がつかないときは，経過観察が必要になります．

　　目に隅角鏡　山かけた視野　初診断
　　（目には青葉　山ほととぎす　初鰹：山口素堂）

（木内　良明）

コラム06

OCT アンギオグラフィ

　OCTアンギオグラフィは，OCT信号の時間による位相変化や強度変化を検出して血流を描出する技術です．非侵襲的に3次元の血流情報を定量的に解析することができ，緑内障でも新しい知見が得られてきています．

　緑内障眼では視神経乳頭周囲，黄斑部ともに表層の血管密度が減少しています．血管密度減少と視野障害重症度には高い相関があり，進行した緑内障ほど表層の血管脱落は著明になります．通常，血管脱落は網膜内層厚の菲薄と一致しており，網膜内層の菲薄化の結果として血管減少が生じると考えるのが自然です．しかし一方で，眼圧下降治療後に網膜表層血管密度の上昇を認める例もあり，網膜内層の血流障害には可逆性のものも含まれるようです．

　OCTアンギオグラフィでは，表層だけでなく深部の血流解析も可能です．緑内障眼では，乳頭周囲網脈絡膜萎縮や視神経乳頭の深部血流の局所的な脱落をしばしば認め，それらは篩状板の部分欠損部位に高頻度で一致します．深部組織の血流障害と篩状板の構造変化のどちらが先行するのかは未知ですが，緑内障の病態を考えるうえで興味深い知見です．深部血流の評価においては，浅層の血流信号が深層に投影される projection artifact，大血管や厚いリムによる陰影（shadowing）などが血流描出を妨げることに留意が必要です．

　緑内障診断においては，現状はOCTの厚みによる診断には及びませんが，OCTアンギオグラフィ技術自体が発展途上であり，今後の進化次第ではさらなる可能性を秘めています．

（赤木　忠道）

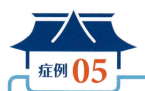

若年男性が急性緑内障発作で来院しました！
緑内障発作の診断と治療

症例呈示 中倉俊祐
指南 金森章泰 寺西慎一郎

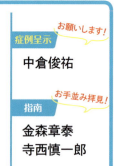

患者 39歳，男性

主訴・現病歴 近見作業に従事し，普段から老眼鏡を使用している．1年前から1か月ごとの霧視，2日前から左眼の痛みとかすみを訴え急病センターを受診し，左眼の急性緑内障発作と診断され，当院へ搬送された．

初診時所見

視力 │ 右眼 1.5（1.5× ＋2.5D），左眼 0.01（0.01× ＋5.0D）
眼圧 │ 右眼 17 mmHg，左眼 57 mmHg
前眼部 │ 図1に示す．右眼は浅前房，角膜清明，白内障なし，AC/CT比は1/4，毛様充血なし．左眼は浅前房，角膜浮腫と著明な毛様充血，AC/CT比は1/4以下，中等度散瞳，白内障なし．
眼軸長 │ 右眼 22.29 mm，左眼 22.38 mm
前眼部OCT・UBM │ 左眼（発作眼）を図2に，右眼を図3に示す．

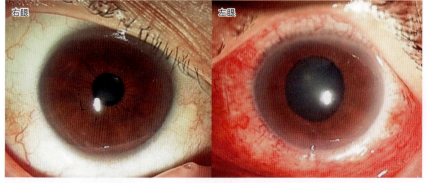

図1 │ 初診時の前眼部写真

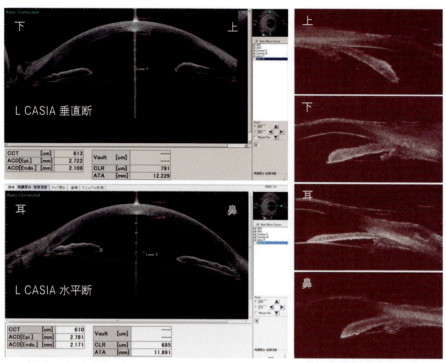

図2｜左眼の初診時前眼部OCT・UBM画像

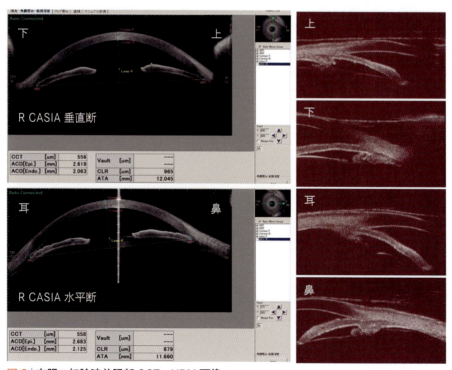

図3｜右眼の初診時前眼部OCT・UBM画像

呈示理由

　一般的に純粋な急性緑内障発作は中高年の女性に多く，加齢による水晶体の前方への膨隆（lens vault：LV）が関与するとされています．しかしながら，今回私よりも年齢の若い方が急性緑内障発作で来院されました．**閉塞隅角緑内障の機序には瞳孔ブロック，水晶体因子，虹彩因子（プラトー虹彩），硝子体因子（悪性緑内障など）がありますが，本症例はどのような機序が関与しているのでしょうか？**　また，調節力のあるような年齢の場合に治療方法の選択に悩んでしまいます．師匠，一手ご指南のほどよろしくお願いいたします．

金森先生からのご指南

∷原発閉塞隅角緑内障の診断における前眼部OCTやUBM検査の意義

　原発性の閉塞隅角が起こる機序としては以下の3つがあります（**参考図1**）．
① 瞳孔ブロックによる虹彩の膨隆で起こる隅角の狭小化
② プラトー虹彩形状により虹彩が散瞳することのみで起こる隅角の狭小化
③ 水晶体の膨化や亜脱臼による浅前房化や隅角の狭小化

　症例によって主要な機序は異なりますが，それぞれがオーバーラップして閉塞隅角を生じると考えられています．その機序を解明するためには前眼部OCTか超音波生体顕微鏡（UBM）が必要になります．

　まず，瞳孔ブロックでは後房から前房への房水の交通が遮断されているため，後房圧が上昇し，虹彩形状が角膜側に向かって彎曲する状態となります．これは虹彩膨隆度（iris convexity：IC）で示され，個体差はあるものの中心前房深度と有意な負の相関があり[1]，瞳孔ブロックが強まると，浅前房・隅角狭小が強まります．中心前房深度は簡便な指標であり，2mm以下だと閉塞隅角に至る危険性が高くなると考えられます．前眼部OCTやUBMがない場合，細隙灯顕微鏡検査において中心角膜4つ分程度が目安と考えればよいと思います．

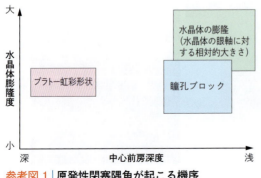

参考図1 原発性閉塞隅角が起こる機序

プラトー虹彩形状は前眼部OCTでは虹彩が中央部やや根部側でへこみ，その両側が膨らんで見えるパターン（double-hump pattern）がみられることもあり，散瞳による虹彩根部が厚くなる現象も指摘されています．また，毛様体突起の前方回旋がプラトー虹彩に伴いやすく，これはUBMでしか観察しえないため，UBMによるプラトー虹彩形状の診断基準が示されています[2]．プラトー虹彩は基本的には浅前房ではなく，隅角の狭小化のみがかかわっていると考えられます．

　また，水晶体の膨化はLVとして，前眼部OCTで定量化できます．前眼部OCTで強膜岬を設定すると，両側の強膜岬を結んだ線から水晶体前面までの距離をLVとして算出します．LVが大きいほうが，閉塞隅角との関連が大きいことが指摘されています[3〜5]．正常眼は360 μm程度で，閉塞隅角眼では800 μm以上ある報告が多いようです．

　このように**隅角を画像によって評価することで，3つの機序の関与具合が推定できると思われます**（参考図2）．

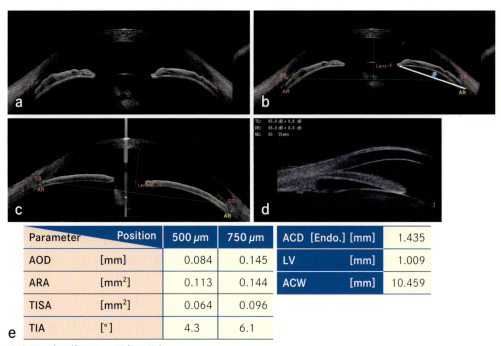

Parameter	Position	500 μm	750 μm
AOD	[mm]	0.084	0.145
ARA	[mm²]	0.113	0.144
TISA	[mm²]	0.064	0.096
TIA	[°]	4.3	6.1

ACD [Endo.]	[mm]	1.435
LV	[mm]	1.009
ACW	[mm]	10.459

参考図2｜画像による隅角の評価

a，b：瞳孔ブロックが関与している眼のCASIAによる前眼部撮影．左側の隅角は狭いながらも空いているが，右側は閉塞している．a：解析前の画像．b：強膜岬（SS）および隅角底（AR）を設定した画像に，ARと虹彩前端を結んだ線（白線）および虹彩膨隆度（IC，青矢印）を付け加えた．
c：水晶体膨隆による閉塞隅角眼．虹彩はそれほど膨隆していないが，中心前房深度が浅い．
d：dと同一症例のUBM．毛様体の前方回旋はない．
e：CASIAにより算出されるパラメータ．本症例は中心前房深度（ACD）が1.4 mmである．

参考表1 | 前眼部OCTとUBMのパラメータ

観察対象部分	名称	英語名称	略称	前眼部OCT	UBM
前房	中心前房深度	anterior chamber depth	ACD	○	○
	前房体積	anterior chamber volume		○	×
虹彩	虹彩膨隆度	iris convexity	IC	○	○
	虹彩の厚み	iris thickness		○	○
水晶体	水晶体膨隆度	lens vault	LV	○	×
隅角	隅角面積	angle recess area at 500 μm	ARA500	○	○
		trabecular iris space area at 500 μm	TISA500	○	○
	隅角開大距離	angle opening distance	AOD	○	○
	虹彩線維柱帯接触	irido-trabecular contact	ITC	○	×
毛様体	毛様体前方回旋	anteriorly directed ciliary body		×	○

前眼部OCTとUBMの違い

　両者の特性は異なり，得られるパラメータも異なります．前眼部OCTの最大の利点は非侵襲的かつ高解像であり，定量性に優れます．しかし，毛様体や虹彩後方の水晶体は観察できないという大きな弱点がありますので，それを補うためにはUBMが必要となります．前眼部OCTは簡便で誰でも撮影できますが，UBMは良好な画像取得には検者のスキルが必要となり，プローブの圧迫による影響なども考慮する必要があります．また，画面のタッチパネルの問題もあり，解析に必要な強膜岬を決めるのに難点があります．しかし，UBMでは毛様体の前方回旋や腫脹，毛様体脈絡膜剥離，虹彩嚢胞などの所見を得ることができます．両者で観察できるパラメータを**参考表1**に示します．

本症例の画像解説

　初診時の前眼部OCTでは両眼ともLVはそれほど大きくなく，隅角はほぼ消失しています．機能的隅角閉塞なのか，器質的隅角閉塞なのかは画像では診断できません．また，中心前房深度は2.1 mm前後とそれなりに浅く左右差はありません．右眼はおそらく完全暗室での撮影ではなく，縮瞳状態での撮影と思われ，虹彩の形態は判断できませんが，左眼は中等度散瞳状態で，虹彩根部が厚いのがわかります．UBMでは毛様体の前方回旋，偏位がみられます．**総合的に考えますと，プラトー虹彩による閉塞隅角が最も疑われます**．図4の白内障手術後では，部分的な閉塞隅角は前眼部OCTでもUBMでも確認できますが，周辺虹彩前癒着(PAS)の範囲は術後経過にある通り，隅角鏡で直接判断すべきです．**前眼部OCTでは，中心前房深度は3.1 mmと広がり，虹彩形態は，虹彩根部が急峻で，波打っているような所見があるので，プラトー虹彩形状と診断されます．**

　それほど短眼軸でもなく，壮年の男性が急性閉塞隅角症となっており，いわゆる高齢者の閉塞隅角症とは異なります．本症例は片眼性ではありますが，Vogt-小柳-原田病も鑑別に入

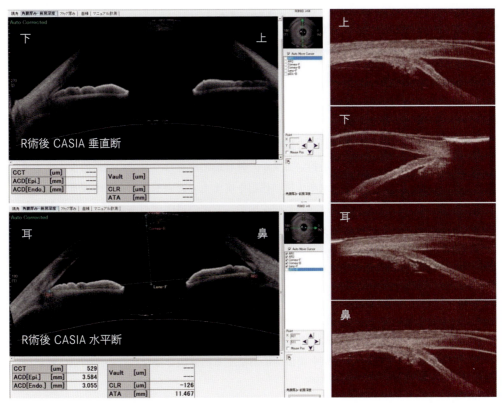

図4 右眼の白内障手術後前眼部 OCT・UBM 画像

れる必要があります．角膜浮腫下では前房の炎症程度は把握しにくいと思われ，また散瞳下での眼底検査は不可能です．しかし，耳鳴りや頭痛の有無などの問診に加え，両眼の眼底検査および後眼部 OCT を行い，漿液性網膜剥離や脈絡膜肥厚の有無なども確認する必要があると考えます．

文献

1) Nonaka A, Iwawaki T, Kikuchi M et al：Quantitative evaluation of iris convexity in primary angle closure. Am J Ophthalmol 143：695-697, 2007
2) Kumar RS, Baskaran M, Chew PT et al：Prevalence of plateau iris in primary angle closure suspects an ultrasound biomicroscopy study. Ophthalmology 115：430-434, 2008
3) Nongpiur ME, He M, Amerasinghe N et al：Lens vault, thickness, and position in Chinese subjects with angle closure. Ophthalmology 118：474-479, 2011
4) Guzman CP, Gong T, Nongpiur ME et al：Anterior segment optical coherence tomography parameters in subtypes of primary angle closure. Invest Ophthalmol Vis Sci 54：5281-5286, 2013
5) Nongpiur ME, Gong T, Lee HK et al：Subgrouping of primary angle-closure suspects based on anterior segment optical coherence tomography parameters. Ophthalmology 120：2525-2531, 2013

寺西先生からのご指南

急性原発閉塞隅角症に対する治療方法

　急性原発閉塞隅角症（acute primary angle closure：APAC）に対する治療方法として，薬物治療と外科の治療があります．APACは機能的隅角閉塞という解剖学的問題を背景に生じる病態のため，原則として隅角閉塞を解消する外科的治療が必須です．

　薬物治療は急性期の初期治療を担いますが，外科的治療を行うまでの補助的な治療手段となります．眼圧下降のため，房水産生抑制作用を有するβ遮断薬点眼や炭酸脱水酵素阻害薬（carbonic anhydrase inhibitor：CAI）点眼・内服，高張浸透圧薬の全身投与を行います．縮瞳薬は眼圧下降効果より隅角開大効果を目的として使用しますが，高眼圧によって瞳孔括約筋の虚血が生じている場合，十分な効果は得られません．

　急性発作解除のための外科的治療としては，① 前房穿刺，② レーザー隅角形成術（laser gonioplasty：LGP），③ レーザー虹彩切開術（laser iridotomy：LI），④ 周辺虹彩切除術（peripheral iridectomy：PI），⑤ 水晶体再建術，の5つの方法があります．直接眼圧を下降させる前房穿刺や隅角を開大させるLGPは，急性期における一次的治療として有用であると報告されていますが[1,2]，隅角閉塞を根治的に解消する治療法ではないため，APAC緩解後に③〜⑤の二次的治療が必要です．

　APACを生じた隅角閉塞機序に応じて外科的治療を選択しますが，瞳孔ブロックではLIが第一選択となり，角膜浮腫など何らかの理由でLIが実施できない症例では緊急手術としてPIが有用です．プラトー虹彩ではLIによる治療効果が少ないため，隅角開大が得られるLGPの適応となりますが，角膜浮腫のためLGPの実施が困難な場合はPIを選択します．水晶体再建術は，機能的隅角閉塞に瞳孔ブロック以外の因子が関与している場合においても隅角開大が得られる有効かつ汎用性の高い根治的治療法ですが，急性発作極期の高眼圧下での水晶体再建術は術中合併症のリスクが高く，角膜浮腫による視認性低下もあるため，水晶体再建術は発作解除後に実施すべきと考えます．水晶体後方因子が関与する悪性緑内障では，硝子体切除術による前房と後房の交通の作成が必要です．

　緑内障診療ガイドラインでは，APACに対する治療として① と ② は示されていません[3]．発作時，極度の浅前房に対する前房穿刺は，熟練した術者であれば安全に実施できるかもしれませんが，術者の技量によっては難しく，普遍的で確立した治療法とはいえません．また，APACの発生機序として瞳孔ブロックが主体的であることが多く，隅角の開大を目的とするLGPは，瞳孔ブロックを解消する根治的治療ではないことに留意する必要があります．

　余談ですが，隅角鏡使用中に偶然，隅角閉塞が解除されることがあります．これは角膜の圧迫によって移動した房水が隅角を開大するために生じる現象ですが，綿棒で角膜中央を圧迫する方法も同様の効果があります[4]．この方法の場合，ソフトコンタクトレンズを装用させて行うと角膜上皮障害の発生を軽減できます．角膜圧迫法は角膜内皮障害を惹起する可能

性があり，急性発作解除に至るまで時間を要するのが難点ですが，外科的治療が実施できない施設での救急措置として有用です．

慢性原発閉塞隅角緑内障に対する治療方法

慢性原発閉塞隅角緑内障（chronic primary angle closure glaucoma：CPACG）では，長期間の機能的隅角閉塞に伴って緩徐に形成されたPASによって眼圧上昇を生じるようになるため，APACのようなLIやPIの効果が期待できなくなります．したがって，瞳孔ブロックによるCPACGに対する治療は，機能的隅角閉塞を解消する水晶体摘出術が第一選択となります．

プラトー虹彩によるCPACGでは，プラトー虹彩機序単独による眼圧上昇例は少なく，実際は瞳孔ブロック機序が複合的に関与していることが多いです．そのため，LIで瞳孔ブロック解消後に機能的隅角閉塞があればLGPを選択し，白内障を有する症例では初回治療として水晶体摘出術を選択します．

CPACGに対して水晶体再建術を行っても，PASによる器質的隅角閉塞が広範囲に残存すると高眼圧が持続します．この高眼圧は残余緑内障と呼ばれ，薬物治療による眼圧コントロールが不良であれば，隅角癒着解離術（goniosynechialysis：GSL）の適応となります．180°以上のPASを有するCPACGではGSLを併用した水晶体再建術が推奨されますが，十分な眼圧下降効果が得られない場合は，トラベクロトミーやトラベクレクトミーの追加を検討します．

本症例に対する治療方法

プラトー虹彩による機能的隅角閉塞に対する外科的治療は，LGPと水晶体再建術の2つです．プラトー虹彩緑内障に対するLGPの隅角開大効果は87％と良好な成績が報告されており[5]，隅角閉塞機序がプラトー虹彩単独によるものと確信がもてた場合はLGPを最初に選択します．実際には瞳孔ブロックが複合的に存在している症例が多いため，瞳孔ブロックを解消するLIをLGPに先行して行う必要がありますが，最初から水晶体再建術を選択すればLIは不要です．

本症例は白内障がない若年者であるため，水晶体再建術を選択することは躊躇しますが，プラトー虹彩を背景に生じたAPACと考えられるため，瞳孔ブロックの解消も同時に得られる水晶体再建術を第一選択とすべきだと考えます．ただし，水晶体再建術単独の作用でPASを解除することはできないため，広範囲に及ぶPASを合併するAPACやCPACGではGSLの併用が必要であると考えます．また，非発作眼の右眼に対する治療方法については，APAC予防と遠視矯正を兼ねて水晶体再建術を選択すべきと考えますが，120°のPAS形成を認めており，GSLを併用した水晶体再建術がベストです．

老視があるものの，仮に患者さんが白内障手術を希望しなかった場合はどうでしょうか？瞳孔ブロック解除を目的にまずLIを行い，隅角開大を得るためLGPの追加を検討すること

になります．しかし広範囲に及ぶPAS形成のため，眼圧下降効果が十分得られない可能性があり，不安が残ります．さらにレーザーを含む外科的治療を希望しなかった場合は，隅角開大を狙って縮瞳薬による薬物治療をやむをえず行いますが，APAC発症を確実に回避できる治療方法ではないうえ，プラトー虹彩では毛様体前方回旋を悪化させる可能性もあります．したがって，本症例には外科的治療を行うべきと考えます．

文献

1) Lam DS, Chua JK, Tham CC et al：Efficacy and safety of immediate anterior chamber paracentesis in the treatment of acute primary angle-closure glaucoma：a pilot study. Ophthalmology 109：64-70, 2002
2) Lam DS, Tham CC, Lai JS et al：Current approaches to the management of acute primary angle closure. Curr Opin Ophthalmol 18：146-151, 2007
3) 日本緑内障学会緑内障診療ガイドライン作成委員会：緑内障診療ガイドライン（第5版）．日眼会誌 126：85-177, 2022
4) Anderson DR：Corneal indentation to relieve acute angle-closure glaucoma. Am J Ophthalmol 88：1091-1093, 1979
5) Ritch R, Tham CC, Lam DS：Long-term success of argon laser peripheral iridoplasty in the management of plateau iris syndrome. Ophthalmology 111：104-108, 2004

この症例のその後…

左眼はプラトー虹彩がメインと考えて初診時に白内障手術を施行しました．

右眼は前眼部OCTやUBM所見と同じく，圧迫隅角検査においても色素帯に達するPASを240°認めました．屈折も遠視であり，若いながらすでに老眼鏡を使用していたことから，患者さんと相談のうえ白内障手術を1週間後に施行しました．

右眼術後1週間目の視力は右眼1.5（1.5×＋0.75D ○ cyl－0.75D 175°），左眼1.5（矯正不能）で，眼圧は両眼ともに15 mmHgでした．視神経乳頭に緑内障性変化や視神経萎縮は幸いありませんでした．右眼の術後の前眼部OCTとUBM画像を図4に示します．

前眼部OCTでは水平断で耳鼻側は開放され，垂直断では上方は丈の高い完全なPAS，下方は虹彩根部でPASがあるように見えました．

UBMでは瞳孔ブロックは解除されたように見えます．4方向ともに虹彩根部でのPASが残存するように見えましたが，実際の隅角鏡検査では上下のみPASがみられ，合計で120°ありました．左眼も隅角鏡検査では240°のPASが残存していました．

白内障手術だけではPASを広範囲には解除できず，今後の眼圧上昇とその追加加療の心配が残る結果となりました．

幸いその後2年間の経過では，両眼ともに眼圧は13～15 mmHgで点眼なしで経過しました．OCTでは黄斑神経線維の菲薄化を左眼に認めましたが，静的視野には異常が出ず，現在は前視野緑内障（PPG）の状態です．

師範からの一言

　今回呈示いただいた症例には2つのポイントが含まれていると思います．1つ目はプラトー虹彩の診断，そして2つ目は急性緑内障に対する対処方法です．プラトー虹彩緑内障は閉塞隅角緑内障の30％を占めると言われていますが，その病態はまだ完全にはわかっていません．一応，毛様突起の前方回旋，毛様溝の消失がプラトー虹彩の定義として挙げられていますが，必ずしもこの定義に当てはまらない症例も存在します．この定義はUBM所見に基づくものです．研究目的ではそれでもよいかもしれませんが，臨床の多くの現場ではUBMに頼ることができません．圧迫隅角検査でdouble-hump patternを見つけることができれば，ほぼ診断が確定します．圧迫隅角検査という基本手技を行うことができるように日頃から鍛錬しましょう．機械に頼りすぎない姿勢が大切です．

　急性緑内障発作は眼科救急疾患の1つです．薬物治療や圧迫で瞳孔ブロックが解除できないときは手術的な処置が必要になります．発作が解除できないときにLIを行うと水疱性角膜症を高い確率で生じますので，PIあるいは白内障手術が行われることが多いようです．手術は一度行うと後戻りできません．リスクを最小限にすることを目指して多くの術式が発展してきました．PIは正しく行えば初心者が行っても手術時間は短く，それなりの効果が得られます．発作の最中の白内障手術は難易度が高く，誰でもできる手技ではありません．患者さんの安全を第一に考えて基本を守るのか，一度に全部済む確率が高くなる楽ちん手技（誰の？）を狙うのか，医師の基本姿勢が問われると考えます．医療は安全管理を第一にすべきと考えます．

手術場に　二三人いそぐ　夜中かな
（鳥羽殿へ　五六騎いそぐ　野分かな：蕪村）

（木内　良明）

コラム 07

プラトー虹彩：診断と治療

　超音波生体顕微鏡(UBM)や前眼部光干渉断層計(前眼部 OCT)は，前房，虹彩，水晶体，毛様体の形態を断面的に観察することが可能で，隅角閉塞機序の解明に有用な前眼部画像検査機器です．現在，前眼部画像解析が進み，各構造を定量評価することによって，隅角閉塞のリスクを可視化する研究が行われています．UBM や前眼部 OCT は大変便利な検査機器ですが，高価なため，すべての施設で標準的に装備されるものではありません．しかし，プラトー虹彩は，緑内障診療の基本である「細隙灯顕微鏡検査」と「隅角鏡検査」で診断することが十分可能です．中心前房深度が正常あるいは比較的深い狭隅角，平坦な虹彩面に続く虹彩根部の急峻な落ち込み，隅角鏡で圧迫すると虹彩中央が凹んで虹彩が二峰性に隆起する double-hump pattern はプラトー虹彩の特徴的所見です．

　原発閉塞隅角緑内障(PACG)の 1/3 にプラトー虹彩を合併するといわれています．瞳孔ブロックとプラトー虹彩が複合的に存在している場合は，前眼部画像検査を行ったとしても，眼圧上昇の主因がいずれの機序によるものか判別することはできません．プラトー虹彩の治療は，隅角の開大を目的とした LGP と水晶体再建術ですが，前述の理由から瞳孔ブロックとプラトー虹彩による隅角閉塞を一度に解消できる水晶体再建術が最良の治療といえます．LGP は瞳孔の変形や偏位，アルゴンレーザーによる角膜内皮障害が懸念されますが，若年者で水晶体再建術の選択が躊躇される症例では一考の余地があります．ただし，プラトー虹彩で急性緑内障発作を生じた場合は，水晶体再建術は重篤な合併症のリスクが高く，外科的治療として第一選択にすべきではないと考えます．併存する瞳孔ブロックの解除を優先し，角膜の透明性に応じてレーザー虹彩切開術(LI)や周辺虹彩切除術(PI)を選択することをお勧めします．

（寺西　慎一郎）

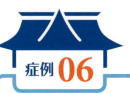

症例 06

治療方針を立てる際，眼圧日内変動をどのように解釈・活用すればよいでしょうか？

症例呈示 寺西慎一郎

指南 中倉俊祐
金森章泰

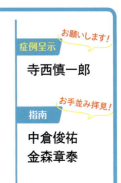

症例 A

患者 64歳，男性
主訴 両眼の視野狭窄
現病歴 4年前から近医眼科で両眼の緑内障と診断され，緑内障治療点眼薬を開始した．眼圧は 20 mmHg 前後で推移し，薬物治療を強化されたが，視野障害が進行した．定年退職を機にようやく精査・加療目的で当科へ紹介され受診となった．

初診時所見

視力 | 右眼 0.01（0.7×−13.50D ◯ cyl−3.00D 80°），左眼 0.01（0.07×−16.50D ◯ cyl−1.00D 180°）
眼圧 | 右眼 16 mmHg，左眼 16 mmHg
前眼部 | 両眼）角膜：表面平滑・透明，前房：正常深度，白内障 G2
隅角 | 両眼）Scheie：0，Shaffer：4，pigment：1〜2
中心角膜厚 | 右眼 473 μm，左眼 466 μm
眼軸長 | 右眼 28.42 mm，左眼 28.31 mm

　眼底写真は図1，OCT所見は図2，3，視野検査所見は図4，5に示す．

経過観察所見

　両眼とも末期緑内障の強度近視眼で，左眼は中心視野を消失していた．頭部MRI検査で異常なし．眼圧日内変動を測定し，まず右眼に対して白内障手術併用のエクスプレス®手術を施行した．術前と術後3日目に測定した眼圧日内変動を図6に示す．

70　診断基礎

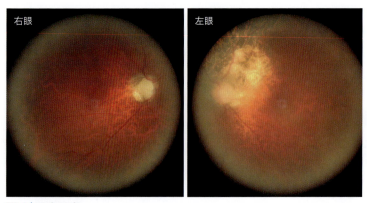

図1 | 眼底写真

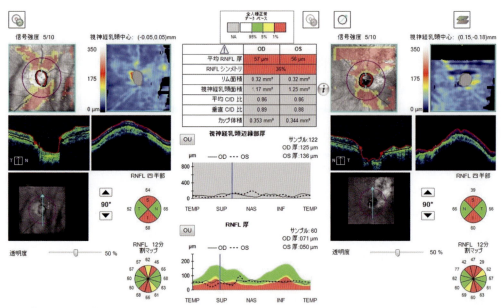

図2 | cpRNFL解析

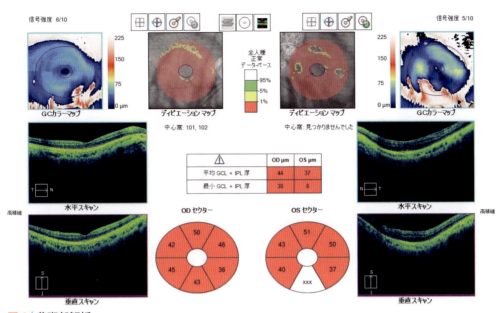

図3 | 黄斑部解析

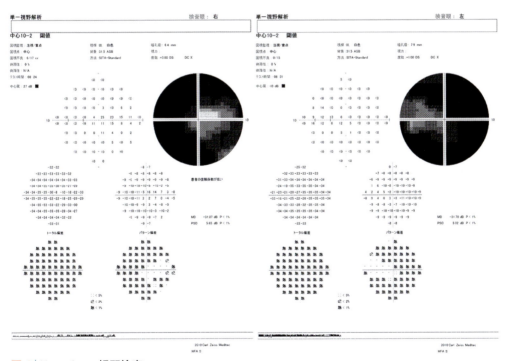

図4 | Humphrey 視野検査

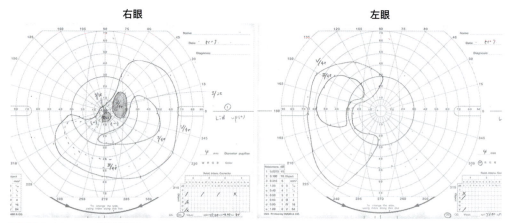

図5 | Goldmann 視野検査

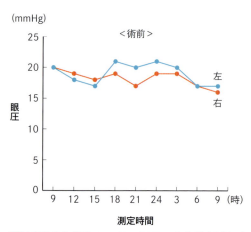
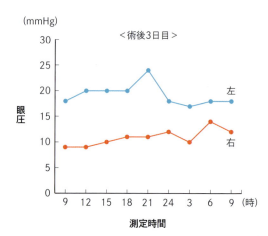

図6 | 術前と術後3日目の眼圧日内変動（症例A）

> **症例 B**
> **患者** 54歳，男性
> **主訴** 両眼の視野狭窄
> **現病歴** 13年前に両眼の原発開放隅角緑内障(POAG)と診断され，近医眼科で緑内障治療点眼薬を開始した．3年間の無治療期間があったが，現在アドヒアランスは良好である．薬物治療を強化されたが，視野障害が進行した．加療目的で当科へ紹介され受診となった．

初診時所見

視力 │ 右眼 0.05(1.2× −5.00D ◯ cyl −0.50D 170°)，左眼 0.1(1.5× −4.50D ◯ cyl −0.50D 160°)
眼圧 │ 右眼 16 mmHg，左眼 15 mmHg
前眼部 │ 両眼)角膜：表面平滑・透明，前房：正常深度，白内障 G1
隅角 │ 両眼)Scheie：0，Shaffer：4，pigment：2
中心角膜厚 │ 右眼 520 μm，左眼 529 μm
HFA30-2 │ 右眼 −22.23 dB，左眼 −25.36 dB

経過観察所見

　深夜から早朝にかけて高眼圧であることが判明した症例で，まず左眼に対して白内障手術併用のエクスプレス®手術を施行した．術前と術後3日目に測定した眼圧日内変動を図7に示す．

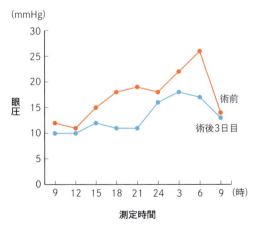

図7 │ 術前と術後3日目の眼圧日内変動(症例B)

呈示理由

　眼圧日内変動パターンは個々の症例によって異なりますが，日中の診療時間帯に最高眼圧を示さない場合，眼圧コントロールが良好であっても視野障害が進行する症例を経験することがあります．薬物治療の効果判定や外科的治療の適応を決定するうえで眼圧日内変動測定は有用ですが，医師への負担が大きく，人員不足もあって実施する機会がなくなっており，今後も眼圧日内変動測定を継続すべきか迷っています．

　また，**症例A**は大きな眼圧日内変動は認めませんでしたが，角膜厚が500 μm未満と薄く，実際の眼圧はより高い値で推移していると考えられます．外科的治療の同意を得ましたが，トラベクレクトミーによる術後視力低下を心配されたため，エクスプレス®手術を選択しました．**症例B**は深夜から早朝の高眼圧が検出されたことで，外科的治療の同意は容易に得られましたが，**症例A**と同じ理由でエクスプレス®手術を実施しました．両症例とも眼圧下降効果がより大きいトラベクレクトミーを選択すべきか判断に悩んだ症例でした．

　現在の緑内障診療における24時間の眼圧日内変動測定の意義，日内変動に基づいた緑内障手術適応の判断や術式の選択について，ご指南のほどお願いいたします．

中倉先生からのご指南

　眼圧日内変動測定は従来，数か月に1回の外来診療では推測できない夜間やその他日中の眼圧を知り，治療方針の決定や薬物治療の効果判定に用いられてきました．若手の緑内障医師や研修医にとって避けては通れない修練であったように思います．しかしながら，昨今の眼科入局医の減少により，従来の入院させてGoldmann圧平式眼圧計やその他夜間に仰臥位で測定するスタイルはマンパワー的にも困難になってきました．

　未治療の正常眼圧緑内障（NTG）患者の40%で診察時間外にピークがあり[1]，3剤の薬物治療（PG関連薬＋β遮断薬＋CAI点眼）をしても，やはり66%が診察時間外にピーク眼圧値が発生します[2]．診察時間外にピークは多々あり，また日内変動の再現性もさておいて，**24時間の眼圧日内変動を測定する目的は何でしょうか？** Mansouriらのグループ[3,4]は，① 早期発見，② 進行抑制，③ オーダーメイド治療，④ アドヒアランスの改善，⑤ 行動修正などを挙げています．

① **早期発見**：NTGかPOAGかの鑑別はそんなに重要ではなくなりましたが，例えば高眼圧症で外来眼圧が27 mmHgの患者さんではどうでしょうか？ 24時間眼圧を測定して30 mmHgを超えるようならさすがに点眼を開始しようかと考えてしまいます．

② **進行抑制**：眼圧日内変動幅や日日変動幅が進行のリスクファクターかどうかはいまだに賛否両論あります[3]．**症例A**では変動幅は両眼5 mmHg以下と比較的小さいですが，眼圧が常にhigh teen以上で目標眼圧と乖離しています．外来眼圧の16 mmHgがピーク眼圧でないことも確認できました．したがって，24時間を目指した眼圧コントロールによ

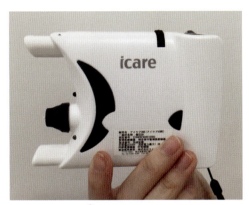

参考図 1 | icare® Home 外観

り，結果として進行を抑制できる可能性があります．
③ **オーダーメイド治療**：投与した薬物の反応性には個体差があり，夜間も効いているかを個別に判断することができます．
④ **アドヒアランスの改善**：眼圧日内変動を測定する，もしくはさせることで，医師と患者さんのコミュニケーションを増やし，緑内障治療に対する患者さんの積極性を高める可能性があります．
⑤ **行動修正**：眼圧が上がる原因行動にはゴーグル，ネクタイ，ベンチプレスやトランペットなどがこれまで知られています．24時間の眼圧モニターにより眼圧が上昇する体位などの研究が進み，患者さんの日常生活に修正を促すことができるようになると考えられています．

あとは医師側の体力やマンパワーの問題です．その解決策は以下の通りです．

〈解決策その1〉

当面は患者さん自身に測定してもらいましょう．リバウンドトノメーターであるicare® Home（参考図1）では，家に持ち帰り自己測定が可能になりました．麻酔は不要ですが，仰臥位では測定できません．日内変動は確認できます．同じくコンタクトレンズセンサー（SENSIMED Triggerfish®）による連続測定も現在行われていますが，眼圧値の表示単位がmmHgではなくmVで，かつ高価です．

〈解決策その2〉

近い将来，眼内埋め込み式眼圧計で測定できるようになると思います．Wireless Intraocular pressure Transducer（WIT）（Implandata GmbH社）がすでに臨床応用され始めています[5]．WITは現在，白内障手術と同時に，毛様溝にadd-onレンズのように挿入します（参考図2）．WITはシリコーン製でバッテリーが不要です．外からの専用読み取り機が随時エネルギーを与え，眼圧を測定し，値をmmHgで表示します．Foldableで挿入可能（切開創がまだ5mm必要）で，半永久的に非侵襲的に眼圧測定でき，角膜厚や眼球剛性の影響を受けない

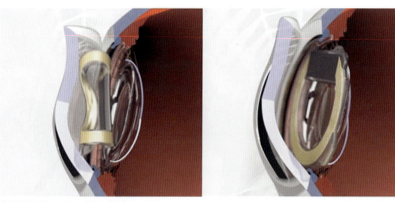

参考図 2 | WIT の挿入方法

WIT に関する詳細は Implandata Ophthalmic Products GmbH 社の Web サイト参照(http://implandata.com).

究極に近い眼圧計です．現在，さまざまな形状のものが開発されており，今後に期待がもてます．近い将来，比較的患者さん側も医師側も負担が少なく，得られたたくさんの眼圧情報から日常生活での注意点を患者さんに促せる日が来ると思います．

文献

1) Hasegawa K, Ishida K, Sawada A et al：Diurnal variation of intraocular pressure in suspected normal-tension glaucoma. Jpn J Ophthalmol 50：449-454, 2006
2) Nakakura S, Nomura Y, Ataka S et al：Relation between office intraocular pressure and 24-hour intraocular pressure in patients with primary open-angle glaucoma treated with a combination of topical antiglaucoma eye drops. J Glaucoma 16：201-204, 2007
3) Mansouri K, Weinreb RN, Medeiros FA：Is 24-hour intraocular pressure monitoring necessary in glaucoma? Semin Ophthalmol 28：157-164, 2013
4) Mansouri K, Weinreb R：Continuous 24-hour intraocular pressure monitoring for glaucoma—time for a paradigm change. Swiss Med Wkly 142：w13545, 2012
5) Melki S, Todani A, Cherfan G：An implantable intraocular pressure transducer initial safety outcomes. JAMA Ophthalmol 132：1221-1225, 2014

金森先生からのご指南

　POAGに対する手術適応に限定して解説させていただきます．
　症例の病期や年齢によりますが，私は眼圧が18 mmHg以上であれば積極的にトラベクロトミーを行う方針にしています．low teenまで下がる症例は少ないものの，そのような症例もよく経験します．トラベクロトミーの術後平均眼圧は16 mmHg前後であるという報告が多いのですが，20 mmHgにとどまる程度の症例もあるということは同時に12～13 mmHgまで下がる症例もあるということです．安全な手術であるトラベクロトミーを下方から行うことは将来のトラベクレクトミーを妨げるものではなく，患者さんの同意が得られれば，まず試みてよい術式と考えており，一過性眼圧上昇を抑制するために，深層強膜弁切除に加え，シュレム管内皮網除去を併施します．
　最近は眼内から行うことができるトラベクロトミーが低侵襲緑内障手術（MIGS）の範疇として広まってきました．しかし，最初から確実に眼圧を下げたい症例や術前眼圧がmiddle teenの症例はトラベクレクトミーを選択します．どの程度の眼圧であれば効果があると考えトラベクレクトミーを勧めるのか，その眼圧の下限値は術者の治療意欲にもより，明確な基準はありません．いうまでもなく，トラベクレクトミーは感染症や視力低下などデメリットも多く，視野維持効果というメリットがあるからこそ施行することになります．
　NTGの病態として，眼圧依存性因子と眼圧非依存性因子が挙げられており，一般的に眼圧が低い症例では眼圧非依存性因子が大きく，眼圧下降のメリットは少ないと考えられますが，眼圧依存性因子と眼圧非依存性因子の関与具合が患者さん個人で予測できないことが，手術適応の曖昧さを生み出していると考えます．現状で抑制することができるのは眼圧依存性因子のみです．しかし，NTGにおいてもトラベクレクトミーを含めた眼圧下降治療の意義は大規模研究によって証明されており[1]，治療をしっかり行うことで，失明をかなり防ぐことができるとの結果が岐阜大学から報告されました[2,3]．私自身は術前眼圧のベースが12 mmHg程度であっても，患者さんの切迫感にもよりますが，理解が得られ，希望されればトラベクレクトミーを行います．
　症例Aは眼圧がhigh teenで視野障害が進行する強度近視POAGで，すでに片眼は中心視野が消失しています．角膜厚が薄いので，角膜厚による眼圧補正を考えると，おそらく20 mmHgを超えてきており，日内変動を取らなくても手術適応は十分にあると考えます．患者さんも右眼を放置すれば，いずれ左眼のようになる可能性が高い旨を理解されているものと思います．また，**トラベクレクトミーによる眼圧日内変動の減少効果はすでに証明されており，本症例のように術後の日内変動を減らすことも今後の視野維持には重要だと思います．**
　問題は**症例B**です．普段の外来時間では眼圧はlow teenからmiddle teenですが，早朝に倍以上である25 mmHg程度まで上昇している症例です．着実に視野が悪化している場合，患者さんの希望があれば，医療者側もトラベクレクトミーを提案したくなりますが，常に

low teen だと，果たしてトラベクレクトミーを行うべきかどうか悩むことになります．もちろん NTG という診断が確実かどうかを再確認する必要もあり，続発緑内障や閉塞隅角緑内障，頭蓋内腫瘍など他の疾患を再度除外すべきです．**トラベクレクトミーの適応を考える際，眼圧の日内変動や体位による変動を検討することは，いわば犯人捜しのようにも思われますが，進行が早い場合はこのような症例もありうることを念頭に置く必要があります．**

外来診察での眼圧測定は日に一度，それも下手をすると数か月に一度の観測です．眼圧とは常に変動する値であり，線形の連続体です．では，全例に overnight による眼圧日内変動検査を行うべきなのか？ それは医療者側にとっても大きな負担です．どれくらいの間隔で日内変動を取ればよいのかも決まっていません．測定点を増やすほど，線形には近づきますが，それでもまだ点の集合体でしかありません．眼圧の変動速度や一定となるために要する時間など，不明な点はたくさんあります．

それでも，近年になり，iCare® を使った患者さんによる眼圧測定の精度はまずまずで[4]，点眼による眼圧下降効果を日内変動で把握できたという報告[5]や，コンタクトレンズによる日中眼圧測定[6]など，テクノロジーの進歩がこのようなジレンマを解決してくれるのを祈ります．

文献

1) Collaborative Normal-Tension Glaucoma Study Group：Comparison of glaucomatous progression between untreated patients with normal-tension glaucoma and patients with therapeutically reduced intraocular pressures. Am J Ophthalmol 126：487-497, 1998
2) Aoyama A, Ishida K, Sawada A et al：Target intraocular pressure for stability of visual field loss progression in normal-tension glaucoma. Jpn J Ophthalmol 54：117-123, 2010
3) Sawada A, Rivera JA, Takagi D et al：Progression to legal blindness in patients with normal tension glaucoma：Hospital-based study. Invest Ophthalmol Vis Sci 56：3635-3641, 2015
4) Sakamoto M, Kanamori A, Fujihara M et al：Assessment of IcareONE rebound tonometer for self-measuring intraocular pressure. Acta Ophthalmol 92：243-248, 2014
5) Cho SY, Kim YY, Yoo C et al：Twenty-four-hour efficacy of preservative-free tafluprost for open-angle glaucoma patients, assessed by home intraocular pressure (Icare-ONE) and blood-pressure monitoring. Jpn J Ophthalmol 60：27-34, 2016
6) Mansouri K, Medeiros FA, Tafreshi A et al：Continuous 24-hour monitoring of intraocular pressure patterns with a contact lens sensor：safety, tolerability, and reproducibility in patients with glaucoma. Arch Ophthalmol 130：1534-1539, 2012

この症例のその後

症例 A は，右眼の術後 3 日目の眼圧日内変動測定の結果をみて，左眼についても白内障手術併用のエクスプレス®手術を希望され，翌週に手術を実施しました．術前眼圧は右眼 19.5±4.0 mmHg，左眼 18.0±1.6 mmHg でしたが，術後眼圧は右眼 7.6±1.4 mmHg，左眼 8.4±1.0 mmHg で推移しています．視野は Goldmann 視野検査で評価していますが，現状維持が続いています．

症例 B も，術後の眼圧日内変動測定の結果，僚眼の手術治療を希望されたため，翌週に右眼の白内障手術併用のエクスプレス®手術を実施することになりました．術前眼圧は右眼

15.3 ± 1.2 mmHg, 左眼 13.3 ± 2.1 mmHg でしたが，術後眼圧は右眼 5.9 ± 2.5 mmHg, 左眼 8.2 ± 1.4 mmHg で推移しています．Humphrey 視野検査による術後の MD slope は，右眼 + 0.04 dB/年，左眼 − 0.03 dB/年で，視野障害の進行抑制が得られています．

　近年では眼圧日内変動測定を行う機会は少なくなり，実は久々の眼圧日内変動測定でした．両症例とも術後経過は良好で，眼圧日内変動測定の労が報われることとなり幸いでした．

師範からの一言

　今回の呈示症例は変動する眼圧をどう考えるかということです．緑内障の治療に最も大切な眼圧ですが，常に変動します．自動的に眼圧日内変動を測定してくれる装置があればそれが一番よいと思われます．しかし，現在利用できる装置は一般的ではありませんし，通常の眼圧計での日内変動測定は若さと情熱がないとできません．症例を呈示いただいた寺西先生は眼圧日内変動で高眼圧を証明できたのでエクスプレス®手術を行い，その効果は明らかです．金森師匠も眼圧日内変動測定で高眼圧が確認できたら，トラベクレクトミーというご意見でありました．

　視野障害が進行する症例に対して眼圧日内変動測定を行っても高眼圧が証明できないときはどうするのでしょうか？　日内変動検査で最高眼圧が 13 mmHg ならどうするのでしょう？　12 mmHg なら？　あるいは 11 mmHg ならどうしますか？　私なら外来診察時の眼圧が薬物治療下で 10 mmHg でも視野障害が進行するならばトラベクレクトミーをお勧めします．「あなたの眼圧は 10 mmHg で good です．視野障害は明らかに進行しています．だんだん見えなくなりますね．じゃあ，次は 3 か月後にお願いします」と患者さんに言えるほど，私の神経は強くありません．そのときは効果が乏しいかもしれませんが，できるだけのことをやってみましょうとお話しします．NTG，あるいは常に眼圧が 15 mmHg 以下の症例に対してトラベクレクトミーを行い視野障害の進行を予防できたという論文もいくつか出ています[1~3]．論文にしていませんが，実際にこのような状況で 10 人中 9 人はよい結果を得ることができています．

　　測定に　あくる夜ばかり　研修医
　　（白梅に　明くる夜ばかりと　なりにけり：蕪村）

（木内　良明）

文献

1) Aoyama A, Ishida K, Sawada A et al：Target intraocular pressure for stability of visual field loss progression in normal-tension glaucoma. Jpn J Ophthalmol 54：117-123, 2010
2) Schultz SK, Iverson SM, Shi W et al：Safety and efficacy of achieving single-digit intraocular pressure targets with filtration surgery in eyes with progressive normal-tension glaucoma. J Glaucoma 25：217-222, 2016
3) Jayaram H, Strouthidis NG, Kamal DS：Trabeculectomy for normal tension glaucoma：outcomes using the Moorfields Safer Surgery technique. Br J Ophthalmol 100：332-338, 2016

コラム 08

眼圧日内変動と術式選択の関係

　眼圧日内変動についてはいまだ不明な点が多くあります．健常人より緑内障患者のほうが変動幅が大きいことも証明されていますし，夜間眼圧が高いことが多いことも間違いないようです．しかし，複数日，日内変動を確認した最近の研究では，眼圧日内変動パターンにはあまり再現性がないことが報告されています．しかも，夜間も眼圧日内変動を測定するのはとても大変です．では，どのようなときに眼圧日内変動を知りたいのでしょうか？

　薬物最大投薬にて視野障害が進行する場合，手術を考慮します．角膜厚による眼圧補正も大事です．トラベクロトミーは比較的合併症が少なく，MIGS 導入によって低侵襲のトラベクロトミーが可能になり，その術後成績を考えると，術前眼圧 15 mmHg 以上では適応になりうると思います（あくまで個人的見解です）．では，14 mmHg 以下では？　トラベクレクトミーをするしかないわけですが，どんなに眼圧を下げても視野の mean deviation 値でいう－0.3 dB/年の進行はありますので，それ以上に進行の早い症例，感覚的には－1.0 dB/年を超える進行の症例が適応となります．

　術後追加処置の必要性，感染症や視力低下のリスク，さらには駆逐性出血など，術前のムンテラ時は気が滅入ることばかりです．「視野障害は進んでいます．しかしじわじわですし，ご年齢を考えると様子を見てもよいのでは？」などとお話しできれば，術者も患者さんもまずはその場は一安心なのです．しかし，結局，踏み込んだ治療を先延ばしにしているだけで，その後にお互いの首をしめることになります．手術のリスクは術者の腕によってある程度下げることができ，手術に自信がつけばつくほど，適応眼圧は下げることができると思います．

　本質的な問題は，トラベクレクトミー後に眼圧を術前より下げることが確実にできるかが微妙であり，術前眼圧が低ければ低いほど，そのハードルは上がります．トラベクレクトミーの術後眼圧の平均はいかほどでしょう？　10 mmHg 前後が一般的です．術前眼圧が 10 mmHg，術後眼圧が 10 mmHg ならどのように患者さんに説明すればよいのでしょうか？　私は 10 mmHg 以下にできますなどと患者さんには言えませんので，できるだけのことはしましょうね，としかお話しできないと思います．

　非常に眼圧が低い患者さんのトラベクレクトミー適応に関しては，これ以上つきつめると，患者さんとの信頼性の問題であり，さらには宗教の世界に入ってしまいます．術前の眼圧日内変動測定で高い眼圧が認められれば，患者さんも納得して手術に望みやすいですし，術者としても患者さんに説明しやすいのではないかと考えます．

〈金森　章泰〉

診断確定後の治療方針

症例 07

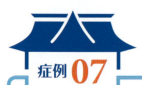

眼圧コントロールは良好ですが，視野障害進行が否定できません！
緑内障悪化の判定

症例呈示 狩野　廉
指南 家木良彰　鈴木克佳

患者 65歳，女性
主訴 霧視
現病歴 近医眼科で緑内障治療中，精査目的で紹介された．以後，年に1回，当院のコンサルトを継続していたが，5年目の受診時に右眼霧視が気になることが多いと訴えられた．1年前は両眼ともルミガン®点眼液，エイゾプト®点眼液の2剤を使用していたが，半年前に近医で右眼にアイファガン®点眼液を追加され，眼圧は両眼12〜14 mmHgで推移していた．

再診時所見

視力 ｜ 右眼 0.02（1.0×－10.0D），左眼 0.02（0.7×－7.0D ○ cyl－1.5D 100°）
眼圧 ｜ 右眼 13 mmHg，左眼 13 mmHg
前眼部 ｜ 前房：正常深度，その他特記すべきことなし
隅角 ｜ 両眼）Shaffer：4，pigment：1
中心角膜厚 ｜ 右眼 530 μm，左眼 526 μm
中間透光体 ｜ 軽度核白内障
眼底 ｜ 図1に示す．
視野 ｜ 図2，3に示す．
OCT ｜ 乳頭周囲網膜神経線維層（cpRNFL）解析を図4，GCAを図5に示す．

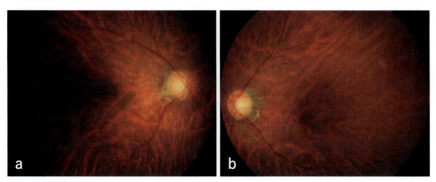

図1 | 眼底所見
a：右眼，b：左眼．両眼下方と右眼上方の視神経乳頭陥凹拡大をきたしている．

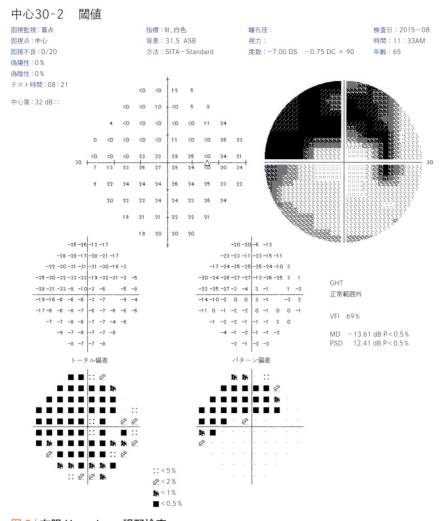

図2 | 右眼 Humphrey 視野検査
中心10°内の比較～絶対暗点がある．

86　診断確定後の治療方針

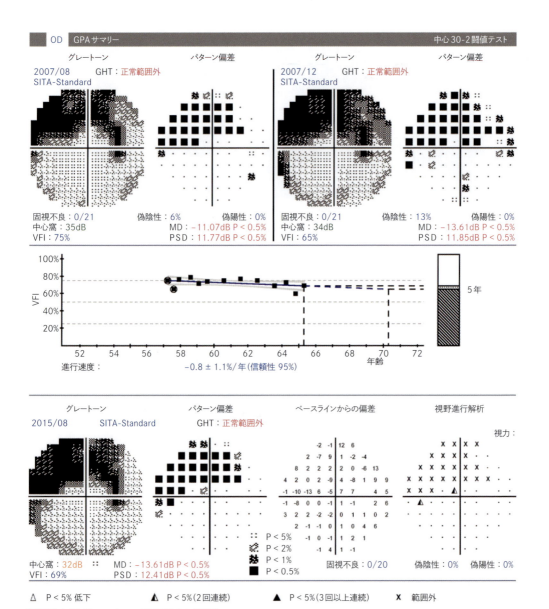

図3｜右眼 Humphrey 視野（GPA 解析）
VFI slope：0.8±1.1％/年，MD slope は 0.47±0.18 dB/年（p＜0.01）であった．

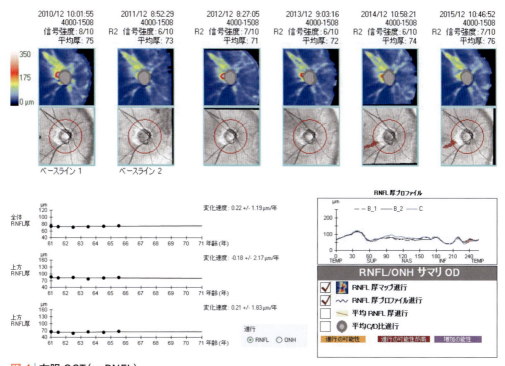

図4｜右眼 OCT（cpRNFL）
ベースライン2回と比較して下鼻側 NFLD の中心窩方向への拡大を疑わせる所見がある．

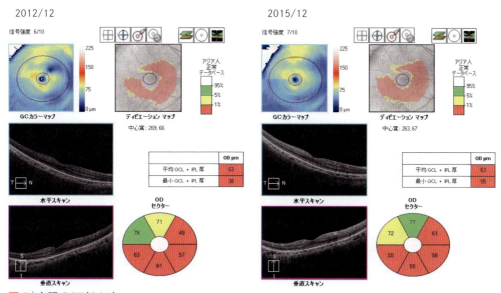

図5｜右眼 OCT（GCA）
カラーマップやセクター別平均厚で中心下方〜下耳側の菲薄化が疑われる．

呈示理由

強度近視の広義原発開放隅角緑内障（POAG）眼です．右眼はすでに点眼3剤使用中で，一見眼圧コントロール良好ですが，VFI slopeは若干右下がりで自覚症状もあり，視野障害進行が否定できません．今しておくべき追加検査はあるでしょうか？　また，今後の治療方針についてはどのように考えればよいでしょうか？　師匠，一手ご指南のほどよろしくお願いいたします．

家木先生からのご指南

視野障害の進行判定と今後の追加検査について

　進行判定にはトレンド解析とイベント解析があります．トレンド解析としてよく用いられるのがMD slopeとVFI slopeです．MD slopeがどのくらいの値であれば進行と考えるかですが，正常眼圧緑内障（NTG）に対してトラベクレクトミーをして，術前のMD slopeが平均−1.05 dB/年であったのが，術後平均−0.44 dB/年になったという報告があります[1]．これは眼圧を手術で下げることにより視野障害の進行速度が遅くなるという知見とともに，眼圧を下げても−0.44 dB/年くらいは進行してしまうという知見も得られます．これにより約−0.45 dB/年をめどに，それ以上進行していたら手術などの治療強化を考えるようにしています．

　本症例のMD slopeは−0.47 dB/年となっていますが，これは治療強化すべき進行ととるかどうかボーダーの値です．65歳女性の平均余命は約24年ですので，このままですと平均余命までに約11 dB進行する計算になり，その頃には−25 dBになってしまいます．ただし，MD値は白内障などの影響を受けると低く測定されるので，本症例のように軽度核白内障が出ている場合は悪く見積もっている場合があります．VFI slopeは白内障の影響を受けにくく，本症例では−0.8%/年であり，24年後にもVFIは50%残っている計算です．一方，イベント解析の代表的なものに緑内障視野進行解析（guided progression analysis：GPA）があります．本症例には2回連続進行の点が2か所ありますが3か所はないので，現時点では進行なしと判定されます．ただし，その2か所は中心近くと下方視野に出ているので注意が必要です．このように1つの解析だけでなく，いくつかの解析を組み合わせ，視野のどこが障害されているか，平均余命はどのくらいかなどを加味して総合的に判断する必要があります．

　OCTによる判定ですが，本症例のcpRNFLでは最近の2回の検査ではそれまでなかった8時方向に網膜神経線維層欠損（NFLD）が検出されるようになっています．この方向は乳頭黄斑線維束に近く，中心視野に影響が及びそうな所見です．GCAでは平均値は変わっていないのに，黄斑下方と下耳側の菲薄化が進行しています．平均値だけでなく，セクターごとに分けて進行を見る必要があります．本症例の場合は半年前に点眼を追加されたところなので，もう少し経過観察でいこうと思います．

追加検査として必要なのはHumphrey(以下，HF)中心10-2です．HF 30-2の中心4測定点に視野障害が出ていれば，10-2は必須です．OCTでも乳頭黄斑線維束が侵されている所見があるので，その場合にもHF中心10-2を取ることが必要です．この症例ではおそらく10-2で異常があると思うので，30-2と10-2を交互に検査して，両方で進行判定をしていくとよいと思います．

　眼圧が低いのに視野欠損が進行する場合は，診察時の眼圧は低いもののその時間帯以外の眼圧は高いといった日内変動が疑われます．診察時間外に眼圧がピークとなる症例は意外と多く，また日内変動幅が大きいほど視野障害進行に関連するという報告があります[2]．このような症例を疑うときは入院にて日内変動を測定する必要があります．

今後の治療方針について

　本症例に対する将来的な治療方針としては，核白内障があり，高度近視であるため，白内障手術を勧めたいですが，その際にできればトラベクロトミー同時手術を勧めたいです．眼圧が低い症例に対してトラベクロトミーをしても眼圧は下がらないと思われるかもしれませんが，術前眼圧が14 mmHg以下の症例に白内障手術併用のトラベクロトミーを行ったわれわれの報告[3]では，術前平均13.35 mmHgが術後平均11.15 mmHgに下降しており，16.6％の眼圧下降が得られました．将来のトラベクレクトミーの妨げにならないように下方結膜を使い，トラベクロトミーで眼圧を下げ，術後屈折値も−2Dくらいになれば，患者さんの満足度が高い治療になると思われます．

文献

1) Shigeeda T, Tomidokoro A, Araie M et al：Long-term follow-up of visual field progression after trabeculectomy in progressive normal-tension glaucoma. Ophthalmology 109：766-770, 2002
2) Asrani S, Zeimer R, Wilensky J et al：Large diurnal fluctuations in intraocular pressure are an independent risk factor in patients with glaucoma. J Glaucoma 9：134-142, 2000
3) 家木良彰・深見光樹・渡邊一郎・他：血管新生緑内障を除く全例に線維柱帯切開術を第一選択としている当院の治療成績．眼科手術 28：441-445, 2015

鈴木先生からのご指南

白内障の視野所見への影響について

　HF 30-2の視野所見では，中心4測定点のうち，鼻側上方の視野感度が低下しており，パターン偏差を用いて判定するGPAでも2回連続で低下していることから，緑内障による局所視野障害の進行が疑われます．また，OCTでの画像解析では，cpRNFLでNFLDの深化とGCAで下方および耳側下方の網膜神経節細胞層と内網状層の菲薄化がみられ，緑内障性視野障害の進行を裏づける所見と考えられます．その一方で，GPAではパターン偏差を採用しているので判断できませんが，各視野検査結果のトータル偏差では30°視野全体の閾値低下があり，中心4測定点のうち，下方の2測定点と中心窩の閾値も低下しています．症例が眼軸長に左右差のない強度近視眼である場合，右眼の屈折値が左眼より近視化しているため，右眼の核白内障が進行し視野結果に影響してきた可能性も否定できません．

　緑内障眼での視野所見における白内障の影響については，これまでも研究と議論が数多くされています．緑内障眼に対して白内障手術を施行した結果では，当然の結果として視力が改善しますが，視野検査結果で−5 dB未満の深い暗点は改善しないと報告されています[1,2]．また，中心4測定点に深い暗点がある場合，3または4測定点に暗点があると，1または2測定点に暗点がある場合よりは術後視力が有意に低いと報告されています[1]．現時点では白内障を含む中間透光体の視野への影響を考慮してパターン偏差を基にしたGPAなどのイベント解析で進行を判定することが多いですが，パターン偏差も白内障がある後期緑内障では過小評価となり，早期緑内障では過大評価となる傾向があり，注意が必要です[3]．

　今後は中心10°の視野検査で中心視野障害の程度を確認し，主訴の霧視感との相応性を確認するとよいでしょう．眼軸長の左右差や散瞳下で核白内障の状態を確認したうえで，皮質と核の混濁の境界が明瞭な核白内障であれば，後述する理由も考慮して白内障手術を検討してよいと思います．

強度近視・白内障合併症例の緑内障治療について

　この症例では，現在の緑内障薬物治療下で緑内障性視野障害が進行していると判断し，白内障手術に先行して緑内障薬物治療の強化を検討します．禁忌事項とアドヒアランスの維持を考慮したうえで，エイゾプト®（炭酸脱水酵素阻害薬：CAI）をβ遮断薬とCAIの配合剤に変更することは選択肢の1つです．将来の白内障術直後にプロスタグランジン関連薬を一時中止する可能性を考慮すると，プロスタグランジン関連薬とβ遮断薬の配合剤に変更するよりは前述の配合剤のほうが使いやすいと思います．

　緑内障眼に対する白内障手術は，視力・視野の改善効果だけでなく，眼圧下降効果も期待でき，多くの報告で眼圧が1.1〜4.0 mmHg下がっています[1,2,4]．また，白内障の視野所見への影響を除外し，緑内障性視野障害をより正確に評価・自覚することによって緑内障治療へ

のアドヒアランスを向上させることも期待できます．コンタクトレンズ装用者の場合は，白内障手術の屈折矯正によって近視度数を軽減し，術後はコンタクトレンズフリーにすることで緑内障薬物治療の継続や多剤併用，さらには将来必要となるかもしれない緑内障濾過手術へ眼表面環境を準備できることもメリットの1つです．一方で，患者の白内障手術への過剰な期待に起因する術後の患者医師関係の拗れや白内障術後に3～27％で生じる眼圧スパイク[4]への予防や対処にも十分な配慮が必要です．

文献

1) Hayashi K, Hayashi H, Nakao F et al：Influence of cataract surgery on automated perimetry in patients with glaucoma. Am J Ophthalmol 132：41-46, 2001
2) Koucheki B, Nouri-Mahdavi K, Patel G et al：Visual field changes after cataract extraction：the AGIS experience. Am J Ophthalmol 138：1022-1028, 2004
3) Matsuda A, Hara T, Miyata K et al：Do pattern deviation values accurately estimate glaucomatous visual field damage in eyes with glaucoma and cataract? Br J Ophthalmol 99：1240-1244, 2015
4) Chen PP, Lin SC, Junk AK et al：The effect of phacoemulsification on intraocular pressure in glaucoma patients：A report by the American Academy of Ophthalmology. Ophthalmology 122：1294-1307, 2015

この症例のその後…

　中心30-2とOCTの進行解析から緑内障進行が否定できませんが，眼圧レベルは低めで半年前に点眼を追加されたところであるため，もうしばらく中心10-2と中心30-2を交互に検査して，進行の有無を確認することにしました．さらに悪化が疑われる場合には，夜間眼圧上昇の有無を確認すべく，入院検査をしていただくつもりでしたが，その後核白内障による収差増加と近視増強のため，両眼の水晶体再建術を施行しました．術後の両眼視力は(1.0)となり，自覚的に霧視は消失，傍中心感度も3年前のレベルまで改善しました．右眼圧は術翌日20 mmHgに上昇しましたが，治療追加なしで15～16 mmHgに下降したため，術後点眼を中止した術後1.5か月からエイゾプト®点眼液を再開することにしました．

師範からの一言

　緑内障の進行判定は非常に大切ですが，チェックすべきポイントがたくさんあるので，難しい問題でもあります．緑内障は眼底の所見と視野に特徴的な変化がある疾患と定義されています．OCTを含めた眼底の所見，視野検査の結果が悪化したときが緑内障性視神経障害の進行と判定すればよいのですが，物事は単純ではありません．視野検査の結果にばらつきが多いこと，視野検査とOCTの進行が一致する確率が低いことが判断を難しくします．他に考慮すべき項目として，患者さんの年齢，自覚症状，性格，屈折度，白内障の程度，アドヒアランス，眼表面の状況など多岐にわたります．その後の方針を決めるとなると，その主治医の理念や考え方が加わります．術式の選択やプロスタグランジン関連薬の使い方に関して両師匠の考え方が示されました．

　緑内障で失われた視機能障害を取り戻すことはできません．何の考えもなく，様子を見ましょうという態度はいけません．どうしてよいかわからなくなったときは，すべての診察の後にもう一度時間をかけてカルテを見直すことにしています．地区の症例検討会や勉強会に参加して多くの先生から意見を聞くチャンスがあるとよいですね．今回も両師匠の考え方を伺うことができ，大変勉強になりました．

　本症例に対する私の疑問です．患者さんは右眼の霧視を訴えますが，右眼の視力は(1.0)で，左眼は(0.7)とよくない．左眼は近視の程度も弱い．なぜなのか？　他眼の情報も活用しないといけません．

また少し　落ちた感度と　核の影
〔また少し　伸びた子の背と　秋の影：藤井洋美（第25回 伊藤園 お〜いお茶新俳句大賞 都道府県賞）〕

（木内　良明）

症例呈示者からの返答
　左眼はMD値−6.13 dBと，緑内障変化は軽度で，次回再診時の視力は(1.0)でした．白内障による視力測定値の変動であったと考えています．

コラム 09

点眼治療の原則

　薬物治療の原則は，「必要最小限の薬剤と副作用で最大限の効果を得る」です．

　緑内障の点眼治療に適用すると，「最小限の点眼回数と副作用で視野障害の進行を抑制する」ことであり，その過程が眼圧下降です．治療にあたってはベースラインデータを十分に把握し，目標眼圧や眼圧下降率を設定したうえで眼圧下降効果や視野障害の進行速度を評価して治療を適宜修正することが基本です．さらには，眼圧レベル，眼底変化と視野障害の程度，患者のQOL，余命，危険因子の有無などを考慮した個別化治療が望ましいです．

　各種の無作為化比較試験などのエビデンスに基づくと，現時点では1日1回点眼のプロスタグランジン関連薬が第一選択薬，多剤併用(配合剤を含む)の主軸です．しかしながら，わが国のレセプトデータを解析した報告では，プロスタグランジン関連薬の使用でも治療開始後1年間で約30％の患者さんが点眼治療を中断しており，点眼治療の原則に沿った治療でも実効率は十分ではありません．治療の対象・環境をコントロールされた無作為化比較試験とは異なり，現実には積極的に厳密に治療介入するほど，治療中の患者さんのQOLを損ない，アドヒアランスを低下させる危うさもあります．

　点眼治療の原則を適用するうえで，目の前の患者さんに関してエビデンスにあがりにくい背景やニーズを知ることも重要と考えます．

(鈴木　克佳)

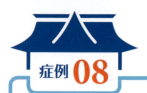

小児の高眼圧症への治療方針をご指南ください！

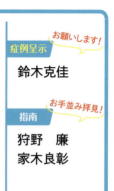

症例呈示　鈴木克佳

指南　狩野　廉
　　　家木良彰

患者 7歳，女児
主訴 精査希望
現病歴 両眼の結膜炎で近医を受診した際に，高眼圧（右眼 27 mmHg，左眼 24 mmHg）を認め，精査目的で当科へ紹介された．

初診時所見

視力 | 右眼 1.5（1.5×＋0.50D），左眼 1.5（1.5×＋0.50D）

眼圧 | 右眼 28 mmHg，左眼 24 mmHg（Goldmann 圧平式眼圧計），右眼 39 mmHg，左眼 28 mmHg（アイケア®）

前眼部 | 両眼）角膜：表面平滑・透明，前房：正常深度

隅角 | 両眼）Scheie：0，Shaffer：4，pigment：0．虹彩突起はあるが，高位付着なし．明らかな後部胎生環なし．

中心角膜厚 | 右眼 616 μm，左眼 647 μm

眼底写真を図 1，2 に，OCT による乳頭周囲網膜神経線維層（cpRNFL）の結果を図 3 に，視野検査の結果を図 4 に示す．

経過観察所見

眼圧の経過を図 5 に示す．

呈示理由

　小児の高眼圧症で，視神経乳頭には陥凹拡大があります．OCT および視野検査は年齢を 18 歳以上に変更して正常データベースと比較したところ，検査結果は境界域です．**小児の高眼圧症のエビデンスはほとんどなく，また今後の経過も長期になります．治療方針はどうしたらよいでしょうか？** 師匠，一手ご指南のほどよろしくお願いいたします．

症例 08

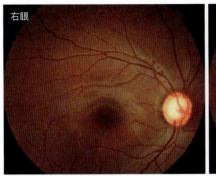
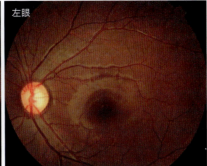

図1 | 眼底写真（後極部）

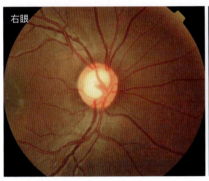
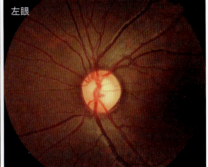

図2 | 眼底写真（視神経乳頭部）

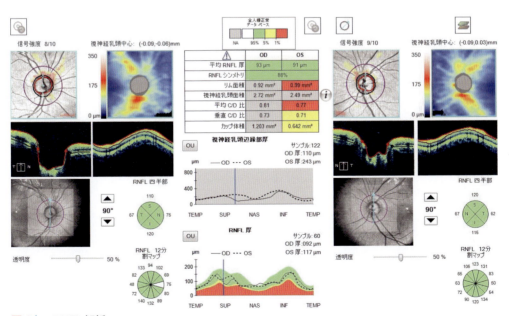

図3 | cpRNFL 解析

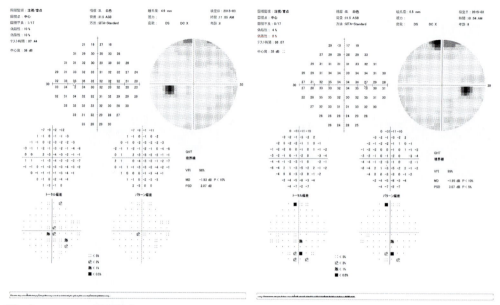

図4 | Humphrey視野検査

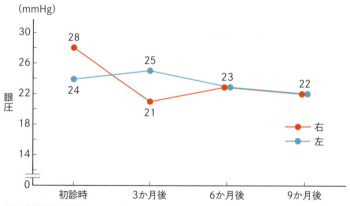

図5 | 眼圧の経過

狩野先生からのご指南

高眼圧症の診断について

　一般に成人で**高眼圧症を診たときにまず検査すべきは中心角膜厚**です．日本人の平均は520 μm 前後[1]で，15～25 μm 程度厚くなるごとに眼圧測定値は 1 mmHg 程度高くなるとされています[2,3]．空気眼圧計は Goldmann 圧平式眼圧計よりも角膜圧平面積が大きいため，より測定誤差が大きくなること，角膜曲率半径や乱視なども測定誤差要因となることなども知っておく必要があります．**緊張しやすい人や眼瞼圧のかかりやすい眼瞼形状**など，角膜剛性以外にも眼圧測定値が高くなる要素がありますが，医師が Goldmann 圧平式眼圧計で自ら測定しないと気づかないこともあるので注意が必要です．

　小児の高眼圧症では上記の測定誤差に加え，**遅発型発達緑内障とステロイド緑内障の鑑別**が重要です．隅角検査が可能であれば，虹彩高位付着や毛様体帯幅，虹彩突起に注目し，隅角形成不全の関与の有無を確認します．ステロイド薬については，点眼薬や眼軟膏だけでなく，アレルギー性鼻炎に対する点鼻薬，アトピー性皮膚炎に対する軟膏や頭皮ローション，内科疾患などに対する内服，点滴治療などで使用されているものがあれば，投与経路や場所を問わずすべて眼圧上昇の原因になりうると考えて，確認していく必要があります．

　本症例は中心角膜厚が 600 μm を超えているため眼圧測定値の誤差が大きいこと，年齢的に緊張が入りやすいこと，顕著な隅角形成不全所見がないことから，一見高眼圧を呈しているものの，実際の眼内圧はそれほど高くないと考えます．

高眼圧症に対する治療の考え方

　高眼圧症の治療については，その原因と緑内障に進行するリスクの評価が重要です．**眼圧レベル以外の緑内障発症の危険因子としては，乳頭陥凹拡大，OCT 上の網膜神経線維層（RNFL）や神経節細胞層の菲薄化，家族歴の有無が重要**と思われます．

　本症例は両眼とも乳頭陥凹が大きく，特に右眼乳頭上鼻側辺縁部の軽度菲薄化と上方の網膜神経線維層欠損（NFLD）形成があるようです．しかし，位置的にはアーケード血管より外側の変化のため，視神経低形成が疑われます．また，乳頭径も DM/DD 比が 2.3～2.4 と大きく，もともと陥凹が大きい症例と考えられます．簡易判定法でもやはり大乳頭であることがわかります（参考図 1）．OCT 所見も右眼上方 NFLD に一致した cpRNFL の菲薄化以外に局所的な沈下はなく，アーケード血管から中心窩にかけて左右眼の対称性も保たれているため，明らかな緑内障性変化はなさそうです．Humphrey 視野検査は左右眼とも下方象限に軽度の感度低下を疑わせる所見がありますが，**患者さんは 8 歳で一部信頼性の低い結果となっており**，緑内障パターンの有意なものではなさそうなので，念のため 4～6 か月後に再検査をしておく程度でよいと思います．

　再検査で明らかな緑内障性変化がない場合，緑内障家族歴があるようであれば年 1 度，な

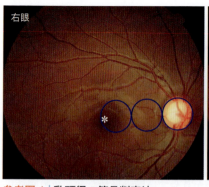 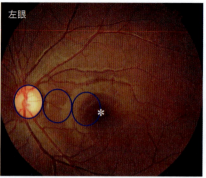

参考図1│乳頭径の簡易判定法

乳頭耳側縁から中心窩（＊）に向けて乳頭と同じ大きさの円を描いていくと，右眼は2つ入らず，左眼はぎりぎり2つ並ぶ．「乳頭が2つ並ばぬ大乳頭」の基準で考えると，本症例は乳頭径が大きいことがわかる．

ければ数年に1度程度の定期検査を勧め，静的視野検査とOCT検査の両方で緑内障への進展があるかどうか確認していけばよいと考えます．

文献

1) Suzuki S, Suzuki Y, Iwase A et al：Corneal thickness in an ophthalmologically normal Japanese population. Ophthalmology 112：1327-1336, 2005
2) Kohlhaas M, Boehm AG, Spoerl E et al：Effect of central corneal thickness, corneal curvature, and axial length on applanation tonometry. Arch Ophthalmol 124：471-476, 2006
3) Doughty MJ, Zaman ML：Human corneal thickness and its impact on intraocular pressure measures：a review and meta-analysis approach. Surv Ophthalmol 44：367-408, 2000

家木先生からのご指南

高眼圧症に対して治療方針をどうするかについて解説します．

高眼圧症に対する「緑内障診療ガイドライン（第5版）」の記載を要約すると，「眼圧の推移を観察し，原発開放隅角緑内障（POAG）へ移行する危険因子のない例では1～2年おきの検査を行い，眼圧20 mmHg台後半を示す場合や危険因子のある場合には点眼薬で治療を行う」とあります．では，危険因子とは何を指すのでしょうか？

高眼圧症に対する大規模スタディにはOcular Hypertension Treatment Study（OHTS）があります[1,2]．これは40～80歳の成人を対象としているので，本症例とは合いませんが，他に小児を対象とした大規模スタディはないので，この結果を参考にします．このスタディでは薬物治療群と経過観察群に無作為に割り付け，POAG発症率などを評価しています．結果，薬物治療群では5年で4.4%，経過観察群では9.5%がPOAGに移行しました．POAG発

症の多変量解析による危険因子としては，高年齢，高眼圧，角膜厚が薄い，大きなパターン標準偏差(PSD)，大きなC/D比が挙がりました．**本症例に関しては，大きなC/D比以外は当てはまらず，それほどハイリスクではないので，経過観察でよいと考えます．**危険因子のなかでも角膜厚は重要で，高眼圧の症例の場合は必ず角膜厚を測定しなくてはなりません．角膜厚が厚い症例では眼圧が高く測定され，薄い症例では低く測定されます．仮に本症例の角膜厚が薄い場合は眼圧を過小評価していることになるので，薬物治療を考慮することになります．

アドヒアランスとは患者が積極的に治療方針の決定に参加し，その決定に従って治療を受けることを意味します．眼科領域では主に点眼治療のことで使われますが，高眼圧症の治療方針の決定にも患者さん自身が参加すべきであると考えています．前述のOHTSの結果を「治療したら5年で4.4%，しなかったら9.5%で緑内障ですよ」と言うと，多くの患者さんは治療を希望しますが，同じ内容を言い換えて「治療しなくても5年で90%は緑内障にならず，4.4%は治療しても緑内障になります」と言うと，治療を望まない患者さんが増えます．本症例の場合は小児なのでOHTSは当てはまりませんが，治療方針の決定に参加するとその後の経過観察に関しても積極的になってくれます．

そういったアドヒアランスが大事なのは，今後の経過観察でドロップアウトを防がなければならないからです．患者さん(特に小児の場合は保護者)に今後緑内障に進行する危険性があること，以後長期に経過観察が必要であることを説明し理解してもらわないといけません．**眼圧にあまり変動がなく安定しており，視野検査の信頼性が高い場合は半年～1年ごとの診察でよいと考えます．**眼圧，視野だけでなく，OCTによる評価や3D写真などによる視神経の評価も必要です．視野検査もHF 30-2だけでなく，10-2やblue on yellowやFDTスクリーナーなども早期発見には有用です．

そして，治療を開始するならどの薬剤から始めるかについてですが，ブリモニジンは小児には慎重投与となっているので使えません．β遮断薬も小児には喘息や不整脈を引き起こす危険があり使いにくいので，やはり眼圧下降効果を考慮してプロスタグランジン関連薬から始めるべきだと考えます．ただし，小児ではぶどう膜強膜流出路が未発達のためか，年齢が低いほどノンレスポンダーが多いという報告もあります[3]．炭酸脱水酵素阻害薬(CAI)の点眼は眼局所副作用に気をつければ使用可能だと思います．

文献

1) Kass MA, Heuer DK, Higginbotham EJ et al：The Ocular Hypertension Treatment Study：a randomized trial determines that topical ocular hypotensive medication delays or prevents the onset of primary open-angle glaucoma. Arch Ophthalmol 120：701-713, 2002
2) Gordon MO, Beiser JA, Brandt JD et al：The Ocular Hypertension Treatment Study：baseline factors that predict the onset of primary open-angle glaucoma. Arch Ophthalmol 120：714-720, 2002
3) Black AC, Jones S, Yanovitch TL et al：Latanoprost in pediatric glaucoma—pediatric exposure over a decade. J AAPOS 13：558-562, 2009

この症例のその後…

近医と併診しながら4年が経過し，患児の成長とともに信頼性の高い検査結果が得られるようになりました．その間，眼圧は24 mmHg(OHTSの基準)以下で落ち着いており，OCTおよび視野検査でも緑内障性変化を認めていません．

コラム10

小児の緑内障

2018年1月に『緑内障診療ガイドライン』が第4版として改訂された際，小児の緑内障の定義と分類が大幅に変更されました．第3版では，小児の緑内障は隅角の形成異常に起因することに重点が置かれ，発達緑内障と命名されました．そして，形成異常が隅角に限局する早発型および遅発型と他の先天異常を伴うものの3つに分類されました．しかし，小児の緑内障にはぶどう膜炎や外傷などの後天要因によるもの，あるいは白内障術後など隅角形成異常を有さない症例もあります．これらは第3版では小児の緑内障である発達緑内障には含まれず，続発緑内障に分類されることになっていました．

しかし，診断と治療の観点からは発達緑内障との鑑別あるいは発達緑内障に準じた治療が必要であることから，全体を小児緑内障として従来の発達緑内障に続発性の緑内障を含んだ分類のほうが臨床的には有用です．さらに，近年 World Glaucoma Association(WGA)でのコンセンサス会議で，小児の緑内障の定義や分類などについての提言がなされたことから，第4版ではWGAによる定義と分類が採用されました．第4版では小児期に発症した病態に起因する緑内障として小児緑内障を定義し，原発小児緑内障として原発先天緑内障と若年開放隅角緑内障，続発小児緑内障として先天眼形成異常に関連した緑内障，先天全身疾患に関連した緑内障，後天要因による続発緑内障，白内障術後の緑内障の合わせて6病型に分類されています．

(東出 朋巳)

師範からの一言

　両師匠のコメントに追加いたします．小児緑内障の診療は気を遣います．自覚症状を訴えることは稀です．一眼が少々見えなくなっても子どもは気づきません．特に今回の症例のように7歳になると，小児緑内障の典型所見といわれる角膜径の拡大もありません．視力がよければ学校健診で引っかかることもないので，眼科受診のチャンスもなくなります．遅発型の発達緑内障を早期に発見することはかなり難しいのです．さらに診察の機会があっても，ご両親だけならともかく，祖父母を含めて，一族の一大事とばかり大勢で診察室に来られると，こちらの判断も鈍ろうというものです．

　学童期の子どもが小児緑内障疑いとして紹介されるときは視神経乳頭の陥凹拡大を理由とすることが多いように思います．結局，巨大乳頭と診断されて経過観察に回ります．その診断には眼底写真が有効です．まぶしがり，動きが多い子どもの眼底所見をじっくりとるのは難しく，狩野師匠が示された簡易法でも判断できないときがあります．他医と相談するにあたっても眼底写真があると便利です．小児の角膜厚は成人より厚く，年齢とともに薄くなっていきます．ある程度の頻度で測定を繰り返したほうがよいでしょう．今回の症例のように隅角検査も視野検査もできる子どもは幸いです．低年齢，あるいは併発する全身疾患（多動性障害や自閉症）のために覚醒状態で診察できないときは，機会を見つけて全身麻酔下での精査を行うことをお勧めします．角膜径の拡大に気づかず，痛い目にあったことがあります．

　　寝せつけし　子の診察や　夏休み
　　（寝せつけし　子のせんたくや　夏の月：一茶）

　　　　　　　　　　　　　　　　　　　　　　　　　　　　　　（木内　良明）

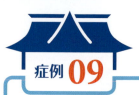

症例 09

経過観察？
レーザー虹彩切開術？
水晶体再建術？
原発閉塞隅角症

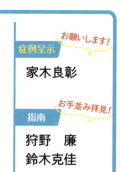

症例呈示 家木良彰
指南 狩野　廉
鈴木克佳

患者 66歳，女性
主訴・現病歴 眼のかゆみを訴えて2年前から当院他医師のもとへ外来通院している．前房が浅いので，緑内障外来の受診を勧められる．

初診時所見

視力 ｜右眼 0.9（1.5×＋2.50D），左眼 1.2（1.5×＋1.75D）
眼圧 ｜右眼 12 mmHg，左眼 11 mmHg
前眼部 ｜両眼）角膜：表面平滑・透明，内皮細胞数：右 3,396 個/mm^2，左 3,170 個/mm^2
前房 ｜AC/CT＝1/4，中心前房深度：右 1.64 mm，左 1.67 mm，前房容積：右 49 μL，左 51 μL
隅角 ｜両眼とも正面視で線維柱帯色素帯が全周観察不可であった．圧迫隅角検査にて周辺虹彩前癒着（PAS）を認めなかった．Shaffer：2，Scheie：Ⅲ．
中心角膜厚 ｜右眼 573 μm，左眼 581 μm
水晶体 ｜軽度の混濁
眼軸長 ｜右眼 21.28 mm，左眼 21.27 mm

　視神経乳頭写真を図1，OCTの神経節細胞複合体（GCC）と乳頭周囲網膜神経線維層（cpRNFL）の結果を図2，Humphrey視野検査の結果を図3，左眼の超音波生体顕微鏡（UBM）画像とPentacam®によるScheimpflug画像を図4に示す．

呈示理由

　前房がかなり浅いですが，まだ隅角にはPASもなく，眼圧も上がっていません．視神経乳頭もOCTも正常に見えます．Humphrey視野検査では右眼下方に軽度の感度低下がありますが，有意ではないと考えています．急性緑内障発作が起こりそうですが，頭痛や眼痛の既往もありません．白内障もあまりなく，視力は良好です．UBMを見ると，瞳孔ブロックの

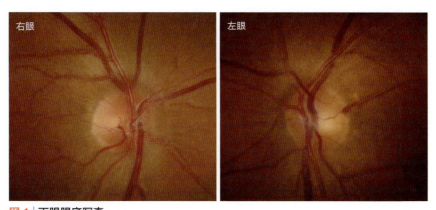

図1｜両眼眼底写真

視神経乳頭に緑内障性変化は認めない．

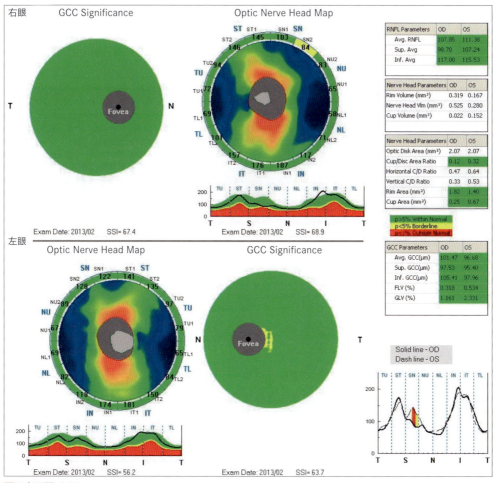

図2｜両眼 OCT

GCC，cpRNFL は正常範囲内である．

104　診断確定後の治療方針

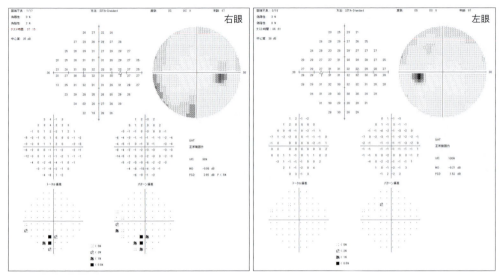

図3｜両眼 Humphrey 視野検査
右眼下方に軽度の感度低下があるが，正常範囲内と思われる．

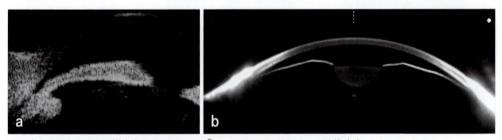

図4｜左眼の UBM 画像(a) と Pentacam® による Scheimpflug 画像(b)
虹彩が前方に膨隆した瞳孔ブロックの所見と毛様体の前方回旋を認める．

所見を認めますが，毛様体も前方回旋しており，プラトー虹彩の要素も併せもっていると思います．この場合，経過観察でよいでしょうか？　発作予防にレーザー虹彩切開術(LI)をすべきでしょうか？　それとも水晶体再建術も考慮に入れるべきでしょうか？　師匠，一手ご指南のほどよろしくお願いいたします．

狩野先生からのご指南

　本症例は短眼軸眼に加齢性変化で水晶体容積が増加し，狭隅角となった原発閉塞隅角症疑い（PACS）症例です．遠視眼ですが裸眼視力良好で，眼圧正常，緑内障発作の既往もなく，隅角にPAS形成もない状態ですが，UBMでは瞳孔ブロックに加えプラトー虹彩形状を合併し，水晶体膨化による前面曲率変化と浅前房化もきたしているため，今後緑内障発作のリスクがあると思われます．

　原発閉塞隅角症（PAC）あるいはPACSに対する治療の選択肢としては，① 経過観察，② 周辺虹彩切開（切除）術，③ 水晶体再建術を考えます．本症例はこれまで自覚症状がなく，発作の既往もないため，本人の希望がなければ基本的には経過観察でよいと考えます．ただし，抗コリン薬の継続使用が必要で緑内障発作をきたすリスクが高いと思われる場合と，発作時にすぐ眼科受診ができない状況にある場合には何らかの介入が必要と思われます．

経過観察

　狭隅角眼で緑内障発作をきたすものは7～10％[1,2]，PACSからPAC[1～3]，PACから原発閉塞隅角緑内障（PACG）[4]への進行はそれぞれ5年で20％前後とされています．特に緑内障発作のリスクが高くないと判断されたPACやPACSは経過観察が原則です．**判断基準の1つとして，前房深度が2.1 mm以上であれば予防処置は不要，1.6 mm以下であれば発作のハイリスク眼とされています**[5]．

　経過観察を選択する際，患者には緑内障発作のリスク眼であること，発作時には急激な眼圧上昇により眼痛，頭痛，視力低下，充血を生じることを説明し，発作が疑われた場合には可及的速やかに眼科受診することを指示しておきます．風邪薬などの市販薬，睡眠導入薬，上部内視鏡検査時の注射薬など，さまざまな緑内障禁忌薬があり，投薬による瞳孔散大が緑内障発作の引き金になる可能性があることを説明します．ただし，発作後早期に処置すれば通常は可逆性の変化で終わることが多い[1]ことも説明し，いたずらに不安をあおらないようにします．

周辺虹彩切開（切除）術

　糖尿病などの網膜疾患のため定期的に散瞳検査が必要な場合や，地理的あるいは社会的状況により発作時にすぐ眼科受診ができない場合には，予防的処置が望ましいと思われます．緑内障発作の説明を聞いて不安が強い患者に対しても，絶対適応ではないが予防が可能であることを説明します．閉塞隅角の主な原因は水晶体容積増加であるため，根本治療としては水晶体再建術が適応となりますが，手術のリスクがゼロではないこと，裸眼視力良好例では術後に裸眼視力が低下する可能性があることなどのデメリットについて理解できていることが前提となります．

予防処置としての瞳孔ブロック解除法としては，LIと観血的周辺虹彩切除術(PI)があります．LI後の水疱性角膜症発症のメカニズムや危険因子については諸説ありますが，YAGレーザーを併用して照射エネルギーを必要最小限としてもリスクをゼロにすることはできないため，滴状角膜などの角膜内皮異常を伴う症例では避けるべきです．PIは緑内障発作時の角膜浮腫が降圧治療で解消せず，LIが困難な場合に適応になりますが，内眼手術となるため予防手段としては用いにくい方法です．**角膜内皮異常症例などPIを考慮すべき状態であれば，内眼手術の回数を減らす目的で，早期の水晶体再建術を勧めてもよいと思われます．**

文献

1) 木下 渥：狭隅角眼の長期観察結果．あたらしい眼科 12：814-818, 1995
2) Wilensky JT, Kaufman PL, Frohlichstein D et al：Follow-up of angle-closure glaucoma suspects. Am J Ophthalmol 115, 338-346, 1993
3) Thomas R, George R, Parikh R et al：Five year risk of progression of primary angle closure suspects to primary angle closure：a population based study. Br J Ophthalmol 87：450-454, 2003
4) Thomas R, Parikh R, Muliyil J et al：Five-year risk of progression of primary angle closure to primary angle closure glaucoma：a population-based study. Acta Ophthalmol Scand 81：480-485, 2003
5) 栗本康夫：原発閉塞隅角緑内障の新しい展開．臨眼 61：128-135, 2007

鈴木先生からのご指南

浅前房や検査所見の評価について

　PACS，PAC，PACGは連続した疾患概念で，通常は隅角にPASが形成され進行します．久米島スタディでは，PACS，PAC，PACGの有病率はそれぞれ8.8%，3.7%，2.0%と報告されていますが，多治見スタディの結果とは違いがあり，有病率に地域差があるようです[1]．久米島スタディでの急性型(緑内障発作)の既往は0.6%と少なく[1]，慢性的にPACGに移行する症例がほとんどです．その一方で，緑内障発作の既往をもつ僚眼ではその発症率は6年間で6.5%と高く[2]，症例ごとに隅角の閉塞程度と閉塞速度が異なります．したがって，**PACおよびPACGに進行しやすいと眼所見から判断されるハイリスク眼には予防治療を検討すべきだと思います．**

　本症例は60歳代，女性，遠視眼で，久米島スタディや閉塞隅角眼の研究で報告されたPACおよびPACGの危険因子に当てはまります[1]．周辺部前房深度はvan Herick法2(AC/CT＝1/4)と浅いため，必ず隅角所見を隅角検査で確認する必要があります．隅角開大度はShaffer 2で，圧迫隅角検査でPASはみられませんが，線維柱帯の色素帯が見えないScheie Ⅲの所見を考慮すると，Shaffer 1(隅角の角度10°)に近い状態であり，将来は隅角が閉塞する可能性が高いと考えます．UBMでは水晶体の前方偏位，虹彩が前方に膨隆する相対的瞳孔ブロック(後房圧＞前房圧)がみられ，水晶体前面と瞳孔縁の間の房水流路の抵抗が大きいと推察されます．UBMによる隅角形状の定量的指標の1つである線維柱帯と虹彩の角度を測定すると10°未満[3]，Scheimpflug画像による形状解析では著明な浅前房(中心前房深度2.1 mm

未満，前房容積 100 μL 未満）[4]といずれも隅角閉塞のハイリスクと判断します．これらの形状解析検査は客観性があり便利ですが，隅角での PAS の形成過程は把握できません．必ず圧迫隅角検査で PAS の形成を確認し，その時点で必ず治療する必要があります．

PACS に対する水晶体再建術

　白内障手術の適応がない症例に，瞳孔ブロック解除を目的とした水晶体再建術を行うことについては意見が分かれます．しかしながら，もう 1 つの選択肢である LI は緑内障発作を予防できるものの，その後も PAS を形成して徐々に眼圧上昇をきたし，PAC，PACG に進行することがあります．その一方で，水晶体再建術は LI よりも有意に眼圧上昇抑制効果があると報告されています[5]．また，UBM の毛様体前方回旋所見から相対的瞳孔ブロックとは別の隅角閉塞機序であるプラトー虹彩の合併が疑われる本症例では，LI だけでは効果がなくても，水晶体再建術によって隅角開大による眼圧上昇抑制効果が期待できます．

　PACS，PAC，PACG は，隅角閉塞に影響する服薬や生活習慣の指導，緑内障発作時の対処で予防・抑制できる緑内障の唯一の病型です．緑内障治療のために水晶体再建術＝白内障手術を施行するには，PAC および PACG への隅角・毛様体・水晶体因子の関与を患者さんにしっかりと説明して，理解を得る必要があります．60 歳代以降の症例では，加齢による水晶体の膨化や軽度の白内障がみられることも多く，遠視の矯正という効果も考慮して幅広く解釈すれば，水晶体再建術の適応例は少なくないと思います．**角膜小切開法や前房安定性が向上した白内障手術装置による近年の水晶体再建術は，浅前房症例でも通常症例と同様に安全に施行できるため，PAC および PACG のハイリスク眼には有効で根治的な治療選択肢であると思います．**

文献

1) Sawaguchi S, Sakai H, Iwase A et al：Prevalence and causes of low vision and blindness in a rural Southwest island of Japan：the Kumejima Study. Ophthalmology 119：1134-1142, 2012
2) Friedman DS, Chew PT, Gazzard G et al：Long-term outcomes in fellow eyes after acute primary angle closure in the contralateral eye. Ophthalmology 113：1087-1091, 2006
3) Henzan IM, Tomidokoro A, Uejo C et al：Comparison of ultrasound biomicroscopic configurations among primary angle closure, its suspects, and nonoccludable angles：the Kumejima Study. Am J Ophthalmol 151：1065-1073, 2011
4) Pakravan M, Sharifipour F, Yazdani S et al：Scheimpflug imaging criteria for identifying eyes at high risk of acute angle closure. J Ophthalmic Vis Res 7：111-117, 2012
5) Lam DS, Leung DY, Tham CC et al：Randomized trial of early phacoemulsification versus peripheral iridotomy to prevent intraocular pressure rise after acute primary angle closure. Ophthalmology 115：1134-1140, 2008

この症例のその後…

本症例は特に処置をせずに経過を診ていくと，眼圧，視神経，視野には変化がなかったのですが，隅角に一部PASができてきました．PACSからPACになりつつあると考えられたので，経過観察ではなく外科的治療，それもLIでなく水晶体再建術を勧めました．次回の外来で水晶体再建術の予定を組もうと再診の予約をしていたところ，次の予約日よりも前に，突然予約外で来院し，「3日前に左眼が痛くなって，頭痛，吐き気があったが半日くらいで治まった」と訴えました．受診したときには痛みもなく，眼圧も両眼とも12 mmHgで，本当に発作であったのか確証はありませんが，おそらく発作であったと考え，予定手術でできる最短の日程で水晶体再建術の予約を入れました．

両眼とも水晶体再建術を施行〔眼内レンズ(IOL)挿入後に隅角鏡でPASを確認し，隅角癒着解離術(GSL)不要と判断〕し，現在は眼圧も10 mmHg前後と低く，視力は裸眼で両眼1.5，視神経および視野に異常もなく経過観察できています．

師範からの一言

　自覚症状がないPACSの症例です．PACSとはいえ，前房深度は右1.64 mm，左1.67 mmの浅前房です．狩野師匠は1.6 mm以下の浅前房が発作のリスクと述べましたが，1.7 mmあるいは2.1 mmをcut off levelとする論文もあります．前房深度が右1.64 mm，左1.67 mmというレベルは危険水域に達していると判断してよいでしょう．現時点でPASがなくとも，水晶体上皮は増殖を続け，前房がさらに浅くなり，浅前房はさらに悪化してPAC，PACGに進行すると予想されます．かといって，患者さんは何の不満も覚えていません．ここで何か手を下して合併症が起これば訴訟に発展しかねませんし，何もせずに経過観察をして緑内障発作を起こしたら，これまた訴訟になりかねません．ここはひたすら患者さんに病状を説明して，患者さんとともに次の一手を選択すべきでしょう．そこで患者さんがレーザー治療を選択しても，水晶体再建術を選択しても，また経過観察を選択しても仕方ありません．手術を勧める医師としても，視力がよく，なおかつ極端な浅前房の眼に白内障手術やレーザー治療を行うのは気持ちがよいものではありません．攻めだるまでも困りますし，守り一辺倒でも困ります．この患者さんが自分の家族ならどうするかという謙虚な態度が必要です．

　"華岡青洲の妻"加恵は，夫である華岡青洲が開発した全身麻酔薬の実験台になりました．治験でいえば濃度設定試験です．華岡青洲の薬には朝鮮朝顔（スコポラミン，副交感神経遮断薬）が含まれていました．おそらく加恵は狭隅角眼だったのでしょう．全身麻酔の実験は大成功だったものの，加恵は麻酔から覚めたときに眼が痛いと訴えながら両眼とも失明しました．このことを考えると私は少し攻めだるまになります．

　『緑内障診療ガイドライン（第5版）』[1]のクリニカルクエスチョン（CQ）には「PACSに治療介入は必要か？」がありますので参考にしてください（CQ9）．推奨文の要約は「PACSに対する治療介入にあたっては個々の症例によるリスク評価が必要であり，すべて一律には治療介入を行わない．しかし，APAC発症眼の僚眼に対しては治療介入を行うことを推奨」で，推奨の強さはPACS全体が「一律には治療介入を行わないことを弱く推奨」，APAC僚眼が「実施することを強く推奨」です．それぞれのエビデンスの強さは「中程度」です．

閉塞性　逡巡として　遅れ気味
　（ゆく春や　逡巡として　遅ざくら：蕪村）

（木内　良明）

文献
1) 日本緑内障学会緑内障診療ガイドライン作成委員会：緑内障診療ガイドライン（第5版）．日眼会誌 126：85-177, 2022

コラム 11

点眼薬でコントロールできない閉塞隅角緑内障の治療

　点眼薬のみで眼圧下降が不十分なときは，レーザー治療か手術治療を選択します．白内障が全くない，あるいはあっても裸眼視力が良好である場合はまず LI を検討します．ただし，術後角膜内皮障害のリスクと手術治療の選択肢について十分説明し，YAG レーザーを併用して照射エネルギーを必要最小限にするとともに，術後十分に消炎します．プラトー虹彩を合併した症例では，さらにレーザー隅角形成術（LGP）の追加が必要な場合があります．

　白内障による視力低下がある，あるいは白内障は軽度でも遠視で裸眼視力が低下している場合には，隅角開大を目的として水晶体再建術の適応とします．その際，PAS が 2 象限以上あれば GSL の併施を検討し，2 象限以下であっても眼圧レベルが高いものについては線維柱帯部の流出抵抗も大きいと考え，トラベクロトミーの併施を検討します．GSL を併用すれば前房アプローチのスーチャートラベクロトミーも可能であり，将来の濾過手術のために結膜を温存することができます．

　流出路再建術が無効であれば濾過手術の適応ですが，短眼軸眼では濾過手術後に上脈絡膜腔液貯留を生じやすく，浅前房や脈絡膜剥離により房水産生低下が生じて術後早期の濾過胞縮小の原因となります．毛様体ブロックによる悪性緑内障を生じるリスクもあるため，術後管理に注意が必要です．

（狩野　廉）

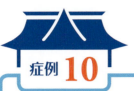

本当に正常眼圧緑内障でしょうか？
NTGの診断と治療

症例呈示 相良 健
指南 植木麻理
谷戸正樹

患者 58歳，男性
主訴 左眼霧視
現病歴 2年前に近医で緑内障を指摘された．プロスタグランジン関連薬点眼を使用していたが，中断していた．左眼のかすみが強くなってきたので，眼鏡合わせを目的に受診．高血圧，糖尿病あり．

初診時所見

視力 | 右眼 0.03（0.8×−7.25D ◯ cyl−0.75D 70°），左眼 0.02（0.8×−8.25D ◯ cyl−1.0D 75°）
眼圧 | 右眼 12 mmHg，左眼 11 mmHg
前眼部 | 両眼）角膜：表面平滑・透明
中間透光体 | 両眼）皮質および後嚢下に淡い混濁
隅角 | 両眼）Shaffer：4，pigment：1
中心角膜厚 | 右眼 514 μm，左眼 504 μm

眼底所見を図1，OCTの結果を図2, 3, 視野検査の結果を図4に示す．

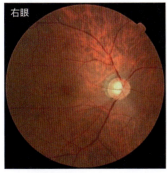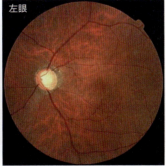

図1｜眼底写真

112 診断確定後の治療方針

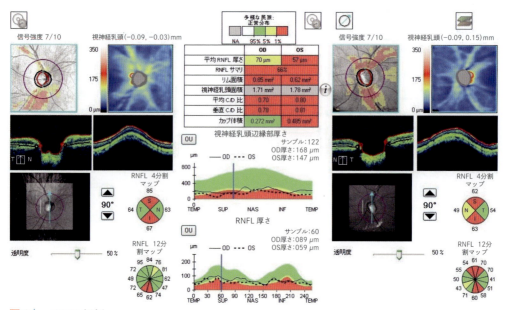

図2 | cpRNFL解析

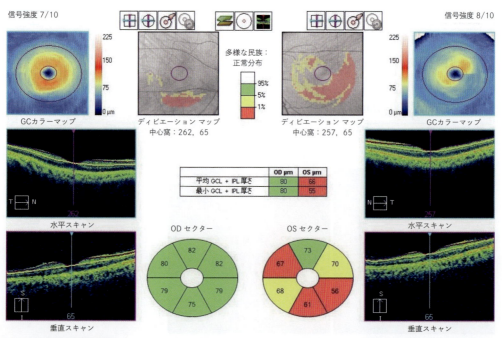

図3 | 黄斑内層厚解析

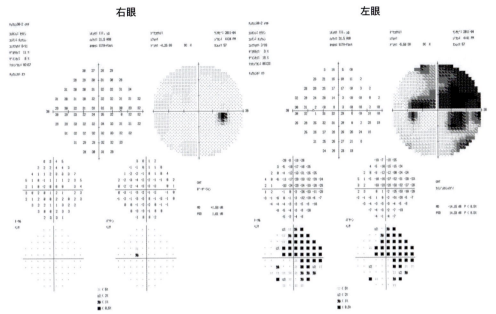

図 4 | 初診時 Humphrey 視野検査

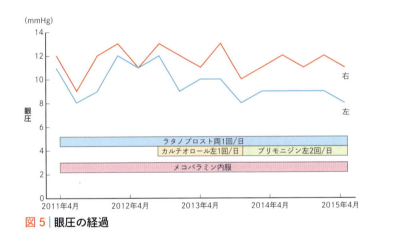

図 5 | 眼圧の経過

経過観察所見

眼圧の経過を図 5，視野検査の経過を図 6 に示す．

呈示理由

　正常眼圧緑内障（NTG）の治療原則は，狭義の原発開放隅角緑内障（POAG）に準じた眼圧下降治療であり，NTG においても眼圧下降による視野維持効果が報告がされています．しかしながら，どんなに眼圧下降が良好と思われても，視野障害進行が続く症例は誰もが経験し，頭を悩ませるところだと思います．特に NTG においては，眼圧非依存性因子の関与も考慮

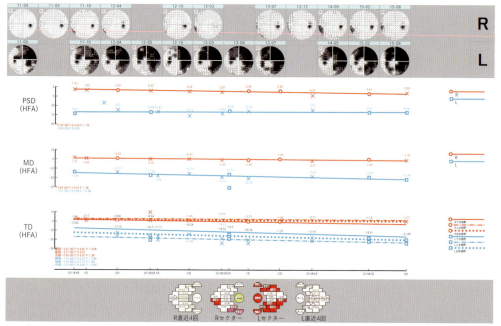

図6｜視野検査の経過

しないといけませんが，原因を同定することは容易なことではありません．①**本症例は本当にNTGでよいのか？**　②**進行するなら次の手は？　NTGの手術適応は？**　師匠，一手ご指南のほどよろしくお願いいたします．

植木先生からのご指南

① NTGの診断について

　本症例では中心角膜厚が右眼514 μm，左眼504 μmと，日本人の正常である530〜550 μmと比較してやや薄めですが，眼圧の経過をみると8〜13 mmHgと低く，角膜厚を考慮しても正常範囲です．眼底写真（図1）では，左眼は乳頭陥凹拡大も顕著で，1〜2時，4〜6時にリムの消失と幅の広い網膜神経線維層欠損（NFLD）があります．右眼は動脈硬化が気になるところですが，7時に乳頭出血があり，同部位に幅の狭いNFLDが認められます．OCTでは，左眼は眼底所見に一致して乳頭周囲網膜神経線維層（cpRNFL）厚の菲薄化が確認できます．また，右眼においては眼底写真ではわからなかった6〜7時のcpRNFLの菲薄化が検出されています．GCカラーマップでも，左眼は乳頭から続く神経線維層の走行に一致した神経節細胞複合体（GCC）の菲薄化を認め，視野障害も一致しており，右眼では視野はボーダーラインですが，黄斑部にGCCの変化が出ています．**本症例では中等度近視に合併したNTGと診断して矛盾はないと思われます．**

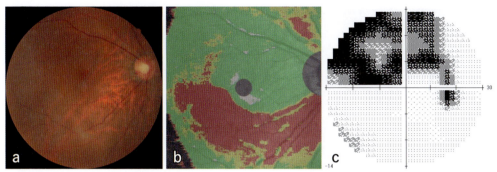

参考図 1

76 歳, 女性. 健康診断にて右眼緑内障を疑われ, 精査目的にて当科を受診した(2015 年 7 月). 右眼眼底は豹紋状でNFLD を確認しにくいが, OCT にて 7〜8 時に GCC の菲薄化が検出され, Humphrey 視野検査でそれに一致した視野障害がみられる. 視神経乳頭の 7 時に異常血管があった.

　しかし, 実際の診療では他疾患との鑑別が難しく, 診断・治療の決定に迷うこともあります. NTG の確定診断には緑内障性視神経症の存在と, 他に視神経症を惹起する原因がないことが必要になります.

　まず, 他疾患との鑑別で大切なのは初診時の問診です. ステロイド長期投与, 眼外傷など眼圧上昇を疑う既往, 視神経症などや手術による大量出血の既往の有無についての確認が必要です. また, 垂直の視野障害や視神経変化と一致しない視野障害が疑われる場合には, 耳鼻科疾患や頭蓋内病変を否定するために CT や MRI を施行する必要があります. 全身疾患の有無, 家族内での緑内障患者の存在も確認します.

　次に隅角を含めた前眼部の所見と眼圧です. 隅角の開大や色素の左右差, 周辺虹彩前癒着(PAS)の有無を確認します. 一見, 前房が深く見えても, プラトー虹彩では診察時には眼圧が正常でも, 夜間に上昇している可能性もあります.

　眼圧は日内変動や季節変動があり, 1 回の測定では評価できません. 日や時間帯を変えて何度か測定する必要があります. 角膜が薄ければ眼圧は低く評価される[1]など, 角膜の剛性によって眼圧の測定値は変わり, これらを調べることもあります.

　そして眼底所見です. 検眼鏡的な視神経乳頭所見で視神経低形成などの先天性疾患の除外や網膜疾患の除外を行います. 上方視神経低形成(SSOH)では, 乳頭部血管分岐部の上方偏位や乳頭上方の scleral halo が特徴的です[2]. 眼底疾患で網膜静脈分枝閉塞症例でも出血が消退すると, NFLD やそれに一致する視野の感度低下があり, NTG との鑑別が困難なこともあります(参考図1, 2). スペクトラムドメイン OCT(SD-OCT)により cpRNFL だけでなく, 網膜内層厚の解析も可能となり, GCC の菲薄化を検出できるようになり, 緑内障診断に大きく寄与しています. NTG では近視眼の合併が多いとされています[3]. 参考図1 のように豹紋状眼底であるために NFLD の確認が難しい場合でも, OCT を用いることで検出できることもあり, 今や必須の検査となっています. 強度近視では OCT による診断が困難です[4]が, 黄斑部の垂直断面で GCC の厚みを確認することで検出できることもあります.

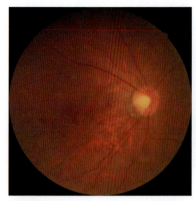

参考図 2
2012 年 4 月に当科受診歴があり，過去の診療録より網膜静脈分枝閉塞症の既往が確認された．

　NTG の鑑別診断は 1 つの結果をもってつけることはできず，さまざまな所見を総合的に判断することが重要です．

文献
1) Bhan A, Browning AC, Shah S et al：Effect of corneal thickness on intraocular pressure measurements with the pneumotonometer, Goldmann applanation tonometer, and Tono-Pen. Invest Ophthalmol Vis Sci 43：1389-1392, 2002
2) Kim RY, Hoyt WF, Lessell S et al：Superior segmental optic hypoplasia. A sign of maternal diabetes. Arch Ophthalmol 107：1312-1315, 1989
3) Suzuki Y, Iwase A, Araie M et al：Tajimi Study Group：Risk factors for open-angle glaucoma in a Japanese population：the Tajimi Study. Ophthalmology 113：1613-1617, 2006
4) Leung CK, Yu M, Weinreb RN et al：Retinal nerve fiber layer imaging with spectral-domain optical coherence tomography：interpreting the RNFL maps in healthy myopic eyes. Invest Ophthalmol Vis Sci 53：7194-7200, 2012

谷戸先生からのご指南

② NTG の治療について

　NTG の治療は，原則として狭義 POAG に準じて，眼圧下降薬で開始します．海外で行われた大規模な前向き研究では，NTG でも眼圧を 30％下降させることで，視野障害の進行抑制効果があることが示されています[1]．NTG の進行速度は，眼圧が高い緑内障ほど急速でないため，治療開始を急がず，まずはベースライン眼圧と視野を複数回測定することが重要です．そのうえで目標眼圧を設定し，点眼治療を開始します．ただし本症例のように，10 mmHg 台前半の眼圧で発症する緑内障について，眼圧下降治療がどの程度有効なのか，あるいは，どの程度の眼圧レベルであれば十分な治療効果が得られるのかについては，いまだ十分なエビデンスがないのが現状です．そのため，**おおよそ 20％以上の眼圧下降を目標としたうえで，本症例のようにまずは 1 剤の処方から開始し，薬剤への反応性を確認しながら，点眼の変更・追加を行っていくことになります．**

　最初に処方される薬剤としては，1 剤での眼圧下降効果に優れ，かつ全身的な副作用がほとんどないプロスタグランジン(PG)関連薬が多くの場合で第一選択となります．実際の眼圧下降の確認と，眼底写真・OCT(視神経乳頭形状，cpRNFL 厚，黄斑内層厚)・視野といった客観的指標を定期的に記録することが重要で，これらの形態・機能に明らかな変化がみられる場合には，より強力な眼圧下降が達成できる薬物を選択します．

　従来の PG 関連薬，β 遮断薬，炭酸脱水酵素阻害薬(CAI)に加えて，α_2 刺激薬，ROCK 阻害薬といった新しい眼圧下降機序を有する薬剤や，点眼本数・回数の減少を達成できる配合剤が使用できるようになっており，薬剤の選択肢が広がっています．一方で，眼局所の副作用(角結膜障害，結膜炎，眼瞼炎，PG 関連薬による上眼瞼溝深化などの眼周囲変化)，全身副作用(β 遮断薬による喘息など)，過度の点眼本数・回数など，点眼アドヒアランスに影響する因子についても，生涯にわたる治療継続が可能かどうかの判定を随時行う必要があります．下方の視野欠損は手元の作業能力に影響しやすく，また転倒転落の危険因子となります．近視眼の緑内障に多い耳側リム欠損(参考図 3)は，乳頭黄斑線維の菲薄化(参考図 4)を伴うため，早い段階で固視点近傍の視野障害(参考図 5)や視力低下をきたす危険性があります(参考図 3〜5 の症例：66 歳，男性．右眼の NTG．点眼 4 剤使用にて眼圧 12〜15 mmHg)．これら **QOL に影響しやすい緑内障性変化を有する場合や薬物治療を行っても持続的な緑内障進行がみられる場合には，達成されている眼圧レベルにかかわらず，より低い眼圧を目指した緑内障手術を考慮する必要があります．**

文献

1) The effectiveness of intraocular pressure reduction in the treatment of normal-tension glaucoma. Collaborative Normal-Tension Glaucoma Study Group. Am J Ophthalmol 126：498-505, 1998

118 診断確定後の治療方針

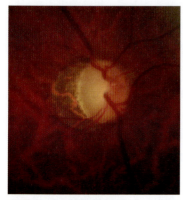

参考図3｜近視眼緑内障にみられる耳側リム欠損

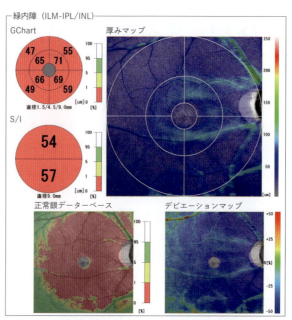

参考図4｜近視眼緑内障にみられる乳頭黄斑線維の菲薄化

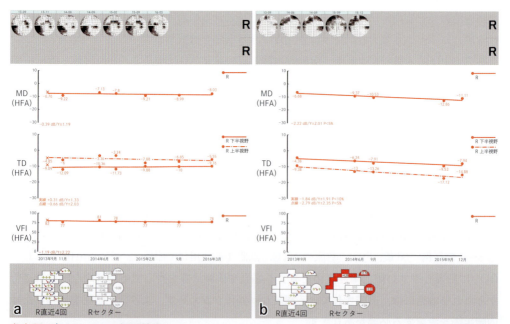

参考図5｜Humphrey 視野検査
a：中心30-2．
b：aと比較して，より著明な視野感度低下が観察される．トラベクレクトミーを施行した．

この症例のその後…

　念のため近医脳神経外科に紹介しましたが，CT と MRI では異常はありませんでした．また，角膜剛性の影響が少ないといわれる dynamic contour tonometer（DCT）で眼圧を測定したところ，右 14.9 mmHg，左 14.1 mmHg という眼圧値が算出されました．この値を参考に左眼は点眼を強化し，眼圧は 10 mmHg 以下となりましたが，視野障害がまだ進行しています．右眼も視野障害がはっきりしてきました．

　比較的若年でもあり，残存視機能を考慮すると，より低い眼圧を目指したほうがよいと考え，何とか手術の同意が得られたため，大学病院で両眼のトラベクレクトミーを施行してもらいました．術後 3 か月の時点では眼圧は右 6 mmHg，左 4 mmHg と下降し，きれいな濾過胞が形成されていますが，矯正視力が低下しており，見え方に不満を漏らしています．ただ，この訴えは想定範囲内であり，低眼圧黄斑症は確認されませんので，いずれ視力が回復してくることを祈りつつ，現在は患者さんも医師も我慢の状態です．濾過手術後は中長期にわたり大小さまざまな合併症が起こりえますので，今後もしっかりとケアしていきたいと考えています．

コラム12

正常眼圧緑内障(NTG)の目標眼圧設定

　NTGを含むPOAGでは，ベースライン眼圧と視野を複数回測定して，そこから緑内障診療ガイドラインにあるような要素（緑内障病期，無治療時眼圧，余命や年齢，家族歴など）を加味して，目標となる眼圧を設定することになっています〔詳しくは，「緑内障診療ガイドライン（第5版）」をご覧ください〕．NTGでは20％眼圧下降といった割合による眼圧設定が行われ，特殊な事情がない限りは，まずは眼圧下降薬により治療が開始されます．その後，定期的に眼圧や視野を測定しながら進行判定を行うことになりますが，NTGは最も慢性に経過する緑内障の病型です．中心30-2プログラムで経過を見ていても，1年や2年の経過観察ではなかなかわかりやすい変化がみられないことも多く，続発緑内障にみられるような派手な眼圧の変動もなく，元来の眼圧も高くないことから，例えば12 mmHgくらいに設定した目標眼圧も担当医が代わったり，過去のカルテ記載に埋没したりして，ついつい「眼圧15 mmHg．あ〜いいですね，では同じ薬を出しておきますね」というふうになりがちです．

　緑内障は進行性の疾患ですので，全く病気の進行が止まるということはなく，検査結果に変化がないのは検査の検出感度が十分でないからだ，と考えるほうが安全です．一見，進行していないようでも，ソフトウェアでの視野解析，中心10-2プログラム，OCTでの判定を注意深く行うことで，進行が確認されることもしばしばです．また，ゆっくりとした視野障害進行でも，生涯にわたって視機能を維持するという目的からすると決して看過できない場合もあります．トラベクレクトミーにより一桁の眼圧が達成できれば，NTGでも治療効果を得ることができるとのエビデンスもあります．数年単位で進行の有無を注意深く観察し，目標眼圧の再設定のチャンスを逃さないようにすることが肝要です．

（谷戸　正樹）

師範からの一言

　血管新生緑内障（NVG），発達緑内障，ぶどう膜炎に続発した緑内障など，眼圧が容易に下がらない緑内障を難治性緑内障と呼ぶことが多いと思います．本症例のように眼圧が10 mmHg台前半にコントロールされているのにもかかわらず，視野障害が進行する症例も難治性緑内障の1つと考えられるかもしれません．マイトマイシンCを併用したトラベクレクトミーであっても，眼圧を一桁にコントロールできる確率は高くありません．かえって術前より高い眼圧に落ち着く可能性もあるわけです．その場合，果たして視野を維持する効果があるのか明らかではありません．

　しかし，徐々にエビデンスが蓄積されてきているのも事実です．術前眼圧が15 mmHg以下の症例でも，術前から眼圧を5年間にわたって20％以上低いレベルまで落とすことができる確率は60％近くあること[1]，さらにその場合，約90％の症例の視野障害を進行させずに維持できること[2]が明らかにされてきました．20％の眼圧下降を5年間維持できなかった40％の症例はどうなっているのかを知りたいところです．たとえ1年でも2年でも，低い眼圧レベルにおかれた視神経は障害の進行が遅くなっていると期待します．術前に点眼数が多く，薬物治療が長期になるほどトラベクレクトミーの成績がよろしくないというデータも出ています[3]．術前の視野障害が強いほど術後も障害が進行しやすいこともわかっています．点眼アレルギーで眼瞼も結膜も充血した，末期の唯一眼症例の手術はいつも気が重くなります．

　『緑内障診療ガイドライン（第5版）』[4]のCQには「点眼薬で眼圧が10 mmHg台前半になっていても視野障害が進行する症例に緑内障手術を推奨するか？」があります（CQ3）．推奨文の要約は「手術に伴うリスクを考慮し，十分な説明を行ったうえで手術を検討する」で，「実施することが弱く推奨」され，エビデンスの強さは「弱い」となっています．

　　合併症　負けるなデータ　これにあり
　　（やせ蛙　まけるな一茶　これにあり：一茶）

（木内　良明）

文献
1) Iverson SM, Schultz SK, Shi W et al: Effectiveness of Single-Digit IOP Targets on Decreasing Global and Localized Visual Field Progression After Filtration Surgery in Eyes With Progressive Normal-Tension Glaucoma. J Glaucoma 25: 408-414, 2016
2) Aoyama A, Ishida K, Sawada A et al: Target intraocular pressure for stability of visual field loss progression in normal-tension glaucoma. Jpn J Ophthalmol 54: 117-123, 2010
3) Lavin MJ, Wormald RP, Migdal CS et al: The influence of prior therapy on the success of trabeculectomy. Arch Ophthalmol 108: 1543-1548, 1990
4) 日本緑内障学会緑内障診療ガイドライン作成委員会：緑内障診療ガイドライン（第5版）．日眼会誌 126: 85-177, 202

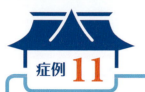

眼圧再上昇症例への次の一手，ご指南ください！
血管新生緑内障に対する抗VEGF治療

症例呈示　植木麻理

指南　相良　健／谷戸正樹

患者 69歳，男性

現病歴・経過 両眼の糖尿病網膜症および右眼網膜静脈分枝閉塞症（branch retinal vein occlusion：BRVO）に対する網膜光凝固術施行後，原発開放隅角緑内障（POAG）も合併し，点眼3剤治療中であった．2014年10月，虹彩新生血管を伴う右眼眼圧上昇を認め，抗血管内皮増殖因子（vascular endothelial growth factor：VEGF）治療目的にて当科紹介となった．

初診時所見

視力｜右眼 0.1（矯正不能），左眼（0.5× +0.75D ○ cyl −1.25D）
眼圧｜右眼 36 mmHg，左眼 14 mmHg（点眼3剤）
前眼部｜右眼の瞳孔縁に微細な新生血管を認めた．
隅角写真を図1に，眼底写真を図2に示す．

経過観察所見

抗VEGF治療により眼圧は安定していたが，6か月後に再上昇した．隅角，眼底に著変はないが，視野障害が進行していた（図3）．

呈示理由

糖尿病網膜症，BRVOによる血管新生緑内障（NVG）の症例です．網膜光凝固は検眼鏡的には十分に行われているようです．初回の抗VEGF治療により4か月間は眼圧下降が得られていましたが，眼圧が再上昇し，視野障害も進行しています．**本症例に対する次の治療として，師匠はどうしますか？** また，NVGは眼底や隅角の状態に多様性がありますが，**抗VEGF治療を全例に行っていますか？ 選択して行っている場合には，その適応はどうしていますか？** 師匠，一手ご指南のほどよろしくお願いいたします．

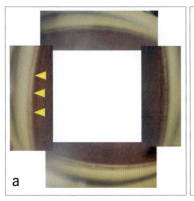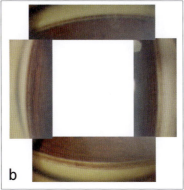

図1 隅角写真

実際の写真を上下,左右で反転しているので,直接型の隅角所見に近い所見である.
a:右眼.耳側に新生血管+(◁),開放隅角,色素沈着+.
b:左眼.隅角新生血管なし,色素沈着++.

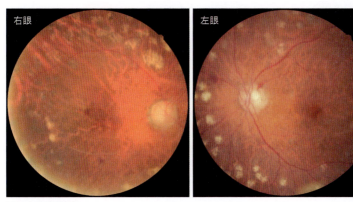

図2 眼底写真

右眼にはBRVOも合併している.両眼とも検眼鏡的に十分な汎網膜光凝固術が行われていた.C/Dは右眼0.8,蒼白,左眼は0.7,乳頭出血を認めた.

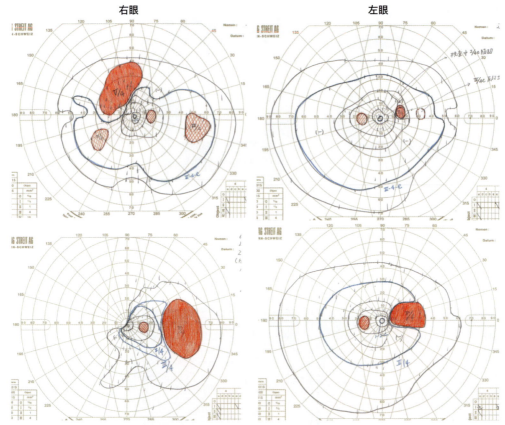

図3 視野検査

抗VEGF治療後，右眼圧は12〜18 mmHgとなっていたが，経過中に視野狭窄が進行していた．
上：2014年10月，下：2015年5月．

相良先生からのご指南

　抗VEGF薬の登場によりNVGに対する治療法は大きく変わりました．従来なら新生血管が確認されたら，最大限の眼圧下降治療を施行しながら，可及的速やかに汎網膜光凝固を完成させ，新生血管の活動性の鎮静化を待つしか術がありませんでした．眼底の視認性が悪い場合は白内障手術や硝子体手術を行い眼内光凝固を追加しますが，網膜光凝固が完成するまでのタイムラグや手術により一時的に血管新生の活性化を引き起こすこともあり，病勢を抑え込めずに高眼圧が持続することも珍しくありませんでした．

　抗VEGF薬がNVG治療に応用されるようになって，速やかに新生血管が消退し[1]，特に開放隅角期のNVGには一時的にせよ眼圧下降も期待できることが報告されています[2]．ただし，抗VEGF薬治療はあくまでも一時的に新生血管の活動性を抑える補助薬であって，網膜虚血そのものを解消させることは期待できません．

　私も似た症例を経験しました．同じく糖尿病網膜症と網膜中心静脈閉塞症を併発し，汎網膜光凝固を施行しましたが，散瞳不良眼で不十分であったせいか，ある日突然眼圧が27 mmHgに上昇しました．隅角に新生血管を認めたため速やかに抗VEGF薬硝子体内注射を施行したところ，眼圧は下降し，見た目上，新生血管は消退しました（**参考図1**）．基本は網膜虚血改善ですので，さらに網膜光凝固を追加しました．残念ながら4か月後に眼圧が再上昇し，隅角に再度新生血管を認めたため，抗VEGF薬硝子体内注射を再度行いました．隅角新生血管は消退し，眼圧下降が得られましたが，網膜虚血が改善されていない，と反省しました．

次の治療について

　呈示された症例でも眼圧の再上昇がみられていますが，隅角鏡検査で新生血管が観察されなくとも，前眼部造影検査が有効であると報告されていますので，一度試してもよいと思い

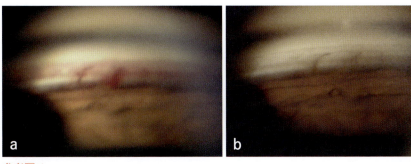

参考図1
a：隅角に新生血管を認める．眼圧27 mmHg．
b：抗VEGF薬投与1週後．新生血管は消退していた．眼圧12 mmHg．

ます．隅角に新生血管があれば，抗VEGF薬治療を再度検討します．また，検眼鏡的に網膜光凝固が十分と思われていても，眼底造影検査では無血管領域が意外に残っていることもあり，再検査の必要があるかと思います．

　本症例では，眼圧再上昇がみられる前に視野狭窄がかなり進行しているようです．続発緑内障は一般的に眼圧変動が大きいと考えられており，眼圧コントロールが不十分であったのかもしれません．また，多重に血管閉塞病変が起こっていますので，眼虚血がかなり強いと考えられます．**眼圧や虚血がもたらす視神経の脆弱性を考慮すると，より低い眼圧にもっていくことが望ましく，まずトラベクレクトミーを検討したいと思います．**新生血管が確認されれば，抗VEGF薬の術前投与を行います．抗VEGF薬の併用によって，短期的には術後成績がよくなるようですが，長期的には一定の見解が得られていません[3,4]．しかしながら，濾過手術後2週間は特に濾過胞管理が必要な時期ですので，術中術後の前房内，濾過胞内出血を防ぐ意味でも抗VEGF薬を使用したいところです．ただし，眼虚血症候群に伴うNVGで，抗VEGF薬投与3～4日後に網膜中心動脈閉塞をきたした報告[5]もあり，NVGに対する抗VEGF薬投与後は特に慎重な経過観察が必要と考えます．

文献

1) Grisanti S, Biester S, Peters S et al：Intracameral bevacizumab for iris rubeosis. Am J Ophthalmol 142：158-160, 2006
2) Wakabayashi T, Oshima Y, Sakaguchi H et al：Intravitreal bevacizumab to treat iris neovascularization and neovascular glaucoma secondary to ischemic retinal diseases in 41 consecutive cases. Ophthalmology 115：1571-1580, 2008
3) Takihara Y, Inatani M, Kawaji T et al：Combined intravitreal bevacizumab and trabeculectomy with mitomycin C versus trabeculectomy with mitomycin C alone for neovascular glaucoma. J Glaucoma 20：196-201, 2011
4) Higashide T, Ohkubo S, Sugiyama K：Long-term outcomes and prognostic factors of trabeculectomy following intraocular bevacizumab injection for neovascular glaucoma. PLoS One 10：e0135766, 2015
5) Higashide T, Murotani E, Saito Y et al：verse events associated with intraocular injections of bevacizumab in eyes with neovascular glaucoma. Graefes Arch Clin Exp Ophthalmol 250：603-610, 2012

谷戸先生からのご指南

　NVGは，眼圧コントロールが困難で視力予後も不良な，いわゆる"難治緑内障"の代表格です．原疾患（多くの場合，網膜疾患）の治療と眼圧上昇に対する処置を，個々の状態に合わせて順序を考えながら，集学的に行う必要があります．虹彩新生血管の消退に直接的な効果が期待できる抗VEGF薬の登場により，NVG治療の精度が向上しました．**NVG治療における抗VEGF薬の役割はNVGの病期により異なります．以下に，私の考える病期ごとの抗VEGF薬の位置づけについて記載します．**

血管新生期

　虹彩・隅角に新生血管（ルベオーシス）がみられるものの，眼圧上昇を伴わない時期です．増殖糖尿病網膜症の50％，虚血型網膜中心静脈閉塞症の60％が経過中にルベオーシスを発症するとされています[1]．**この段階で，まず考慮すべき治療はルベオーシスの原因となっている眼内の虚血に対する治療であり，永続的な効果が期待できる汎網膜光凝固が第一選択です．**また，眼底の増殖性変化に対しては，硝子体手術も考慮されるべきです．十分な光凝固が施行されているにもかかわらずルベオーシスが認められる場合は，抗VEGF薬が考慮されます．ただし，この病期におけるルベオーシスは活動性が高くないものも含まれますので，経過観察を行い，ルベオーシスの病勢・増悪を確認した後でも遅くありません．抗VEGF薬は生理的なVEGFを阻害することで残存血管に影響し，虚血を増悪させる可能性も否定できませんので，ルベオーシス＝即抗VEGF薬という治療は避けるべきです．

開放隅角期

　ルベオーシスに眼圧上昇を伴っているものの，周辺虹彩前癒着（PAS）がみられない時期です．今回呈示された症例もこの病期のNVGです．**眼圧上昇がそれほど高度でない段階であれば，血管新生期に準じて対応しますが，高度の眼圧上昇による角膜浮腫，前房出血などを認める場合には，抗VEGF薬の硝子体注射を施行します．**抗VEGF薬により，速やかな眼圧下降と眼痛の軽減が期待でき[2]，後の網膜光凝固が可能となります．抗VEGF薬による治療の効果は一時的（4〜6週）であるため，あくまでも，より永続的な治療を行うまでの時間稼ぎとして捉える必要があります．この病期では，繰り返しの抗VEGF薬治療を行っても，約1年の経過観察中に40％程度の症例で緑内障手術が必要となります[3]．今回呈示された症例も，抗VEGF薬の効果減弱とともに眼圧上昇がみられますので，視機能維持のために緑内障手術が必要です．緑内障手術による眼圧下降により，理論的には眼灌流圧は回復します．初回治療から6か月後の造影検査で，右眼アーケード内下方の無血管領域の増大と同部位に一致した視野欠損が認められます．抗VEGF薬による影響か病勢による影響かの判定は容易ではありませんが，眼圧下降により眼循環の改善も期待できます．

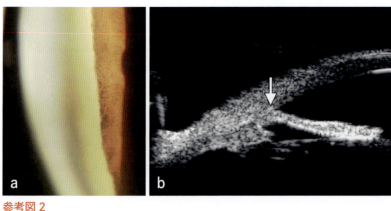

参考図2
隅角鏡検査(a)および超音波生体顕微鏡(b)による検査で全周にPAS(⇨)を認めた．

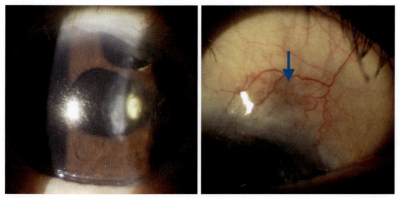

参考図3
トラベクレクトミーを施行したが，濾過胞は早期に瘢痕化(➡)した．

閉塞隅角期(参考図2〜4の症例)：56歳男性，右眼のNVG(糖尿病)

　線維増殖膜による牽引によりPASがみられる時期です(参考図2)．この段階まで進行したNVGは予後不良であるため，開放隅角期までで発見されたNVGは，注意深く隅角の状態を経過観察することで，閉塞隅角期への移行を予防することが肝要です．**この病期では，隅角閉塞の程度(範囲)によって，抗VEGF薬による眼圧下降の反応性は異なりますが，眼痛を伴っている場合にはその軽減が期待できます**[2]．抗VEGF薬単独治療による眼圧下降効果の持続は期待できませんので，速やかな緑内障手術が必要となります．結膜が温存されている場合は，トラベクレクトミーが第一選択となりますが，濾過不良となった場合(参考図3)や硝子体手術施行眼では，チューブシャント手術(バルベルト®，アーメド)(参考図4)の適応となります．トラベクレクトミーやチューブシャント手術に抗VEGF薬を併用することで，前房出血などの出血性合併症の軽減と眼圧コントロール率の改善が得られる可能性があります[4,5]．

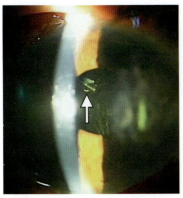

参考図4
硝子体手術を併用したバルベルト®緑内障インプラント(⇨)により眼圧下降が得られた.

文献

1) Shazly TA, Latina MA：Neovascular glaucoma：etiology, diagnosis and prognosis. Semin Ophthalmol 24：113-121, 2009
2) Kotecha A, Spratt A, Ogunbowale L et al：Intravitreal bevacizumab in refractory neovascular glaucoma：a prospective, observational case series. Arch Ophthalmol 129：145-150, 2011
3) Wakabayashi T, Oshima Y, Sakaguchi H et al：Intravitreal bevacizumab to treat iris neovascularization and neovascular glaucoma secondary to ischemic retinal diseases in 41 consecutive cases. Ophthalmology 115：1571-1580, 80. e1-e3, 2008
4) Hwang HB, Han JW, Yim HB et al：Beneficial effects of adjuvant intravitreal bevacizumab injection on outcomes of Ahmed glaucoma valve implantation in patients with neovascular glaucoma：systematic literature review. J Ocul Pharmacol Ther 31：198-203, 2015
5) Kim M, Lee C, Payne R et al：Angiogenesis in glaucoma filtration surgery and neovascular glaucoma：A review. Surv Ophthalmol 60：524-535, 2015

この症例のその後…

蛍光眼底撮影写真で眼圧が上昇する前の2014年2月と抗VEGF治療後に眼圧が再上昇した2015年4月を比較すると，右眼無血管野が広がっており，抗VEGF治療による影響も疑われました(図4)．抗VEGF治療のみでは眼圧コントロール不可と判断し，2015年6月に右眼にトラベクレクトミーを施行しました．術後眼圧は10～13 mmHgとなり，視野障害の進行もなくなりました(図5)．

抗VEGF治療は，網膜治療により新生血管が消退するまでの時間稼ぎができることや周術期の副作用が軽減することで，NVGの治療にとって有用なツールであると思われます．しかし，それのみでは根本的治療にはならず，本症例のように手術の決断が遅れることで病状が進行することもあります．糖尿病網膜症では抗VEGF治療で眼循環が低下する可能性を示す報告が散見され，本症例のように虚血が著しい場合には，治療前後に網膜循環の評価が必要と考えます．

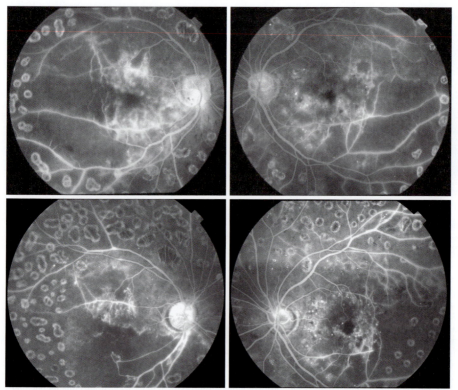

図4 | 蛍光眼底写真
上：2014年2月，下：2015年4月．

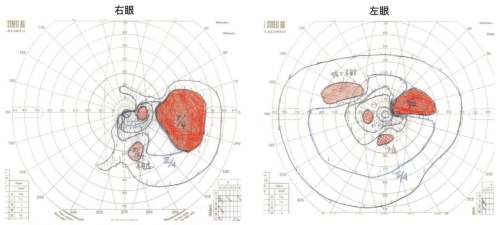

図5 | 視野検査（トラベクレクトミー施行後）

師範からの一言

　1982年発行の眼科学の教科書にはNVGの治療に関して「房水流路造成術の効果はほとんど期待できず多くは失明し，激痛のため眼球摘出もやむを得ないことがある」と記載されています．とても簡単です．この37年の間に虚血性眼疾患の病態の理解，網膜光凝固，硝子体手術や緑内障手術の進歩がありました．そのおかげで，NVGに対するトラベクレクトミーの成績は約60％の生存率を得るところまで進化しました．60％といってもこれで終わりというわけではありません．複数回繰り返すと，もっと多くの患者さんを救うことができます．そこに抗VEGF治療が加わりました．抗VEGF薬を投与すると新生血管がなくなったように見えます．開放隅角期では，眼圧もしばらくコントロールできます．抗VEGF抗体が線維芽細胞の増殖を抑制することもわかっており，トラベクレクトミーの手術成績を向上させることが期待されました．しかし，トラベクレクトミーに抗VEGF治療を併用すると長期の眼圧コントロール成績がよくなるという報告と，変わらないという報告があることは相良師匠が示した通りです．

　抗VEGF薬を投与しても実は血管が見えなくなるだけで，新生血管は決して消えてはいません[1,2]．薬物の効果がなくなると元通りの状態になります．抗VEGF薬が効いている間に，根本的に虚血を改善するレーザー治療や手術治療を行うとよいことを今回示していただきました．

　緑内障手術も最近ではチューブシャント手術が出現しました．NVGに対するチューブシャント手術の適応も明らかではありません．抗VEGF治療とチューブシャント手術の組合せは有効なのか？　もともと頻度が少ない病態です．わからないことだらけです．2018年11月の時点で，NVGを適応として認めている抗VEGF薬がないことも悩みの種の1つです．

　　よく見れば　赤い花咲く　瞳孔縁
　　　（よく見れば　なずな花咲く　垣根かな：芭蕉）

（木内　良明）

文献

1) Ishibashi S, Tawara A, Sohma R et al：Angiographic changes in iris and iridocorneal angle neovascularization after intravitreal bevacizumab injection. Arch Ophthalmol 128：1539-1545, 2010
2) Sugimoto Y, Mochizuki H, Okumichi H et al：Effect of intravitreal bevacizumab on iris vessels in neovascular glaucoma patients. Graefes Arch Clin Exp Ophthalmol 248：1601-1609, 2010

コラム13

未承認薬・適応外使用薬と研究倫理

　2018年4月から臨床研究法が施行された[1]．高血圧症治療薬ディオバン®の臨床試験におけるデータ操作，利益相反にかかる問題に端を発し，次々と明るみに出た臨床研究における不正行為に，これまで法的な整備がなかったことを踏まえた立法府と行政の対応である．

　とはいえ，これまでも臨床研究に対して，なにも倫理規定がなかったわけではない．ナチスドイツやわが国の731部隊による人体実験の歴史などを踏まえ，ニュルンベルク綱領やヘルシンキ宣言などが策定され，医学研究に倫理的視点が不可欠であることは1960年代にはすでに世界的に確立されたはずであった．それにもかかわらず，米国黒人小作人に梅毒スピロヘータを注射する実験的縦断研究が1970年代まで行われたことが明るみになったタスキギー事件，遺伝子治療で死亡した18歳少年の臨床研究において医師個人と医療施設に対して高額の企業資金提供があったことが発覚したゲルシンガー事件などが露見し，医師や製薬企業の性善説に基づいた倫理規定には限界があることが明確になった．

　こうした経緯を受け，1996年には国際的な臨床試験の実施基準が設けられるようになった．医薬品規制調和国際会議における Good Clinical Practice(GCP)が，それである．適切な邦訳はなく，GCPと略され，わが国においては「医薬品，医療機器等の品質，有効性及び安全性の確保等に関する法律」(いわゆる薬機法，旧薬事法)14条3項に基づく厚生労働省令として，企業が主体的に行う治験に対して，計画書の策定やデータマネジメント，患者の人権やデータ管理の適正さの品質の保証・管理ならびにそれらの報告が義務づけられ，罰則規定も設けられた．

　しかしながら，それでもなおディオバン®事件が生じたことを受け，治験以外の臨床研究においても，GCPと同水準の規定が必要であると考えられるようになり，「人を対象とする医学系研究に関する倫理指針」が2014年に文部科学省と厚生労働省の両省合同で公布，2015年に施行された．さらに，2021年には両省に経済産業省も加わって，この指針と「ヒトゲノム・遺伝子解析研究に関する倫理指針」が統合され，新たに「人を対象とする生命科学・医学系研究に関する倫理指針」が施行されることとなった[2]．そのなかでは，臨床研究は観察研究と介入研究に分かれ，後者はさらに侵襲を伴うものとそうでないものとに分かれることが明示された．ところが，倫理指針には罰則規定がなく，さらに最近の革新的な分子標的薬の開発や医療機器開発の有効性と安全性を法的に担保できていないという問題があったため，介入研究にターゲットを絞った臨床研究法が公布・施行された．

眼科領域は，他診療領域と異なり，がん医療に携わることが少なく，治療(すなわち介入)により生命が危険にさらされることもほとんどないため，上記のような行政側の急展開に対する眼科医の関心は必ずしも高くない．5年前と現在では全く法的環境が変わっていることに対する認識が欠落していると思われるが，他診療領域ではこのような天変地異的な外部環境変化への対応におおわらわしているのが実情である．

　少なくとも本コラムの読者は，これらの変化に対して何らかの影響を感じておられる方々と考えられるが，それでもなお，耳慣れない専門用語のオンパレードに戸惑われている方も多いであろう．そもそも，観察研究と介入研究，前向き研究と後ろ向き研究とは何かも，上記の倫理指針が出るまでは真剣に考えてはこなかったのではないだろうか(少なくとも筆者はそうである)．

　臨床研究は観察研究と介入研究に分かれ，後者は臨床試験と同義である．したがって，観察研究を「臨床試験」と呼ぶのは誤りである．観察研究は，① 症例ベースの記述的報告に相当する症例報告(case report)と case series，② ある時点における，特定の疾患の患者の背景因子や疾患の危険因子との関連を横断的に研究する cross-sectional 研究，③ ある結果の有無(有：case，無：control)で群を分け，過去にあったどんな原因や危険因子によってそれが決まるかを調べる case-control 研究，④ 何らかの要素を共通にもっている集団(cohort)を危険因子の有無などで分け，一定期間観察して各々のグループに何が起こるかを調べる cohort 研究がある．cohort 研究は，眼科領域では，何らかの点眼薬あるいは何らかの術式の有無をもつ患者集団を対象に一定期間観察し，比較する研究が想起されるであろう．このような研究は前向き研究ではあるが，観察研究であるため，臨床研究法の対象にはならない．しかしながら，例えば，医師側が意図的に2つの異なる点眼薬や術式をランダムに分けて二群間比較することは，これから述べる介入研究に相当すると考えるべきであろう．

　臨床研究法における介入研究は「医行為を伴うもの」が対象である．医行為とは「医師の医学的判断及び技術をもってするのでなければ人体に危害を及ぼし，又は危害を及ぼすおそれのある行為」(2005年，医政発第 0726005 号)と規定されている．要するに，診断，治療的な投薬や手術全般は医行為と考えられ，通常診療目的以外に行った投薬や手術は，すべて介入研究であると考えるべきであろう．介入研究は，少数の患者集団に対して，薬剤などの目標効能をパイロット的に調査する探索的研究(対照は置かない)と，探索的研究などの結果を背景に有効性を証明したり，用量反応性を確立したりする検証的研究に分けられる．検証的研究では必ず対照集団が置かれる．患者集団と異なる集団を同時に設定すれば並行試験であり，2つの集団をランダムに選ぶか選ばないかで，ランダム化と非ランダム化に分けられる．また，同一患者集団の介入前後の指標(ア

ウトカム)を比較する研究や2つの異なる治療をランダムに行いアウトカムを比較する研究は連続対照(sequential control)を置いた研究と考えられ，前者はself-controlled(自身対照)，後者は交叉対照(crossover)研究と呼ばれる．どうしてもこれらの手法が採れない場合，例えば，稀少疾患が研究対象であるような場合は，これまでの報告や自施設での経験を対照とする．これを歴史的対照(historical control)と呼ぶ．いずれにせよ，どのような対象であれ，医行為を伴う投薬や手術を行うことで，医師が何か未知の事象が生じることを期待したり，既知の事象が実際に起こるかを検証しようとする限り，結局のところ，何らかの対照と比較せざるをえず，いずれかの介入研究に相当することになる．

臨床研究法において，法遵守義務の観点から臨床研究を大きく2つに分けている[1]．1つは，薬機法において未承認ないし保険適応外である医薬品もしくは医療機器を用いるか，承認済みで保険適応内であっても企業からの支援を受けている介入研究であり，これを「特定臨床研究」と呼び，法の遵守義務がある．それ以外の介入研究を「臨床研究」と呼び，法に対しては努力義務に留めている．ただし，現在の時流を見る限り，早晩，こうした研究も法順守が義務付けられる可能性があるので，介入研究をこれから新たに立ち上げようと考える場合は，法対応できるように計画をデザインしたほうが無難であろう．

このように解説すると，今後介入研究を行っていくのは相当に大変なように思われるかもしれない．しかし，現時点でも，臨床研究を行うには倫理指針に準じた計画書を作成し，事前にUniversity hospital Medical Information Network(UMIN)などに登録したうえで，倫理委員会の承認を得なければいけない．さらに，介入研究であれば，たとえ既承認や適応内使用の医薬品や医療機器を用いる場合でも，治験に準じたデータの品質管理すなわちモニタリングは必須であり，場合によっては研究の質を担保するため独立した監査も行わなければならない．臨床研究法に対応する場合は，国から承認された「認定臨床研究審査委員会」での審議を経ることと，UMINの代わりに新たに立ち上げられたJapan Registry of Clinical Trails(jRCT)に研究計画を登録したうえで，厚生労働大臣に実施計画を提出しなければならないこと，利益相反管理基準と管理計画を作成・提出する必要があることなどが追加されたに過ぎない．また，罰則規定も設けられたが，第19条の緊急命令(研究の遂行が保健衛生上，危険であると判断されれば厚生労働大臣はその研究を停止するよう命じる)に違反すれば3年以下の懲役または300万円以下の罰金刑を科せられ(第39条)，第11条(研究者の秘密保持義務)や第28条(認定臨床研究審査委員会委員の秘密保持義務)に違反すれば，1年以下の懲役または100万円以下の罰金刑(第40条)を科せられるほか，実験計画書作成と記録作成を怠る，虚偽記載し

た，報告を拒否した場合，50万円以下の罰金を科せられたり（第41条），医薬品等製造販売業者側が報告や物件の提出を拒否，または虚偽報告した場合，30万円以下の罰金刑を科せられる（第42条）など，当たり前に正しく研究を行ってさえいれば，処罰対象になるとは考えにくい．むしろ，企業側にはかなり甘い罰則とさえ言える．

とはいうものの，こうした計画を作成し，実施することは相当の労力と資金が求められるのも事実である．とりわけ，未承認薬や適応外使用薬を用いた特定臨床研究は，一定規模の施設でなければ遂行することは困難であろう．これは研究者側にとっては大きな足かせのように思えるが，これまでも形式上は臨床研究のような体裁をとった学会報告がなされ，論文が掲載されてきたが，いわゆる質の高いエビデンスとなったものはほんの一握りであり，被験者に何の益もないものも多かったことを勘案すれば，今後はそうした「なんちゃって報告・論文」による，信憑性の低い情報が発信されにくくなるという意味では，長期的にみれば医療者側にも患者側にも有益なのではないだろうか？

一方で，「臨床研究法＝介入研究＝罰則規定」といううわべの図式から，実臨床における適応外使用そのものまで処罰対象になると誤解し，萎縮医療となることは患者さんのためにはならない．倫理指針にしろ臨床研究法にしろ，その医行為が研究目的のものを対象にしていて，ある特定の患者に対する診療目的の医行為が対象ではないことには留意が必要である．

診療目的であるならば，2006年改正健康保険法が適用され，国内未承認薬であっても，当該医薬品を除いて保険外併用療養費が保険診療として支給される評価療養に組み込まれた薬剤がある（治験や先進医療もここに含まれる）．さらに，薬機法で承認されている場合，適応外使用であっても，使用成績調査などを経て再審査を受けた医薬品は，その作用機序から考えて，有効性・安全性の面から投与が妥当である場合，審査情報提供検討委員会で個別検討を受けた後に，保険診療が認められる．これを昭和55年厚生省保険局長通知（通称「昭和55年通知」）という[3,4]．

再審査期間中であったり，あるいは薬事承認前であったりしても，十分に科学的根拠がある適応外使用については，公知申請という制度で認められれば，保険適応または保険外併用療養費としてカバーされる．これは1999年の通称「2課長通知」（厚生省健康政策局研究開発振興課長と厚生省医薬安全局審査管理課長による通知）と呼ばれる[5]．ベーチェット病，非感染性ぶどう膜炎に対するシクロスポリン（ネオーラル®）は事前評価が終了して，本来の効能としての薬事承認はされていないが保険適応となった（その後，2013年3月25日には保険承認されている）．全120品目中，日本眼科学会からの申請で事前評価が終了しているものはこの1つのみである（2022年1月閲覧）．2018年10月17日現在，公知申請等の妥当性について検討中の医薬品24項目のうち，眼科

	臨床研究						
	介入研究（臨床試験）						観察研究
	未承認薬・機器	既承認薬・機器（適応外）	既承認薬・機器（適応内）		手術・手技		
			企業資金有	企業資金無			
臨床研究法	「特定臨床研究」（法遵守義務）			「臨床研究」（法努力義務）	法の適用外（倫理指針適用[1]）		
薬機法[2]（GCP[3]）	治験						

	適応外使用医薬品に対する保険診療の位置づけ					
健康保険法	未承認薬・機器	既承認薬・機器	治験	公知申請後		再審査済既承認薬
	先進医療B	先進医療A		事前審査前	事前審査後	昭和55年通知
	保険外併用療養費				保険適用	

図1 臨床研究の内訳と実臨床における適応外使用薬の健康保険法上の取り扱い

1：人を対象とする医学系研究に関する倫理指針
2：薬機法：医薬品，医療機器等の品質，有効性及び安全性の確保等に関する法律
3：GCP（Good Clinical Practice）：薬機法14条3項に基づく，治験を行ううえでの厚生労働省令

領域では中心性漿液性脈絡網膜症に対するベルテポルフィン（ビスダイン®）と濾過手術時に使用するマイトマイシンCが適応外使用薬品として挙げられている．ここで承認を受ければ，保険診療で公的に使用が可能となる．研究目的と診療目的，保険適応のあり方から，現在行われている医行為に適用される関連法と内訳を図1にまとめたので，参照されたい．

（中村 誠）

文献

1) 臨床研究法：http://www.shugiin.go.jp/internet/itdb_housei.nsf/html/housei/19320170414016.htm
2) 文部科学省，厚生労働省，経済産業省：人を対象とする生命科学・医学系研究に関する倫理指針：https://www.mhlw.go.jp/content/000757566.pdf
3) 中央社会保険医療協議会資料：適応外使用の保険適応について：https://www.mhlw.go.jp/stf/shingi/2r98520000018toj-att/2r98520000018tzy.pdf
4) 厚生労働省保険局医療課：医薬品の適応外使用に係る保険診療上の取扱いについて
5) 厚生労働省：公知申請に係る事前評価が終了した適応外薬の保険適用について：https://www.mhlw.go.jp/bunya/iryouhoken/topics/110202-01.html

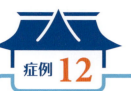

症例 12

超々高齢者への治療方針をご指南ください！
落屑緑内障への対応

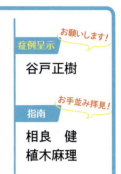

症例呈示：谷戸正樹
指南：相良　健／植木麻理

患者 94歳，男性

主訴 右眼圧の高値

現病歴 他院眼科で78歳時に両眼の白内障手術を受け，両眼の偽落屑物質付着を認めたため，以後経過観察されていた．88歳時に，右眼眼圧上昇を認め，プロスタグランジン関連薬点眼を開始した．90歳で2剤併用，91歳で3剤併用を開始したものの点眼が多く使用できず，視力低下の自覚も出てきたため，右眼トラベクロトミーを施行された．いったん眼圧は下降したが，93歳で再度30 mmHgに上昇したため，再度3剤併用を開始した．94歳で35 mmHgに上昇し，炭酸脱水酵素阻害薬（CAI）の内服を追加した．眼圧は20 mmHg程度で，視野障害の進行が続くため当科へ紹介となった．

初診時所見

視力 | 右眼 0.1（0.4×−3.0D 90°），左眼 0.03（1.2×＋0.5D ◯ cyl−1.5D 90°）

眼圧 | 右眼 23 mmHg，左眼 12 mmHg（左眼は点眼なし）

眼表面 | 右眼上方に白内障とトラベクロトミー後の結膜瘢痕

前房・水晶体 | 両眼）前房深度：正常，眼内レンズ（IOL）囊内固定，瞳孔縁に偽落屑物質付着，右眼）IOL振盪軽度＋

隅角 | 両眼 Shaffer 4の開放隅角，右眼 Scheie Ⅳ（サンパオレシ線あり），左眼 Scheie Ⅱの色素沈着

角膜内皮細胞密度 | 右眼 1,227個/mm^2，左眼 2,172個/mm^2

　右眼のスリットランプ所見を図1，右眼の隅角・結膜所見を図2，眼底写真を図3，OCTによる乳頭・乳頭周囲解析結果を図4，初診時の視野検査結果を図5，前医から取り寄せた視野検査の経過を図6に示す．

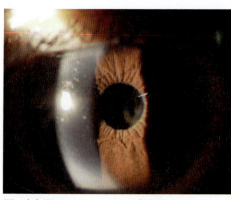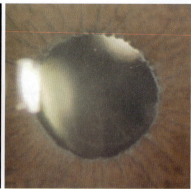

図1｜右眼のスリットランプ所見

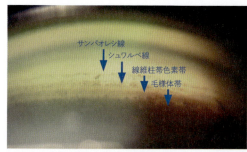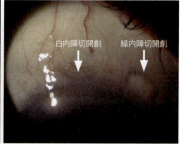

図2｜右眼の隅角所見と結膜の状態

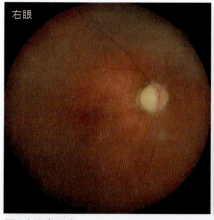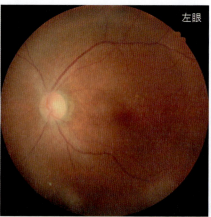

図3｜眼底写真

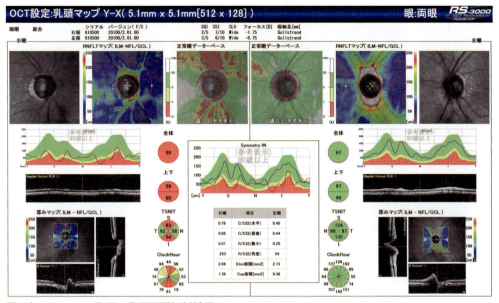

図4 | OCTによる乳頭・乳頭周囲解析結果

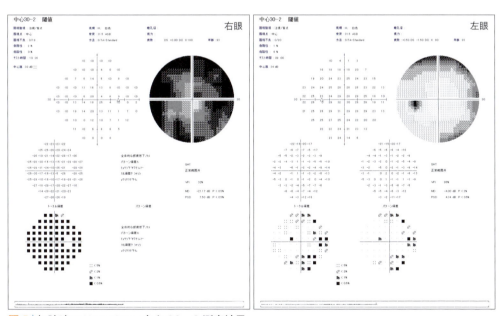

図5 | 初診時のHumphrey中心30-2測定結果

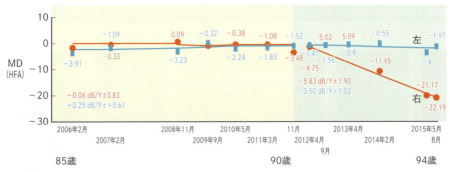

図6 | MD slope

呈示理由

超々高齢者の片眼落屑緑内障(pseudoexfoliation glaucoma：PEG)です．偽落屑物質の付着を指摘されてしばらくは何ともなかったのに，10年目に眼圧が上昇し始めました．トラベクロトミー後も十分に眼圧下降せず，今では内服も含んでいるためオーバーメディケーション気味です．右眼の視野はすごいスピードで悪化していますが，左眼はまだまだ大丈夫そうです．ご本人はいたってお元気で，「贅沢は言わない，あと10年ほど見えればよい」とおっしゃっています．①偽落屑物質付着眼をみた場合に，どのように経過を診ていけばよいのでしょうか？　また，②今回の症例では，次の一手としてどのように対応すればよいでしょうか？　ご指南のほどよろしくお願いいたします．

相良先生からのご指南

①落屑症候群について

　高齢者で眼圧上昇を認めた場合，まず落屑症候群と閉塞隅角緑内障の存在を考えるようにしています．落屑症候群の診断は難しいものではなく，瞳孔縁あるいは水晶体表面に白色のフケ状物質の存在を認めたら診断がつきます．散瞳不良の例も多いので，瞳孔径やその左右差は参考になります．瞳孔縁の変化がわかりにくい場合は，散瞳してはじめて水晶体前面の落屑物質を確認することもあります．隅角所見ではサンパオレシ線という色素沈着の所見が特徴的です．また，有水晶体眼であれば落屑症候群と閉塞隅角緑内障が併発している例も珍しくなく，原因は落屑症候群に伴うチン小帯脆弱により水晶体前方突出が顕著になっているためと考えます．したがって，白内障術後眼で眼圧上昇をきたしている症例は落屑物質がないかしつこく確認するようにしています（何か術中トラブルが起こった痕跡のある眼は特に！）．

　本症例では綺麗にIOLが挿入され周辺虹彩前癒着(PAS)もありませんので，眼圧上昇の原因は落屑症候群に間違いありません．80歳代における開放隅角緑内障のうちPEGの占める

割合は，70％を超えるという hospital-base の報告[1]がありますが，同じ印象をもたれている先生は多いのではないでしょうか？　本症例では右眼のみ眼圧上昇がみられていますが，緑内障のない落屑症候群症例であっても，15年後には約半数が緑内障を発症したという報告[2]がありますので，もしかしたら左眼は100歳近くになって眼圧上昇をきたしてくるかもしれません．

　落屑症候群は隅角においては細胞外基質の異常産生および分解機構の制御異常により房水流出障害が顕著となりやすいと考えられていますが，他にも体内の各部位に弾性線維構造異常をきたすことが知られており，視神経乳頭篩状板では圧に対する脆弱化をもたらし，角膜においては生体力学的特性が変化し眼圧測定値が低めに算出される可能性が考えられています．また，眼圧日内変動が大きいこともあり，**眼圧を含めた診察時の印象よりも予想以上に視野異常の進行が速いことに十分に留意して診察に臨む必要があると思います．**

　Early Manifest Glaucoma Trial[3]では，落屑症候群そのものが，加齢や眼圧と独立した緑内障進行の危険因子として考えられていることもあり，**診察時に眼圧上昇や緑内障性視神経障害を認めないからといって経過観察を終了せずに，落屑症候群は生涯にわたり管理する必要があると考えます．**基本的には年に数回の眼圧チェックとしますが，**眼圧が上昇傾向を見せ始めると点眼を強化しても抵抗することが多くなるため，診察間隔をより短くして，視野も3〜4か月に1回は測定するようにしています**（前述したように，予想以上に視野異常進行のスピードが速いので）．

　超高齢社会の進展に伴い，落屑症候群に遭遇する機会がより増えてくると考えられます．落屑症候群が角膜内皮異常を有することは周知の事実となっており，白内障や緑内障への管理や手術対応に今まで以上に多くの問題を抱えることになると思います．私も本症例のような患者さんを抱え，苦しんでいる1人です．

文献

1) 布田龍佑：落屑症候群および落屑緑内障の診断と治療．あたらしい眼科 25：961-968, 2008
2) Jeng SM, Karger RA, Hodge DO et al：The risk of glaucoma in pseudoexfoliation syndrome. J Glaucoma 16：117-121, 2007
3) Leske MC, Heijl A, Hyman L et al：Predictors of long-term progression in the early manifest glaucoma trial. Ophthalmology 114：1965-1972, 2007

植木先生からのご指南

本症例の問題は，94歳という超々高齢者であること，落屑緑内障であることの2つです．

高齢者の緑内障治療では，① 全身合併症のため，交感神経遮断薬点眼が使用できない場合が多い，② 視野検査の信頼性が低く，進行の判定が困難，③ 認知症や手が動きにくいことなどにより点眼方法が遵守できない，④ 1人で病院に来られないため通院困難であることが問題になります．緑内障手術を考える場合では，③ と ④ の理由で術後の管理が困難になることが予測され，躊躇することになります．

総務省統計局の報告では，平成29年におけるわが国の平均寿命は男性81.1歳，女性87.3歳であり，90歳以上の人口に対する割合は平成17年0.8%でしたが，平成27年1.5%，平成37年には2.7%に達すると推計しています[1]．また，緑内障罹患率は年齢とともに増加し，わが国では80歳以上で11.4%であり[2,3]，今後このような超高齢者の症例は増加してくると思われます．

落屑緑内障は原発開放隅角緑内障(POAG)より眼圧が高値であり，眼圧変動が大きく，次第に眼圧が上昇するという特徴があり，POAGより視野障害の進行は早いといわれていますが，最近では視神経乳頭篩状板の脆弱性などの関与も指摘されています[4]．それ以外に，角膜内皮障害やチン小帯の脆弱など，緑内障手術を行う場合に問題となる合併症もあります．

② 次の一手について

本症例を見てみると，94歳という高齢，落屑緑内障で，右眼のみCAIの内服が必要な高眼圧，視野障害が急激に進行し，視力は(0.4)，すでに中心視野も障害されています．角膜内皮細胞数も1,227個/mm^{2}と減少，IOLの振盪もあります．

できれば手術は避けたいため，**眼圧コントロールの悪い落屑症候群の続発緑内障であっても，選択的レーザー線維柱帯形成術(SLT)にて31.6%の眼圧下降率が得られたとの報告**[5]もあり，まずSLTを施行します．

そのうえで十分な効果が得られなければ，両眼性の場合では，配合剤を含めた2剤点眼で眼圧下降が得られずに，視野障害の進行速度が速くなった時点で，1眼のみでも積極的に手術を勧めます．観血的手術では病期より目標眼圧をlow-teenに設定し，手術を選択します．ビスコカナロストミーでも十分な眼圧下降が得られる可能性があるので[6]，**認知症があれば濾過胞を形成しないビスコカナロストミーを選択し，認知症がなければ低い眼圧への達成率が高いと思われるエクスプレス®挿入術を選択します．**

しかし，本症例では右眼視野はすでに進行期であり，左眼の視機能は良好であるため，たとえ右眼が見えなくなってもQOVが極端に悪くならないと思われます．右眼が見えない状態を模擬体験していただき，そのことをご理解いただければ，患者さんやご家族と相談し，積極的な治療は行わないというのも選択肢の1つです．

文献

1) 総務省統計局：高齢者の人口：http://www.stat.go.jp/data/topics/topi900.htm
2) Iwase A, Suzuki Y, Araie M et al；Tajimi Study Group, Japan Glaucoma Society：The prevalence of primary open-angle glaucoma in Japanese：the Tajimi Study. Ophthalmology 111：1641-1648, 2004
3) Yamamoto T, Iwase A, Araie M et al；Tajimi Study Group, Japan Glaucoma Society：The Tajimi Study report 2：prevalence of primary angle closure and secondary glaucoma in a Japanese population. Ophthalmology 112：1661-1669, 2005
4) Schlötzer-Schrehardt U, Hammer CM, Krysta AW et al：LOXL1 deficiency in the lamina cribrosa as candidate susceptibility factor for a pseudoexfoliation-specific risk of glaucoma. Ophthalmology 119：1832-1843, 2012
5) Goldenfeld M, Geyer O, Segev E et al：Selective laser trabeculoplasty in uncontrolled pseudoexfoliation glaucoma. Ophthalmic Surg Lasers Imaging 42：390-393, 2011
6) Wishart PK, Wishart MS, Choudhary A et al：Long-term results of viscocanalostomy in pseudoexfoliative and primary open angle glaucoma. Clin Experiment Ophthalmol 36：148-155, 2008

コラム14

高齢患者の検査，私のコツ

　高齢緑内障患者を検査するうえでの問題は，認知症や体力，四肢不自由のため検査が正確にできないことがあります．特に視野検査はせっかく検査を受けていただいても信頼度が低く，視野障害の有無を判定できないことや，「次のときには視野の……」と伝えると「あれはしんどいから嫌だ」と拒否されることもあります．

　そのような方にはHumphreyのプログラムをSITA-fast（24-2）で行い，検査時間が短くなるようにしたり，今回は右眼，次回は左眼というように片眼ずつ行い，1回の負担を軽減するようにしたりしています．また，（10-2）にて評価をしなくてはならない中心視野障害の強い症例では，アムスラーチャートである程度の代用は可能です．

　自覚的視野検査が困難な場合には，他覚的緑内障検査を活用して進行の有無を判定することもあります．眼底写真で乳頭形状や神経線維層欠損（NFLD）の変化で大まかな進行を推察することもできますし，OCTによる神経節細胞複合体（GCC）マップを定期的に撮影することで，初期であれば視野障害進行を推察することも可能です．

　患者の状態に合わせ，生涯にわたり適切な加療を継続できるようにしたいものです．

（植木　麻理）

この症例のその後…

　相良師匠の解説の通り，落屑緑内障は開放隅角緑内障であっても非常に進行が早く，本症例でも，あっという間に右眼の視野欠損が広がって，視力も低下してきました．本症例は，点眼治療でコントロールできないことは明白ですが，それでは，もう片方の眼がよく見えている超々高齢者の緑内障に対してどのくらい積極的に手術治療を行うか，行うとすればどのような術式が適切なのか悩ましいところです．植木師匠の解説の通り，術後の手間がなるべく少ない術式を選択するという点を考慮して，本症例では，術後低眼圧が少なくてマイトマイシンCも使用しないアーメド緑内障バルブの前房内挿入を行って眼圧下降を得ました（図7）．チューブの挿入位置についても，前房内，毛様溝，硝子体腔，それぞれに利点・欠点があり，術者の手技の習熟度により，選択される必要があります．

　今後，このような症例がどんどん増えてくると思われます．どのように対処するか，心の準備が必要だと思います．

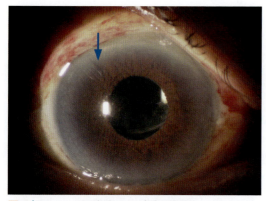

図7｜アーメド緑内障バルブ挿入術後
➡：前房内に挿入されたチューブの先端．

師範からの一言

　94歳という年齢が，本症例の治療を考えるうえで大きなポイントになっています．今回はまとめの言葉というよりも私の意見を述べさせていただきます．最初のquestionです．この患者さんはいつお亡くなりになるのでしょうか？　2016年の94歳男性の平均余命は3.11年です[1]．でも，97歳で寿命が尽きるとは誰にもわからないのです．いつまで通院できるのか，いつまで自分で点眼内服できるのか，ということもわかりません．また，そうなったときの介護体制はどうなっているのでしょう．この患者さんはあと10年以上生きるつもりです．2つ目のquestionです．手術をためらう理由は何でしょうか？　94歳の方の白内障手術ならどうなのでしょうか？　心肺機能のチェックが必要ですが，これは眼科の診察室で行うことではありません．3つ目のquestionです．視機能がよい左眼はいつまで見えるのでしょうか？　緑内障眼は網膜血管閉塞をきたしやすいと報告されています[2]．CAIの内服で眼圧は下がっていますが，眼底写真を見ると明らかに左眼も緑内障です．頼りにしていたよいほうの眼に網膜中心静脈閉塞をきたして，今まで邪険に扱っていた悪いほうの眼を頼りにして，生活しないといけない患者さんを経験したことがあります．また，よいほうの眼を外傷（遠近感がよくないので，いろいろな物にぶつかります）で失明された方は多数います．最後のquestionです．手術を選んだときとこのまま薬物治療を選んだときの患者さんのQOLはどうなのでしょうか？　文献的には差がないと出ています[3]．ただ，本研究は手術でも点眼治療でもどちらでもよい患者さんを対象としています．この患者さんは，年齢の問題を外せば明らかに手術適応の状態です．術式によるQOLの差もないと報告されています．本人に希望があれば別ですが，年齢を理由に治療方針を変えることに疑問を感じます．

　　露の世は　露の世ながら　さりながら（一茶）

（木内　良明）

文献

1) 総務省統計局：人口・世帯：http://www.stat.go.jp/data/nihon/02.htm
2) Gupta V, Sony P, Sihota R：Bilateral retinal venous occlusion in pigmentary glaucoma. Graefes Arch Clin Exp Ophthalmol 243：731-733, 2005
3) Quaranta L, Riva I, Gerardi C et al：Quality of life in glaucoma：A Review of the literature. Adv Ther 33：959-981, 2016

治療中の疑問

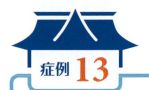

症例 13

自覚症状のない患者さんが点眼薬を使ってくれません！
緑内障患者のアドヒアランス

症例呈示 溝上志朗
指南 廣岡一行 馬場哲也

患者 31歳，男性〔職業：看護師(整形外科クリニック)〕

現病歴 2010年，コンタクトレンズ検診で緑内障を指摘された．ベースライン眼圧は 16〜18 mmHg．正常眼圧緑内障(NTG)と診断され，点眼が開始された．以後，眼圧は 11〜13 mmHg で落ち着いていた．しかし最近になり，右眼の視野障害が急速に進行したため，精査目的にて当科へ紹介された．

処方歴 プロスタグランジン関連薬/β遮断薬配合点眼剤 両眼 1日 1回

既往歴 大学時代にラグビーの試合で上腕を骨折

持参視野所見 図1に示す．

初診時所見

視力 | 右眼 0.03(1.2×−8.75D)，左眼 0.04(1.2×−7.75D)

眼圧 | 右眼 13 mmHg，左眼 11 mmHg

前眼部 | 両眼)角膜：透明，前房：正常深度，前房内炎症所見なし，水晶体混濁なし

隅角 | 両眼)正常開放隅角

中心角膜厚 | 右眼 559 μm，左眼 551 μm

角膜内皮細胞密度 | 右眼 2,473 個/mm²，左眼 2,684 個/mm²

　眼底写真は図2に，当院初診時の視野検査の結果は図3に示す．

呈示理由

　実はこの患者さん，指示されていた点眼薬をほとんど使用していませんでした．前医受診時には受診の前日と当日の朝だけ点眼していたことを白状されました．つまり，ほぼ自然経過を診ていたことになります．念のため，頭部 MRI 検査を行いましたが，視路には異常は認

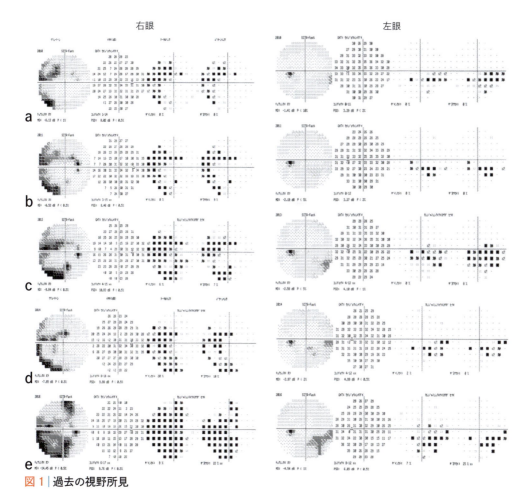

図1 過去の視野所見

a：2010年，b：2011年，c：2013年，d：2014年，e：2015年．

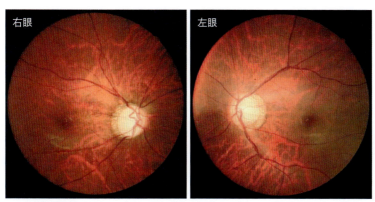

図2 眼底所見

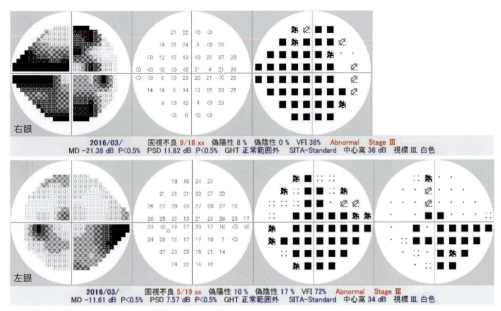

図3 | 2016年3月の当院初診時の視野所見

めませんでした.
　患者本人曰く「最近になり，右眼が急に見えにくくなったので怖くなった」とのことです．前医では，初診時に緑内障の病態について詳しく説明され，点眼治療による眼圧下降の重要性についても再三説明をされてきたようです．医学的知識がある医療従事者でもアドヒアランスが得られなかった症例です．
　師匠はこのようなアドヒアランスの低い（低くなりそうな）若年齢の患者さんに対し，どのように対応しているのでしょうか？　アドヒアランスを高めるよい方策がございましたら，ご指南のほどよろしくお願いいたします．

廣岡先生からのご指南

　アドヒアランスの評価方法は，大別すると直接法と間接法があります．直接法には，「直接治療を観察する」「薬物の血中濃度の測定」などがあり，間接法には「患者へのアンケート・自己申告」「薬剤の残量」「保険請求データベースから調べる」「点眼モニター装置」などがあります．しかし，実際の臨床の場では，患者さんとのコミュニケーションや薬剤の処方数などから，その患者さんのアドヒアランスの良否を推測しているのが実情だと思います．患者さんとのコミュニケーションでアドヒアランスを評価する場合には，例えば「きちんと点眼をしていますか？」というような"はい・いいえ"で答えるような質問では，患者さんは"はい"と答えることが多く，結果として医療者側はアドヒアランスを過大評価しがちになります．患者さんから自由な答えを引き出せるような質問をすることにより，患者さんのアドヒアランスの良否をできるだけ正確に把握することが大切です．

　以前，香川大学医学部附属病院緑内障外来に通院中の患者さんにアンケート調査をしたところ，アドヒアランス不良となる因子は，① 若年者(20〜49歳)，② 点眼薬の種類が左右の眼で異なる，でした．逆にアドヒアランス良好となる因子は，① 点眼薬が効いているという実感がある，② 点眼薬が効いているかどうか診察ごとに説明を受けたいと思っている，③ 医師から治療効果の説明が診察ごとにある，でした．点眼薬の効果の実感(眼圧が下がっている)，あるいは効果があるかどうかを知りたいと思っている(診察ごとに眼圧がいくらなのかを知りたい)患者さんのアドヒアランスが良好であったことから，**点眼による有益性の認識が大切で，患者さんに点眼薬の効果を実感してもらうように説明することがアドヒアランスの向上にとって重要です．**

　本症例は「最近になり，右眼が急に見えにくくなったので怖くなった」と話していることから，今後はアドヒアランス良好になると思われますが，自覚症状のないときにアドヒアランスを向上させるにはどうすればよいのでしょうか？　それには，なぜ若年者はアドヒアランス不良になりやすいかを知る必要があります．アドヒアランスに影響する因子は多岐にわたりますが，① 治療内容，② 患者自身，③ 医療者側，④ 環境，家族や援助者に関した因子，の4つに大別できます(参考表1)[1]．若年者の場合は，患者側の要因である心理的要因，つまり「疾病の否認」があると思います．全身的な疾患もなく，また体力的な衰えなども実感しないため，自分自身が病気を患っているという実感がないと思われます．また，非心理的要因の「多忙」も影響していると思います．Glaucoma Adherence and Persistency Studyでは，緑内障が進行すると失明するということを理解していない患者さんのアドヒアランスは不良であると報告しています[2]．この結果からもわかるように，緑内障とはどういう病気なのかを患者さんが正しく理解することはアドヒアランス向上に必要不可欠です．

　また，行動変容のステージ分類があり，その時々の患者さんの心境を5つのステージに分類して説明をしています(参考図1)[3]．前熟考期は緑内障と診断されたものの，まだ緑内障に

参考表 1 アドヒアランス不良を招く諸因子

1. 治療内容による要因
   - 点眼回数
   - 多剤併用
   - 薬物の効果不十分
   - 効果発現が遅い
   - 副作用が強い（しみる，苦い，かすむ，充血する）
   - 治療効果が実感できない
2. 患者側の要因
   (1) 心理的要因
      疾病の否認，医療不信，治療の放棄，独自の健康法や人生観
   (2) 非心理的要因
      多忙，不規則な生活状況，経済的な負担
   (3) 疾病や薬物療法への理解不十分
      緑内障に関する病識の欠如，情報収集の不足，理解力・知的機能の問題
   (4) 身体的要因
      点眼薬が眼に入らない，点眼したかどうか記憶できない
   (5) 精神症状による要因
      薬に対する妄想，治療に対する意欲や関心の低下
3. 医療者側の要因
   - 服薬の必要性，薬物の効果や副作用，治療の見通し予測などを明快に説明しない
   - 薬物治療に対する知識不足
   - 患者の感情面，生活に無関心
   - 相性の問題
4. 周囲（環境）の要因
   - 患者の周囲に家族などのサポートがない
   - 医療機関への受診が困難

（廣岡一行：アドヒアランス改善を目指した工夫と生活指導．山本哲也・谷原秀信（編）：All About 開放隅角緑内障．283，医学書院，2013）

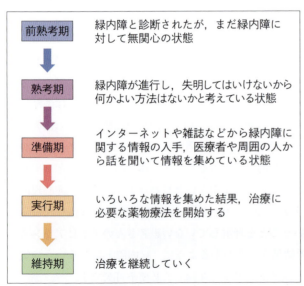

参考図 1 患者の行動変容のステージ分類

(Hahn SR: Patient-centered communication to assess and enhance patient adherence to glaucoma medication. Ophthalmology 116: S37-S42, 2009 より改変して引用)

対して無関心の状態です．若年者ではこの前熟考期が非常に長いのではないかと思います．緑内障という病気を正しく理解してもらい，関心をもってもらう必要があります．**前熟考期が長い患者さんには，緑内障とは怖い病気である（例えば，わが国における失明原因の第1位で，治らない病気である）ことを多少強調して説明するのがよいのではないかと思います．**

文献
1) 廣岡一行：アドヒアランス改善を目指した工夫と生活指導．山本哲也・谷原秀信（編）：All About 開放隅角緑内障．281-290，医学書院，東京，2013
2) Friedman DS, Hahn SR, Gelb SR et al：Doctor-patient communication, health-related beliefs, and adherence in glaucoma results from the Glaucoma Adherence and Persistency Study. Ophthalmology 115：1320-1327, 2008
3) Hahn SR：Patient-centered communication to assess and enhance patient adherence to glaucoma medication. Ophthalmology 116：S37-S42, 2009

馬場先生からのご指南

　本症例は31歳と若年で医療従事者であり，一般には良好なアドヒアランスが得られると思われがちですが，実際はほとんど治療が行われず視野障害の進行を許してしまった症例です．治療開始時には，初期の緑内障であり，自覚症状がなかったことが最も大きな原因と考えられます．現時点では，自覚症状が出てきたため今後のアドヒアランスは向上すると思いますが，自覚症状のない症例に対して，私たちはどのようなことに留意して診療にあたるべきかを考えてみたいと思います．

病状説明

　通院を中断した緑内障患者に対するアンケート調査で，通院中止理由の上位に挙がったのは，① 特に悪くなる気配がない（自覚症状がない），② 点眼で眼圧が下がったので，治ったと思った，③ 通院が面倒，④ 治療してもよくならないと言われた，⑤ 仕事が忙しかった，でした．これらから個人的な理由を除外すると，緑内障の特徴に起因した初期には自覚症状がない，治療しても自覚症状が変化せず治療効果の実感が得られないというものと，患者側の原因として緑内障の病状を理解できていないことが見えてきます．

　では，私たち眼科医は必要十分な病状説明ができているのでしょうか？　本症例では，前医で緑内障の病態，点眼治療の重要性を再三説明されていたとのことですが，患者さんには有効に伝わっていなかった可能性があります．病状説明で必要とされるのは，① 緑内障の病態，② 現在の病状，③ 今後の治療方針，④ 最終目的です．以前から，説明にあたっては専門用語の羅列を控えるべきだといわれていますが，実はいくら言葉を噛み砕いても最小限の医学用語は必要で，医学知識がないと理解できない部分があることを認識しておく必要があります．例えば，実際の説明内容を録音または記述してみると，けっこう難しいことを言っていることがわかります．つまり，言葉の説明だけでは不十分となる可能性があります．そ

こで，言葉では伝えきれない部分についてシミュレーションをした結果，ビジュアルに訴えることが有効であるとわかりました．例えば，**本人の眼底写真や実際の検査結果を表示して具体的に説明すること，特に正常所見と比較して説明した場合によりよい理解が得られること**がわかりました．各自で説明方法を工夫して，アドヒアランスの向上を目指しましょう．

また，患者さんと眼科医との意識に大きな隔たりがあるのは，一般に患者さんはすべての疾患について元通りに治してもらうことを期待していることです．眼科医にとって，緑内障は治癒する疾患ではなく，進行を停止または遅くすることで生涯を通じての視機能の維持が目標であることは当然の認識ですが，このことをきちんと理解してもらうのは本当に難しく，粘り強い病状説明が必要です．

治療薬の選択

緑内障の点眼薬治療のアドヒアランスが低下する因子として，複数の研究から①1日の点眼回数3回以上，②点眼時不快，③男性，④視力良好が挙げられています[1]．緑内障に対する治療は，生涯を通じて継続することから，患者さん自身が感じる負担やストレスが小さいほうがアドヒアランスの向上につながるのは自明の理です．

点眼回数に対して，個人的には病期が中期以降の症例では点眼回数よりも眼圧下降効果を優先しますが，初期の症例では複数の点眼薬を試し，単剤での目標眼圧の達成を目指します．配合剤も積極的に使用して，より点眼回数を少なくすることを心がけています．

点眼時不快に関して，緑内障点眼治療時に困っていることについてのアンケート調査で上位に挙がったのは，使用感では，①しみる，②かすむ，③充血，でした．方法・手技では，①うまく点眼ができない，②点眼薬がよく見えない，でした．治療の目的・意義では，①必要性がわからない，②治療が面倒で，その他では，薬の価格が高いでした[2]．これらの不満のなかでも，特に訴えが多かったのは点眼時のしみる，かすむで，点眼薬の使用感・副作用に関して私たち眼科医も十分留意して治療にあたる必要があります．

では，具体的にはどのようにすればよいでしょうか？　残念ながら，副作用を完全に避けることはできません．個人的には，**新しい点眼薬の処方時に使用感や副作用の可能性について伝え，次回の受診時に症状の程度および点眼継続の可否について確認するようにしています**．また，慢性期の副作用についても時々問診することを心がけています．それにより患者さんも副作用を気にしてくれていることが理解されると，認容度が高くなりアドヒアランスが向上すると思っています．しかし，患者さんが認容できない点眼薬は速やかに中止し，他剤への変更を厭わないことも，長期的なアドヒアランス維持に必要と考えています．

文献

1) Olthoff CM, Schouten JS, van de Borne BW et al：Noncompliance with ocular hypotensive treatment in patients with glaucoma or ocular hypertension an evidence-based review. Ophthalmology 112：953-961, 2005
2) 末武亜紀・福地健郎・田中隆之・他：Patient-Centered Communication(PCC)Tool としての緑内障点眼治療アンケート．あたらしい眼科 29：969-974, 2012

この症例のその後…

「これからは先生の指示通り毎日点眼します」．患者さんが点眼治療の重要性をよく理解され(たような様子で)，神妙な面持ちで言われたため，いったん紹介元のクリニックに戻って引き続き経過を診ていただくこととしました．紹介元の先生には，今後さらに視野障害が進行したらすぐに大学病院を再診させていただくようお願いをしました．

そして，その後2年以上が経過しました．まだ患者さんの再診はありません．アドヒアランスの改善により，進行が止まったのでしょうか．いや，それとも……．いろいろな意味で考えさせられる症例です．

コラム 15

病状説明，私のコツ

　緑内障の病状説明では，客観的な事実伝達と，病状に配慮した説明が重要と考えます．
　まず，客観的な事実伝達については，①緑内障とは，②現在の病期，③今後の治療方針が挙げられます．疾患の説明では，丁寧にわかりやすく説明しているつもりでも，眼圧，隅角，視神経，視野など最低限の医学用語は使用しており，十分に理解されていないことが少なくありません．現在の病期については，自覚症状があれば受け入れられやすいですが，自覚症状がない症例では視野異常が生じていることを理解しにくいです．今後の治療方針についても，一定期間の治療で治癒するものではなく，治療により進行を止める，遅くするのが目的で，生涯を通じた治療の必要性を伝える必要があります．また，病状説明は医療者側の自己満足にとどまらず，患者さんが本当に理解しているかチェックすることも重要です．
　次に，病状に配慮した説明については，①病期(初期―中期―後期)，②年齢(若年―高齢)，③自覚症状(なし―あり)，④病識，疾患に対する恐怖(なし―強い)など，個々の病状によって説明内容を変えています．例えば，「緑内障＝失明」と思い詰めている患者さんには，失明という言葉は使わないように心がけ，適切な治療で進行を止めることができることを伝えますが，病識が乏しい患者さんには，悪化した視野は回復しないこと，放置による失明のリスクもほのめかします．画一的な説明ではなく，それぞれの症例に応じた自分なりの説明方法を検討・実践することをお薦めします．

(馬場 哲也)

師範からの一言

　緑内障の薬物治療は医師だけで行えるものではありません．眼圧下降点眼薬を患者さんに実際に使っていただくことで成立します．咳が出る，足がかゆいなどの自覚症状があれば，それなりに治療を行う患者さんは多いでしょう．少し眼圧が高い，血糖が高いという患者さんは疾患が末期になるまで自覚症状が出てきません．糖尿病網膜症が悪化して血管新生緑内障(NVG)の治療で苦労している患者さんの多くは丸々プリプリしています．こちらは一生懸命，失明させないように治療に頑張ります．手術もします．しかし，いつも一抹のむなしさも感じています．アドヒアランスを向上させるためのヒントを廣岡先生と馬場先生からご呈示いただきました．参考にしていただければと思います．

　医療経済の面からは薬物治療を続けるよりも，合併症対策も含めて手術治療のほうが低いコストで治療できると報告されています．手術ですっきりケリがつけばよいのですが，そうはいきません．現在，アドヒアランスで気になることがもう1つあります．今の時点でアドヒアランスが良好で，点眼治療で良好に眼圧がコントロールできている緑内障患者さんが，年老いて自分で点眼できないときが来たらどうするのでしょうか？　そのときに家族がいなければどうなるのでしょうか？　受診もできなくなったら薬の処方もできません．手術をして点眼不要にすればよいのでしょうか？　阿弥陀如来様にお願いするのでしょうか？

　　ともかくも　あなた任せの　緑内障
　　（ともかくも　あなたまかせの　年の暮れ：一茶）

（木内　良明）

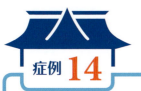

症例 14

点眼治療を行い眼圧は低いのに視野障害が進行します！

症例呈示 廣岡一行
指南 溝上志朗 馬場哲也 中澤 徹

患者 55歳，女性

現病歴 2010年より両眼の正常眼圧緑内障(NTG)で近医を通院．無治療時眼圧は15 mmHg前後．キサラタン®，ミケラン® LA，エイゾプト®，アイファガン® を順次処方され，4剤併用時の眼圧は右眼9〜14 mmHg，左眼8〜13 mmHgであった（図1）．また，2013年9月からニバジール®，2014年2月からはメマリー® を内服．

既往歴 特筆すべき事項なし

持参視野経過 図2に示す．

初診時所見

視力 | 右眼 0.05（1.5× −6.5D），左眼 0.08（1.5× −5.25D ○ cyl −1.5D 150°）
眼圧 | 右眼 12 mmHg，左眼 11 mmHg
前眼部 | 両眼）角膜：透明，前房：正常深度，水晶体混濁なし
隅角 | 両眼）Shaffer：4，周辺虹彩前癒着（PAS）（−）
中心角膜厚 | 右眼 517 μm，左眼 505 μm
眼底写真 | 図3に示す．

呈示理由

　眼圧が低いにもかかわらず，視野障害が進行する症例に対してまず考えないといけないこととして，「本当に眼圧が低いのか？」というのがあります．例えばアドヒアランスが悪く，普段はきちんと点眼をしていないが，診察日の数日前から点眼をきちんとし，その結果外来診察時の眼圧が低くなっている，ということがあります．また，外来診察をしている時間帯以外の眼圧の確認も必要です．アドヒアランスの良否を正確に知ることは困難ですが，患者さんとのコミュニケーションのなかでおおよその見当はつきます．本症例はアドヒアランス

158 治療中の疑問

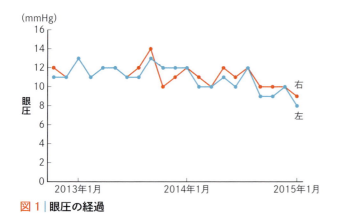

図1 | 眼圧の経過

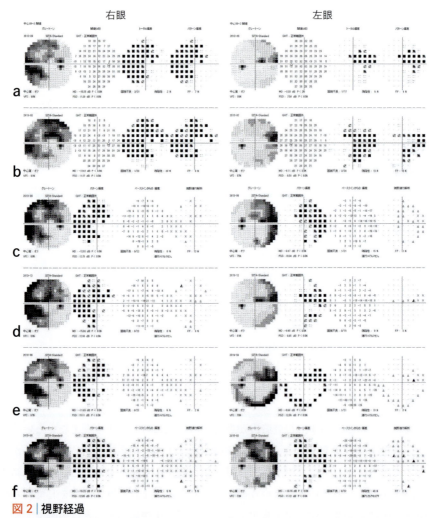

図2 | 視野経過

a：2012年9月，b：2013年2月，c：2013年9月，d：2013年12月，e：2014年4月，f：2015年3月．

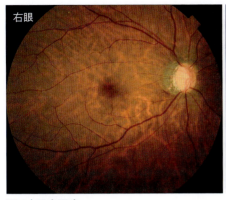 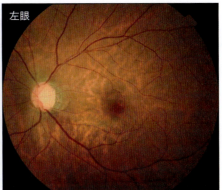

図3 | 眼底写真

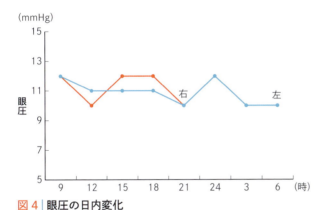

図4 | 眼圧の日内変化

良好と考えられます．また，診察時以外の時間でも眼圧は低くなっています（図4）．念のため，頭部MRI検査を施行しましたが，異常を認めませんでした．神経保護効果を期待してニルバジピン（ニバジール®）とメマンチン（メマリー®）を処方されていますが，少なくとも本症例では効果があるとは思えません．

　師匠は，このように**眼圧が低くても緑内障が進行する症例に対して，どのような診療をしていますか？**　ご指南のほどよろしくお願いいたします．

溝上先生からのご指南

本症例をどう考えるか

　ベースライン眼圧 15 mmHg の症例が，点眼薬を 4 剤も併用しているにもかかわらず，右眼 9〜14 mmHg，左眼 8〜13 mmHg と，経過中の眼圧変動がやや大きい印象をもちました．一方，日内変動幅は両眼ともに 2 mmHg と小さいことからも，やはり，日々変動が大きい症例であるといえそうです．廣岡先生も指摘している通り，このような症例は点眼アドヒアランスを今一度確認したいところです．また，過去に，本症例と同様に日々変動が大きい症例で，NTG の水晶体に落屑物質が沈着していた症例を経験しました．

　さて，視野ですが，2013 年 9 月以降の MD 値が，右眼で −12.91 dB，−15.66 dB，−11.83 dB，−16.73 dB と，視野の結果の変動も比較的大きい症例だと思いました．本症例のような MD 値の変動が大きい症例は，進行速度の把握に長期間を要するという報告があります[1]．そのように考えますと，もちろん，本症例はイベント解析の結果からも進行している可能性は高いと思いますが，まだ視野検査に慣れていないなどの理由で測定結果が変動しているため，現段階では進行速度を正確に評価することは難しいのかもしれません．

低い眼圧でも進行する症例への対応

　私の場合，このような症例でも，MD slope が −0.5 dB/年を超える早さで進行しているならば，まず進行している側の眼より手術に踏み切ることが多いように思います．術式はトラベクレクトミーを選択します．この場合，一桁後半の眼圧を目指すことになりますが，それにより進行が抑制できた症例も経験したことがあります．最近では，そのような積極的な加療を支持する報告もみられます[2]．

　ただ，このような場合は患者さんへの対応にやや慎重さが求められるかもしれません．過去に，一通りの手術説明が終わり，いよいよ同意を得る段階になってから，今まで指示通りに点眼をしていなかったことや，診察の前日しか点眼をしていなかったことなどを，正直に語り始める患者さんにも少なからず遭遇しました．そして，概してそのような場合は，視機能の低下をまだ自覚していない患者さんに多い印象があります．

　本症例においても，両眼の視野を重ね合わせますと，患者さんが日常生活で不自由を感じやすいとされる固視点下方の視野感度は維持されており，まだ切迫感を感じていない可能性はあります．

患者に神経保護効果を期待して薬（サプリメントを含む）を処方するか

　私自身は，眼圧が低く維持されているにもかかわらず，視野障害の進行が止められない患者さんに対して，神経保護効果を期待して特定の点眼薬を処方したり，サプリメントの服用を勧めたりすることはしていません．

ただ，サプリメントについては，実際に患者さんやご家族より問い合わせがあった場合に，イチョウの葉，カシスアントシアニン，ビルベリー，などを例に挙げ，これらのサプリメントには，一部の施設から緑内障患者の視機能を改善させたとの報告があることを伝えます[3,4]．しかし，まだエビデンスレベルの高い大規模な多施設ランダム化比較試験での検証がされていないこと，さらに，それらの作用機序や副作用についても，いまだ不明な点が多いこと，そして，専門家の間でもまだ否定的な見解が多いこと，なども説明するようにしています．

文献

1) Chauhan BC, Garway-Heath DF, Goñi FJ et al：Practical recommendations for measuring rates of visual field change in glaucoma. Br J Ophthalmol 92：569-573, 2008
2) Iverson SM, Schultz SK, Shi W et al：Effectiveness of single-digit IOP targets on decreasing global and localized visual field progression after filtration surgery in eyes with progressive normal-tension glaucoma. J Glaucoma 25：408-414, 2016
3) Ohguro H, Ohguro I, Katai M et al：Two-year randomized, placebo-controlled study of black currant anthocyanins on visual field in glaucoma. Ophthalmologica 228：26-35, 2012
4) Shim SH, Kim JM, Choi CY et al：Ginkgo biloba extract and bilberry anthocyanins improve visual function in patients with normal tension glaucoma. J Med Food 15：818-823, 2012

馬場先生からのご指南

　本症例は，最大許容量の点眼加療にて，眼圧を常に10 mmHg台前半に下降させ，眼圧日内変動でも24時間を通じて眼圧が安定しているにもかかわらず，視野障害の進行が阻止できていないNTG症例です．そのうえ，視野障害の進行に眼圧依存性因子の影響が少ないと推定して眼循環改善効果や神経保護効果を期待した全身投薬を併用してもさらに進行しているため，日常診療においては避けて通りたい症例です．

　本症例に対する次なる積極的な治療アプローチの1つとして，手術治療によりさらなる眼圧下降を目指すことが挙げられますが，その有効性について考えてみたいと思います．

∷NTGに対する手術治療

　NTGに対する緑内障手術としては，眼圧，病期，年齢などを考慮して，症例により各種の濾過手術や流出路再建術が選択されますが，眼圧が10 mmHg前後の症例に対してさらなる眼圧下降が期待できる手術としては，トラベクレクトミーが第一選択に挙げられることが多いと思います．しかし，同手術は低眼圧を目指すほど，低眼圧に関連した合併症の頻度が増加し，自覚的視機能が低下するリスクも増加するため，慎重に手術適応の決定をしていく必要があります．

　日本人におけるNTGに対するトラベクレクトミーの術後成績において，Shigeedaら[1]は，手術により視野障害の進行を遅くすることはできるが，進行を停止することは難しいとのことから，進行が早い症例に対する手術は有効な可能性があるとしており，Aoyamaら[2]は，

20％以上の眼圧下降，または眼圧を 10 mmHg 以下にすることで，90％以上の症例で視野障害の進行の阻止ができたと報告しています．

　以上のように，**眼圧が低値の症例においても，緑内障手術によるさらなる眼圧下降で視野障害の進行を阻止できる可能性がありますが，手術が有効な症例をいかに選択するかが重要**と考えます．

眼圧依存性因子

　緑内障手術の効果は眼圧下降によるものであることから，**眼圧依存性因子が残存していることが手術適応の絶対条件となります．**NTG の進行因子として，Collaborative Normal-Tension Glaucoma Study[3]では，高眼圧，乳頭出血，女性，片頭痛が挙げられ，Komori ら[4]は，乳頭出血と眼圧長期変動を挙げています．これらは眼圧依存性因子と関連があると推察され，個人的には以下のポイントを総合的に考慮して判断しています．

　① 眼圧：middle teen 以上，② 角膜厚：薄い，③ 眼圧の左右差と悪化眼が一致（眼圧が高い眼の進行が速い），④ 繰り返す乳頭出血，⑤ 眼圧長期変動：大，⑥ 眼圧日内変動：大，⑦ 進行速度：速い

　そこで，これらのポイントを本症例に当てはめてみると，① 眼圧は low teen，② 角膜厚はやや薄い，③ 眼圧の左右差なし，④ 乳頭出血は不明，⑤ 眼圧季節変動 3〜4 mmHg，⑥ 夜間眼圧上昇なし，⑦ MD slope は－1.0 dB/年より速いため，眼圧依存性因子が大きいとはいえません．

　しかし，本症例の最大の問題は進行速度が速く，現状の薬物治療では 5〜10 年後には中心視野に障害が及ぶ可能性が高いこと，年齢が 55 歳と余命が長いことです．そのため，手術による眼圧下降を検討する必要があると思います．そのうえで，患者さん本人が病状の深刻性を認識し，手術による後遺症のリスクと眼圧下降しても進行を阻止できない可能性についても受け入れられる場合には，**まず MD 値の低い右眼のみトラベクレクトミーを勧めたいと思います．その後，術後の進行速度を 2〜3 年チェックし，眼圧下降による進行の阻止効果が確認された時点で，左眼の手術適応を再検討したいと思います．**最終的に手術をするにしてもしないにしても，患者さんとの信頼関係を十分に構築しておくことが重要と考えます．

文献

1) Shigeeda T, Tomidokoro A, Araie M et al：Long-term follow-up of visual field progression after trabeculectomy in progressive normal-tension glaucoma. Ophthalmology 109：766-770, 2002
2) Aoyama A, Ishida K, Sawada A et al：Target intraocular pressure for stability of visual field loss progression in normal-tension glaucoma. Jpn J Ophthalmol 54：117-123, 2010
3) Drance S, Anderson DR, Schulzer M：Collaborative Normal-Tension Glaucoma Study Group：Risk factors for progression of field abnormalities in normal-tension glaucoma. Am J Ophthalmol 131：699-708, 2001
4) Komori S, Ishida K, Yamamoto T：Results of long-term monitoring of normal tension glaucoma patients receiving medical therapy：results of an 18-year follow-up. Graefes Arch Clin Exp Ophthalmol 252：1963-1970, 2014

中澤先生からのご指南

眼血流と緑内障

　本症例は，診察時に眼圧が常に低値で，眼圧日内変動検査でも眼圧が高くなることはないものの視野障害が進行するNTG症例です．このような症例に対し，どのように治療を進めていくかに関する質問です．血流改善がNTGの視野障害の進行を抑制できるのかについて，現状ではエビデンスがありません．一方，視野障害進行の危険因子をまとめたメタ解析では，血流に関与する危険因子（乳頭出血，乳頭周囲脈絡膜萎縮，脳梗塞，高血圧，冷水試験での遅い回復，片頭痛など）が多数報告されています[1]．つまり，血流改善の治療エビデンスは確立されていませんが，循環障害は緑内障進行に悪影響を与える因子であるということが示されています．血流改善の治療に対するエビデンスが確立されていない理由の1つとしては，これまで，再現性が高く，比較的容易に血流測定ができる検査機器が存在せず，信頼性の高い研究がなされなかったことが挙げられます．

　近年，わが国で開発されたレーザースペックルフローグラフィ（laser speckle flowgraphy：LSFG）の登場により，日常診療で簡便に眼底血流の検査を行うことが可能となりました．LSFGは，無散瞳でも測定可能で，約4秒間で関心領域の血流を測定できるカラーマップ解析と，一心拍の波形から血流パラメータを算出する波形解析により，再現性の高い血流測定が可能です[2]．組織血流を示す組織MBRは，血流の絶対値を示すパラメータとよく相関することから，個人間比較が可能と考えられています[3]．さらに，OCTアンギオグラフィにより乳頭や乳頭周囲の毛細血管が簡便に描出できるようになり，今後，眼循環と緑内障病態の解明がさらに進んでいくと思われます．

本症例に対する考え方

　緑内障診療においては，まず，眼圧に関する議論を進めるべきです．通常の診察では，眼圧が低く見積もられている場合があります．例えば，角膜厚が薄い患者さんや日内変動，体位変動が大きい患者さんが存在します．さらに，前房は深く見えても，周辺隅角はプラトー虹彩やPASにより閉塞している場合も考えなければなりません．最後に，普段は点眼治療を怠っており，診察に来る前日だけ眼圧下降治療をしているケースもみられます．こうして，測定に関する因子や点眼のアドヒアランスをよく考慮したうえで，これらすべてが除外できる場合に，眼圧非依存因子が関与する可能性を考えることになります．

　われわれの施設では，主には低血圧，高血圧，スパスムの既往，血圧自動調節能（オートレギュレーション）不全，全身疾患による血流低下（不整脈や心不全）や貧血，酸化ストレス，睡眠時無呼吸症候群，遺伝子異常などを考慮しています[4]．臨床の現場でよく遭遇するのは，近視を有する低血圧の患者さんです．さらには，高血圧で降圧薬を内服し低血圧になっている症例もあるので，高血圧加療の内服薬の有無や過度な血圧低下となっていないか問診して

おくことも必要です．この場合には内科の先生とよく相談して，適切な血圧管理となるよう治療薬を調整する必要があります．

　本症例では，MD slope が−2 dB/年程度の悪化を認めています．生来の低血圧などで進行する場合には，ここまで速い印象はありません．**このように進行のスピードが速い場合には，まず眼圧上昇による進行を疑い，隅角所見(プラトー虹彩)や落屑症候群を否定すべきです．**眼循環から考える場合には，先ほどの高血圧治療による急速な循環障害や，全身疾患の悪化による影響などを考えます．特に睡眠時無呼吸症候群が悪化する場合などに，急速に進行する症例もあります．何か全身的な変化が存在しないかを丁寧に問診すると，患者さんからさらに詳細な情報を聴取できる場合が多くあります．**本症例は，豹紋状眼底が強く，乳頭のラミナドットサインもよく見えるので，循環障害や酸化ストレスの面から病態を考え，異常値をもつ検査結果があれば，そちらもしっかりと治療することをお勧めします．**

文献

1) Ernest PJ, Schouten JS, Beckers HJ et al：An evidence-based review of prognostic factors for glaucomatous visual field progression. Ophthalmology 120：512-519, 2013
2) Kunikata H, Nakazawa T：Recent Clinical Applications of Laser Speckle Flowgraphy in Eyes with Retinal Disease. Asia Pac J Ophthalmol(Phila)5：151-158, 2016
3) Aizawa N, Nitta F, Kunikata H et al：Laser speckle and hydrogen gas clearance measurements of optic nerve circulation in albino and pigmented rabbits with or without optic disc atrophy. Invest Ophthalmol Vis Sci 55：7991-7996, 2014
4) Nakazawa T：Ocular Blood Flow and Influencing Factors for Glaucoma. Asia Pac J Ophthalmol(Phila)5：38-44, 2016

この症例のその後…

　眼圧をさらに下げる目的で，2015年7月に右眼トラベクレクトミー，2016年1月に左眼トラベクレクトミーを施行し，術後は右眼9〜12 mmHg，左眼8〜10 mmHgで推移しています．

　術後右眼は6回，左眼は5回視野検査を施行していますが，今のところ明らかな進行はなさそうです(図5, 6)．

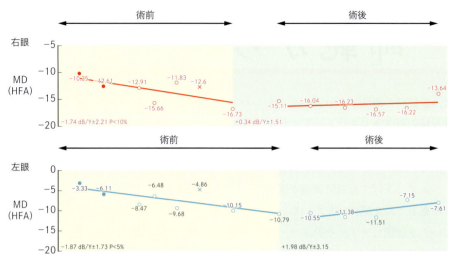

図5 | 術前・術後のMD slope

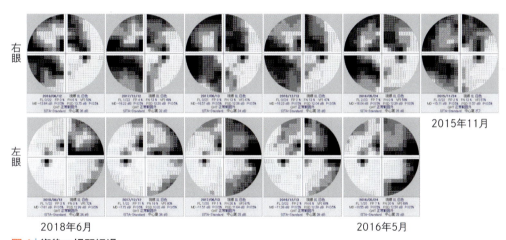

図6 | 術後の視野経過

師範からの一言

　今回は，診察時の眼圧が十分低いにもかかわらず，視野障害が進行する患者さんです．治療が簡単な緑内障はありません．どの病型，どの患者さんも最高の治療を行うには困難が待ち構えています．そのなかでもいろいろな面で治療に苦労する症例を難治性緑内障と呼びます．眼圧がなかなか下がらない症例は難治性緑内障の代表といえますが，眼圧を十分低いといえるレベルまで下げても視野障害が進行する症例も難治性緑内障の1つと考えられます．そのような患者さんを紹介いただいたときは，溝上師匠と馬場師匠が示したように，まず病型は正しいのか確認します．その次は，アドヒアランスの不良を疑います．しかし，アドヒアランスを確実に測定する方法はありません．結局，アドヒアランスが関係のない状態にもっていく，つまり緑内障手術を行うことになります．術前術後の眼圧が同じでも，意外と視野障害の進行が止まる症例があり，救われる思いです．問題は手術をして，眼圧を可能な限り下げてもやはり視機能が悪化する患者さんです．

　近年，緑内障治療点眼薬が増え，緑内障手術にも新しい波がやってきています．多数の治療選択肢があるように思えますが，治療手段は眼圧下降という，ただ1つの手段しかありません．眼圧下降治療のその先はいまだ光の当たらない深い闇が広がっています．その闇を切り開き，光を当てる作業が現在必死に行われています．中澤師匠のチームは眼循環や酸化ストレスの面から光を当てる研究を行っています．一日でも早く，標準的な治療として臨床につながる成果が得られることを期待します．

　『緑内障診療ガイドライン（第5版）』[1]にはフューチャーリサーチクエスチョン（FQ）として「眼圧下降以外に有用な治療（神経保護，血流改善など）は存在するか？」があります（FQ3）．FQとは「CQとして取り上げるにはデータが不足しているが，今後の重要な課題と考えられるCQについて，現状の考え方を説明」したものです．FQ3には推奨文はなく，「臨床研究で得られた成果が神経保護を実証するに十分であると判断するのは難しい」と記載され，$α_2$受容体作動薬，NMDA受容体拮抗薬，その他の神経保護治療，血流改善薬（シチコリン，カシスアントシアニン，カルシウム拮抗薬）の臨床研究の結果が示されています．今のところ，眼圧に頼らない緑内障治療薬として確立されたものはないという結論です．

　　眼圧や　そこのけそこのけ　血流通る
　　（雀の子　そこのけそこのけ　お馬が通る：一茶）

（木内　良明）

文献
1) 日本緑内障学会緑内障診療ガイドライン作成委員会：緑内障診療ガイドライン（第5版）．日眼会誌 126：85-177, 2022

コラム 16
緑内障性視神経障害のリスクファクター

　緑内障は慢性神経変性疾患であり，その進行のスピードが病気の重症度を決定しています．そのため，進行を的確に判断することが緑内障診療において重要です．しかし，視野検査によって進行を判断するには数年間の年月を要します．そこで，緑内障患者の初診時にリスクファクターを十分把握し，治療設定や診察間隔に反映することが必要です．

　多治見スタディによれば，日本人のケースにおいて証明されている NTG の重要なリスクファクターは，高眼圧，加齢，近視です．それら以外に，海外のケースでは，片頭痛，乳頭出血，眼静脈の拍動，脳梗塞，心疾患の既往などが挙げられています．高眼圧については，ベースラインを基準に目標眼圧までの下降，あるいは 20〜30％の下降を目指す治療を行いますが，薬剤反応性に乏しく，アドヒアランスが不良であること自体もリスクファクターとなります．また，眼圧は変動するため，診察時の眼圧値が十分低いときには，日内変動や体位変動などを測定し治療の参考にすべきです．加齢に伴って，酸化ストレスによる組織障害や機能低下とともに，神経細胞の脱落が生じるだけでなく，血流も変動に対応できなくなります．さらに動脈硬化や低血圧がみられる場合，眼血流の自動調節能が働きにくく，緑内障には不利なリスクファクターとなります．近視は，眼球伸長に起因する構造障害ですが，循環障害も引き起こします．昨今，個別化医療が望まれていますが，リスクファクターを考慮した治療こそが，個別化医療の第一歩です．

（中澤　徹）

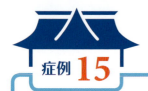

患者さんが妊娠しました！

症例呈示 馬場哲也

指南 溝上志朗
廣岡一行

患者 27歳，女性
主訴 精査加療希望
現病歴 1歳時に両眼先天白内障に対して水晶体吸引術を受けた後，小学生以降は眼科への通院が途切れ，中学生時に右眼が見えなくなったが受診しなかった．その後，左眼の視力低下を自覚したため近医を受診し，左眼高眼圧（44 mmHg）を指摘された．その後，投薬加療を行ったものの眼圧コントロールが不良のため紹介受診した．
処方薬 プロスタグランジン関連薬：左眼1回，β遮断薬：左眼2回，炭酸脱水酵素阻害薬（CAI）：左眼2回

初診時所見

視力 右眼光覚なし，左眼 0.3（0.4p×−2.5D ◯ cyl−0.5D 90°）
眼圧 右眼 44 mmHg，左眼 23 mmHg
前眼部 左眼）角膜：小角膜，びまん性の実質混濁，前房：正常深度，虹彩：上方に偏位，水晶体：無水晶体眼（図1）
隅角 左眼）Shaffer：2〜3（詳細不明）
中心角膜厚 左眼 587 μm
眼底 左眼）小乳頭，C/D 比 0.5 くらい（角膜混濁のため詳細不明）
視野 左眼）Goldmann 視野所見を図2に示す．

経過観察所見

眼圧 20 mmHg 台前半なら問題なしとして投薬を継続し，翌年結婚された．妊娠したことが判明したらすぐに来院するよう伝えていたところ，約2年後の受診時に妊娠2か月との申し出があった．経過中の左眼眼圧は 18〜26 mmHg であった．

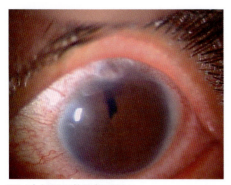
図1｜左眼の前眼部所見

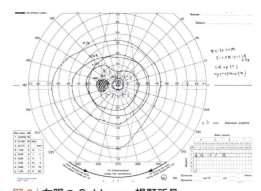
図2｜左眼のGoldmann視野所見
上方内部イソプターの沈下を認める．

呈示理由

　妊婦に対する薬物投与では，母体への効果だけでなく，胎児も投与薬剤を摂取する可能性があることから，胎児への影響の可能性についても考慮する必要がありますが，ほとんどの薬剤では胎児への安全性が確立していません．そのうえで，妊婦の胎児に対する心情にも十分に配慮して，治療の休止，継続などの決定をする必要があります．

　師匠はこのような**妊婦に対する緑内障治療において，どのように対応していますか？**　ご指南のほどよろしくお願いいたします．

溝上先生からのご指南

妊娠・授乳期間の緑内障治療点眼薬は原則的に中止する

　私自身は，妊娠を希望している，または，妊娠する可能性が高い緑内障患者に対しては，**妊娠が判明した時点で，すべての治療薬を中止し，早めに受診するよう説明をしています．**

　その理由としては，多くの緑内障治療点眼薬が妊婦や胎児に対する安全性が確立していないことと，出産後も薬が母乳中に移行することで，乳児にも影響が及ぶ危険性が危惧されるからです．ましてや，現在，通常の妊娠でも1.7〜2%の先天異常出生があるとされ[1]，その原因の究明も難しいとされています．それゆえ，そのような緑内障治療点眼薬を継続し，万が一にも異常出生であった場合，母親や家族が受ける精神的ダメージは計り知れません．

　しかし，緑内障の母親にとっても，生まれてくるわが子のためとはいえ，長期間続けてきた薬を中止することで緑内障が悪化しないか不安を抱くのも偽らざる本心と思われますし，また，状況によっては，十分なインフォームドコンセントを得て点眼を継続せざるをえないケースもあります．

　そこで，そのような患者さんに説明する際のポイントと背景をまとめてみました．

眼圧は妊娠すると低くなりやすい

　妊娠すると眼圧が下降することは，よく知られています．下降幅については論文により差はありますが，大きいものでは，妊娠後期の妊婦は非妊婦より 2.7 mmHg も低くなるという報告[2]があります．また，眼圧が下がるだけでなく，日内変動も小さくなり，非妊婦の 2.3 mmHg に対し，妊婦は 1.1 mmHg との報告[3]もあります．

　このような理由から，**妊娠期間中は緑内障治療点眼薬を中止しても眼圧は上がりにくく，結果として緑内障も進行しにくいと考えられています．**

　妊娠により眼圧が下降する詳細な機序は明らかにされていませんが，エストロゲン，リラキシン，プロゲステロン，および，ヒト絨毛性ゴナドトロピンなどのホルモンが影響し，経ぶどう膜強膜流出路からの房水流出が増加すること，妊娠中に生じるアシドーシスにより房水産生が低下すること，あるいは，上強膜静脈圧が下降して主経路からの房水流出が増加すること，などが想定されています．

妊娠中の眼圧上昇リスクと対策

　多くの緑内障患者の場合，妊娠中の眼圧は安定しますが，もちろん個人差があります．つまり，眼圧が上昇したり，視野障害が進行したりするリスクがあるため，慎重な経過観察が求められます．

　妊娠した緑内障患者，15 例 28 眼を経過観察した海外の報告[4]によると，妊娠中に眼圧が上昇せず視野障害も進行しなかった群が 16 眼（57.1％）と最も多く，次に，眼圧は上昇したものの視野障害が進行しなかった群が 5 眼（17.9％），眼圧が上昇し視野障害も進行した群は 5 眼（17.9％）と同率であったとされています．

　もし妊娠中に眼圧が上昇した場合には，比較的安全性が高いとされている緑内障治療点眼薬から開始します．それでも眼圧コントロールが難しい場合には，選択的レーザー線維柱帯形成術（SLT）や手術を行います．

　また，妊娠を予定している緑内障患者が，眼圧レベルが高く，中心視野障害が切迫している場合は，妊娠前に観血的治療に踏み切ることも考慮します．

分娩時における一時的な眼圧の上昇

　分娩中には眼圧が上昇しますが，一過性であり，緑内障に影響はないと考えられています．健常者 64 名の分娩中の眼圧を調べた報告[5]によると，分娩中は平均 1.4 mmHg の有意な上昇を認めるも，出産直後に速やかに平均 3 mmHg 下降し，産後 72 時間までに分娩前のレベルに戻ったとされています．眼圧上昇機序としては，オキシトシンによる毛細血管収縮作用や，分娩時の息みによるバルサルバ効果の関与が示唆されています．

文献

1) 平原史樹：先天異常モニタリングーわが国と世界の取り組み．日本産科婦人科学会誌 59：N246-N250，2007
2) Phillips CI, Gore SM：Ocular hypotensive effect of late pregnancy with and without high blood pressure. Br J Ophthalmol 69：117-119, 1985
3) Qureshi IA, Xi XR, Wu XD et al：Effect of third trimester of pregnancy on diurnal variation of ocular pressure. Chin Med Sci J 12：240-243, 1997
4) Brauner SC, Chen TC, Hutchinson BT et al：The course of glaucoma during pregnancy：a retrospective case series. Arch Ophthalmol 124：1089-1094, 2006
5) Avasthi P, Sethi P, Mithal S：Effect of pregnancy and labor on intraocular pressure. Int Surg 61：82-84, 1976

廣岡先生からのご指南

　妊娠後の眼圧に関しては，妊娠の中期から後期にかけて下降し，出産後も下降が数か月持続することが知られています[1]．一方，これとは逆に妊娠経過とともに眼圧は上昇し，特に分娩第2期に最高値を示した報告もあります[2]．妊娠によるホルモンを含めた体の変化など，さまざまな因子が関与して眼圧が変動すると思われます．妊娠中は眼圧が変動する可能性があることを考慮に入れて診察する必要があります．

　わが国における奇形児出産頻度は約1.7〜2%前後と報告されています[3]．奇形の原因は50〜60%が不明であり，残りは遺伝的要因と環境的要因に大別されます．薬剤が原因となるのは，環境的要因に含まれますが，奇形全体のわずか1%前後といわれています．**妊婦あるいは妊娠を希望する緑内障患者に，点眼薬の危険性を説明する場合は，自然奇形率についても十分に理解してもらう必要があります．**

　緑内障治療点眼薬のうち，妊婦に対する安全性が確立されているものは現在のところなく，妊娠中あるいは妊娠が疑われる緑内障患者については，点眼を中止するか，あるいは可能な範囲で減量するように努める必要があります．米国FDA(Food and Drug Administration)は，ヒトの対照比較研究あるいは動物実験の結果に基づき，胎児に対する薬剤の危険度を「FDA薬剤胎児危険度分類基準」(**参考表1**)によって分類 A，B，C，D，X の5段階に分け，その評価基準が示されています．わが国で販売されている緑内障治療点眼薬は，ブリモニジンがカテゴリーBに分類されるほかは，すべてカテゴリーCです(**参考表2**)[4]．

　本症例は，プロスタグランジン関連薬，β遮断薬，CAIの3剤点眼で，眼圧が18〜26 mmHgとなっています．妊娠が判明した後，点眼薬を整理していく際には，どのように考えていけばよいのでしょうか？　通常プロスタグランジン関連薬は第一選択薬として処方されますが，妊娠中に関しては子宮収縮を惹起するだけでなく，胎盤血管の収縮作用もあるため血流を減少させるので，第一選択で処方する点眼薬ではありません．β遮断薬は胎盤を通過し，胎児に不整脈と徐脈を認めたとする報告[5]があります．どうしてもβ遮断薬を使わざるをえないのであれば，ゲル状の点眼薬を選択するほうがより安全です．CAIは，点眼に関しては胎児への合併症の報告はなく，比較的忍容性が優れていると思われます．ただし，ウサギに高濃度のドルゾラミドを全身投与したとき，胎児の低体重が報告[6]されています．また，

参考表1 FDA薬剤胎児危険度分類基準

カテゴリー	FDA分類
A	ヒトの妊娠初期3か月間の対照試験で，胎児への危険性は証明されず，またその後の妊娠期間でも危険であるという証拠のないもの．
B	動物生殖試験では胎仔への危険性は否定されているが，ヒト妊婦での対照試験は実施されていないもの．あるいは，動物生殖試験で有害な作用（または出生数の低下）が証明されているが，ヒトでの妊娠初期3か月の対照試験では実証されていない，またその後の妊娠期間でも危険であるという証拠はないもの．
C	動物生殖試験では，胎仔に催奇形性，胎仔毒性，その他の有害作用があることが証明されており，ヒトでの対照試験が実施されていないもの，あるいは，ヒト，動物ともに試験は実施されていないもの．ここに分類される薬剤は，潜在的な利益が胎児への潜在的危険性よりも大きい場合にのみ使用すること．
D	ヒトの胎児に明らかに危険であるという証拠があるが，危険であっても，妊婦への使用による利益が容認されるもの（例えば，生命が危険にさらされているとき，または重篤な疾病で安全な薬剤が使用できないとき，あるいは効果がないとき，その薬剤をどうしても使用する必要がある場合）．
X	動物またはヒトでの試験で胎児異常が証明されている場合，あるいはヒトでの使用経験上胎児への危険性の証拠がある場合，またはその両方の場合で，この薬剤を妊婦に使用することは，他のどんな利益よりも明らかに危険性のほうが大きいもの．ここに分類される薬剤は，妊婦または妊娠する可能性のある女性には禁忌である．

（Food and Drug Administration：Federal Register 44：37434-37467, 1980）
（補足）本分類に基づいて処方上の判断を行うことが多くなり，この分類が誤って使用されているケースもあったため，2015年，FDAは「薬剤胎児危険度分類」を撤廃し，5段階のカテゴリー表示ではなく個別の医薬品に関する記述方式に変更している．

参考表2 緑内障治療点眼薬の妊娠中の副作用

	FDA分類	理論上の危険性	症例報告
副交感神経刺激薬	C	催奇形性 胎盤灌流障害	新生児に髄膜症
交感神経刺激薬 （ブリモニジン）	B	陣痛の遅れ 子宮緊張低下	報告なし
プロスタグランジン関連薬	C	子宮収縮 催奇形性	流産 胎児に不整脈と徐脈
β遮断薬	C	不整脈 呼吸器系への作用	新生児に呼吸障害
炭酸脱水酵素阻害薬（点眼）	C	胎児の低体重	報告なし

（Management of glaucoma during pregnancy and breastfeeding. In Hitchings R（ed）：Terminology and Guidelines for Glaucoma European Glaucoma Society 4th edition. 153-156, PubliComm, Italy, 2014 より改変して転載）

本症例には処方されていませんが，ブリモニジンはカテゴリーBに分類されており，忍容性が良好であると思われます．もっとも，胎盤を通過するので，胎児への副作用が生じる可能性は否定できません．また，授乳中の使用は避けるべきであり，出産前には中止する必要があります．妊娠中の患者さんに対する緑内障治療点眼薬を選択する際には，最初にも述べたように，妊婦に対する安全性が確立されている緑内障治療点眼薬は現在のところない，というのを常に念頭に置く必要があります．

以上のことから，**妊娠中の薬剤選択ではCAIとブリモニジン，授乳中はプロスタグランジン関連薬とCAIが比較的選択しやすいのではないかと考えます**．また，妊娠がわかった時点で産婦人科医に連絡し，情報交換をすることも大切です．

文献

1) Horven I, Gjonnaess H：Corneal indentation pulse and intraocular pressure in pregnancy. Arch Ophthalmol 91：92-98, 1974
2) Avasthi P, Sethi P, Mithal S：Effect of pregnancy and labor on intraocular pressure. Int Surg 61：82-84, 1976
3) 平原史樹：先天異常モニタリング―わが国と世界の取り組み．日本産科婦人科学会誌 59：N246-N250，2007
4) Management of glaucoma during pregnancy and breastfeeding. In Hitchings R(ed)：Terminology and Guidelines for Glaucoma European Glaucoma Society 4th edition. 153-156, PubliComm, Italy, 2014
5) Wagenvoort AM, Van Vugt JM, Sobotka M et al：Topical timolol therapy in pregnancy：is it safe for the fetus? Teratology 58：258-262, 1998
6) Manufacture's Information：Trusopt Product Monograph. Merck and Co, West Point, Pennsylvania, 1999

この症例のその後…

母親としては，生まれてくる子どもへの影響は絶対に避けたい，特にご自身も幼少時から先天異常のハンディキャップを背負ってきており，そのつらさは身をもって経験しているので，投薬の中止を希望しました．しかし，投薬中止で40 mmHg程度の高眼圧になることが予想されること，視野に緑内障性変化が始まっていること，唯一眼であることから相当悩まれ，結論が出せない状態でした．そこで，全投薬中止を目標に胎盤通過が明らかになっている薬物から中止し，その後の眼圧経過でさらに減量を目指すことで納得されました．経過は図3の通りで，妊娠中期以降は眼圧が下降してきたので，全投薬を中止できました．無事出産され，出産後1か月は低眼圧でしたが，2か月で眼圧が再上昇したため，母乳への移行が明らかになっている薬物を避けた投薬を再開しました．その後の検査でも視野障害は進行していないことを確認しました．

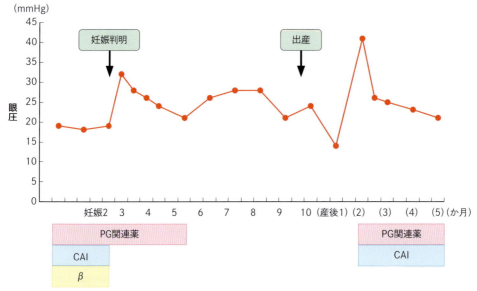

図3 その後の眼圧経過

PG：プロスタグランジン，CAI：炭酸脱水酵素阻害薬，β：β遮断薬．

師範からの一言

　若年女性の緑内障患者には妊娠という問題が常につきまといます．点眼薬の副作用をすごく心配される方もおられます．一般的に薬剤の角膜透過性はよくありません．点眼薬の濃度を上げることで眼内に到達する薬物量を確保します．その薬剤が涙嚢や鼻粘膜から吸収されると容易に全身的な副作用をきたすことは，特にβ遮断薬では有名な話です．患者さんと情報を共有し，お互い納得しながら治療を進めていく先生方の診療スタイルは大変参考になります．溝上師匠と廣岡師匠からのコメントを参考にしながら，診療を進めていただければと思います．

　一方，気がついたら妊娠6か月でしたという方もおられます．もちろん点眼処方をするにあたって「妊娠時には相談しましょうね」とお話ししています．器官形成期を過ぎて安定期に入っているので，そこで相談されても…です．そのときは悪い話ばかりをするのではなく，点眼薬で先天異常の子どもが生まれたという報告はないと励まします．

ともかくも　あなた任せの　妊娠期

仏さまにお任せするしかありません．

　『緑内障診療ガイドライン（第5版）』[1]にはバックグランドクエスチョン（BQ）として「妊娠，出産，授乳時のPOAGの薬物治療はどうするか？」があります（BQ1）．BQとは「旧来のガイドラインで標準治療として位置づけられ，専門医でなくても遵守してほしい内容，および日常臨床で判断に迷う内容であり，本来CQで扱うべき内容であるが，古いデータしかなく，今後も新たなエビデンスが出てくることはないと予想される内容もBQと位置づけ概説」するものです．BQ1は，両師匠からのコメントと一致する内容になっています．

（木内　良明）

文献
1) 日本緑内障学会緑内障診療ガイドライン作成委員会：緑内障診療ガイドライン（第5版）．日眼会誌 126：85-177, 2022

コラム 17

妊婦への手術治療

　幸いにして筆者はこれまで妊婦の緑内障手術は経験していません．

　そこで過去に妊娠後期例へのトラベクロトミーを経験した元同僚から話を聞きました．妊娠後期は仰臥位の姿勢を長時間とると，大きな子宮が腹腔内の大血管を圧迫し血圧が下降するリスクがあるため，いざというときに手術操作を止め，いつでも体位変換できるよう心積もりをして臨んだとのこと．幸いにして手術は何事もなく終了し，患者さんはその後，元気な赤ちゃんを出産したという．

　一方，海外の文献に目を通すと，最も問題となるのは妊婦のトラベクレクトミーという．マイトマイシン C，5-FU はいずれも FDA のカテゴリー X（絶対禁忌）であり，局所塗布とはいえ使用は憚られます．さらに，妊娠中は vascular endothelial growth factor（VEGF）と placental growth factor（PGF）の血中濃度が上昇し，両者ともに創傷治癒を促進させることが知られています．このような背景から最近では，妊婦には初回手術であってもロングチューブシャントを勧める声もあります．

　妊婦への緑内障手術は，薬物治療と同様にエビデンスといえるものが存在しません．十分なインフォームドコンセントを行ったうえでの治療選択が重要と考えます．

（溝上　志朗）

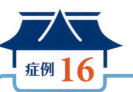

症例 16

認知症患者への緑内障診療はどのように進めればよいでしょうか？

症例呈示 森 和彦

指南 井上昌幸／丸山勝彦

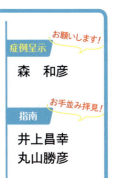

- **患者** 77歳，男性
- **主訴** 右眼圧のコントロール目的
- **現病歴** 70歳頃，近医で両眼の緑内障を指摘された．左眼はトラベクレクトミーにより眼圧は安定した．右眼は点眼にて経過観察していたが，徐々に眼圧コントロール不良となり，治療方針のコンサルト目的で当科を紹介受診した．
- **全身疾患** 認知症

初診時所見

視力 ｜ 右眼 0.08(0.9× −5.00D)，左眼 0.03(0.15× −3.75D ◯ cyl−0.50D 30°)
眼圧 ｜ 右眼 40 mmHg，左眼 13 mmHg
前眼部 ｜ 角膜：表面平滑・透明．前房：正常深度，右眼）白内障，左眼）眼内レンズ(IOL)眼，濾過手術後
隅角 ｜ Shaffer：3　色素 Scheie：Ⅱ
中心角膜厚 ｜ 右眼 529 μm，左眼 535 μm

　前眼部所見を図1，隅角所見を図2，眼底所見を図3，OCT 所見を図4，視野検査所見を図5に示す．

経過

　右眼にトラベクロトミートリプルを予定し入院するも，認知症のため手術を拒否した．点眼内服をしても30 mmHgを超えるため，選択的レーザー線維柱帯形成術(SLT)を施行した．いったん20 mmHg台まで下降するも，数か月で再上昇した．白内障と視野障害は進行し，視力も(0.2)まで下降した．2年経過後のOCT所見を図6，視野検査所見を図7に示す．

178 治療中の疑問

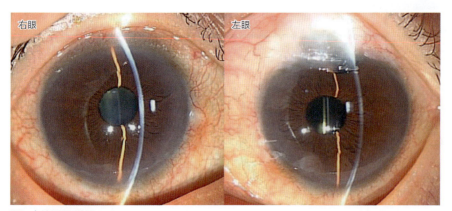
図1│前眼部所見

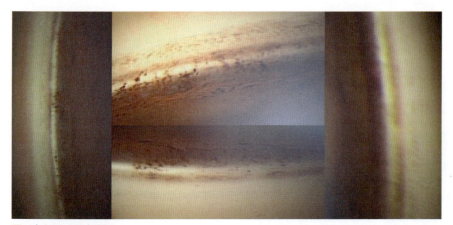
図2│右眼の隅角所見

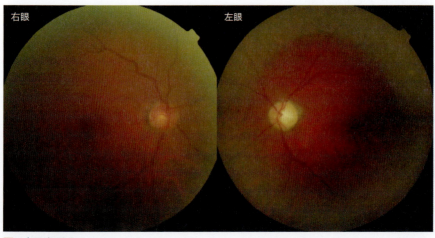
図3│眼底所見

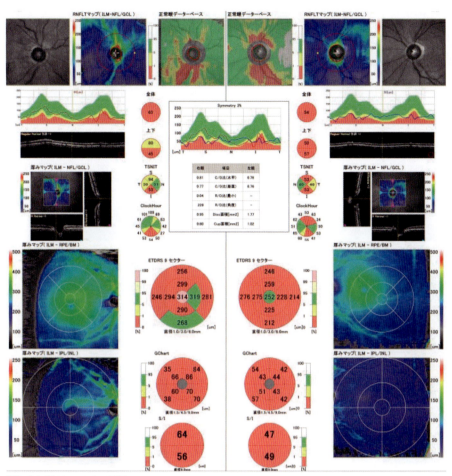

図4 初診時のOCT所見

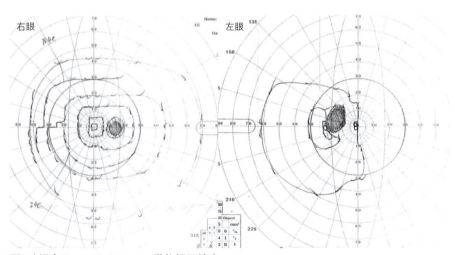

図5 紹介元でのGoldmann動的視野検査

180 治療中の疑問

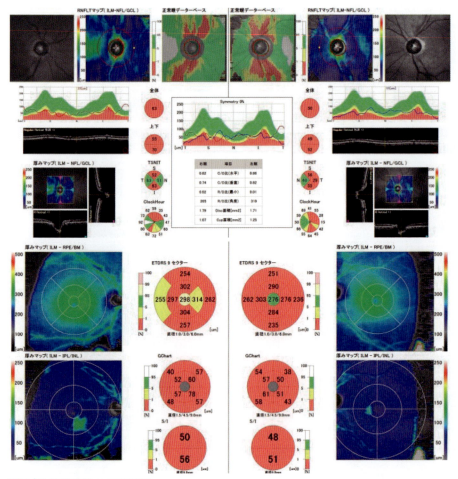

図6｜2年経過後のOCT所見

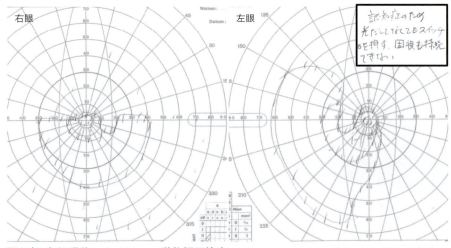

図7｜2年経過後のGoldmann動的視野検査

呈示理由

認知症を有する唯一眼，高眼圧の症例です．当初は初期であった視野障害も徐々に進行し，SLT は効果がありませんでした．ただし，認知症のために視野検査結果は信頼性に乏しいです．保存的治療は限界に達し，観血的治療が必要ですが，入院が困難で手術の同意が得られません．**外来処置で可能な経強膜毛様体光凝固を行うべきでしょうか？** それとも他に何かよい方法があるでしょうか？ また，**認知症患者の緑内障経過観察において注意すべきことや手術に同意してもらうコツは何でしょうか？** 師匠，一手ご指南のほどよろしくお願いいたします．

井上先生からのご指南

認知症の患者さんでは，自覚的検査の多い眼科検査結果の信頼性や評価が困難なことが常であり，視野検査が診療の主座にある緑内障診療においてはなおさらです．視野検査が困難な患者さんでは，視力や OCT で病期を判断しますが，適切な時期に手術治療に踏み切れているのか頭を悩ませます．

宇治ら[1]によると，認知症を有する緑内障患者の半数で視力測定が困難であり，視力測定が不可能な患者さんは認知症の程度が重く，検査や治療への協力が得られず，視野検査は無論，眼圧測定も不可能な患者さんについては，介護者への問診で得られた日常行動の様子から病状を予想せざるを得なかったことが報告されています．

日常診療においては，**アプラネーショントノメーターで眼圧測定を行うことが診療への協力度を推し量るのに有用です**．自然な開瞼で眼圧を測らせてくれる患者は術後のケアも比較的容易であり，手術後の抜糸やレーザー糸切りなどの追加処置も可能であろうと予想して，術中プランは通常通りの方針で臨んでいます．手術前に隅角鏡で全周をスムーズに十分に確認できるような患者さんにおいては，局所麻酔も考慮して介護者に相談をもちかけてみます．

対して，アプラネーショントノメーターで眼圧をスムーズに測定させてもらえない患者さんは，術後の追加処置が困難になることが予想されます．トラベクレクトミーでは，術後のレーザー糸切りをせずとも有効濾過が得られるようにフラップを緩めに縫合し，逆に結膜縫合は絶対に漏れないよう多めに確実に縫合しますが，抜糸もしなくてよいように処置しておくなど，普段とは違った術中ケアを要します．

アプラネーショントノメーター眼圧測定は緑内障診療に欠かすことのできない検査ではありますが，その他の疾患についても，被検者の治療への協力度を推し量るのに有用です．

認知症診断では，わが国では主に改訂 長谷川式簡易知能評価スケールが用いられていますが，世界的にはミニメンタルステート検査(MMSE)が利用されています．口頭で答える長谷川式に対して，MMSE は紙を使用して動作が必要な項目があります．診断の精度はどちらもほぼ変わりなく，わが国でも MMSE が適宜利用されています．

認知症患者が眼科手術を受ける際に，局所麻酔で可能か，全身麻酔が必要かについて，竹中がMMSEを用いて評価しています[2]．認知症患者において局所麻酔で手術が可能であった患者の平均点が21.1点，全身麻酔を要した患者では14.7点であり，全身麻酔の必要に悩んだ際のMMSEの有用性について報告しています．

　自発的に発言することが少ない認知症患者においては，眼感染症が重篤になってから受診することがあり，重症化した角膜潰瘍などに遭遇することが稀ではありません．認知症患者に内眼手術後の眼内炎が多いという報告はみられませんが，術後濾過胞炎の発症率が2.2%[3]であるトラベクレクトミーにおいて，濾過胞炎を発症した場合には，認知症患者では発見が遅れて重篤化することが予想され，病型的に適応があれば流出路手術で対応したいところです．

　介護にあたる方との密な連携で，手術を受けることのメリットとデメリットを幾度となく説明し，術後のケアや複数回の手術が必要になった場合にスムーズに次の治療段階に移行できる地盤固めが欠かせません．

文献

1) 宇治幸隆・森　恵子・浜口　均：認知症患者の眼科受診動機．日本の眼科 86：34-37, 2015
2) 竹中丈二：高齢者の緑内障手術．あたらしい眼科 29：37-41, 2012
3) Yamamoto T, Sawada A, Kuwayama Y：The 5-year incidence of bleb-related infection and its risk factors after filtering surgeries with adjunctive mitomycin C. Ophthalmology 121：1001-1006, 2014

丸山先生からのご指南

⋮はじめから「納得させよう」と思ってはいけない！

　認知症患者のコミュニケーション能力は病期によって差がありますが(参考表1)，一般的には受信できる情報の許容量が小さく，受信できたとしても理解する能力が低下しているという特徴があります．さらに，アウトプットに関しても，自分の思いを伝達する能力が低下しています[1]．

　そのような認知症患者に対して頭ごなしに説明したり，説得を試みたりするのは逆効果で，はじめは本人の訴えを否定せず，傾聴して手術を拒否する理由に共感する姿勢を見せることが手術に納得してもらう最初のステップです．

⋮自身の診療姿勢が問われていると思え！

　患者の訴えを聞き，病状を説明して治療の同意を得るのはどの患者さんでも同様ですが，信頼を得るという点では認知症患者への対応は究極のシチュエーションといえます．診療に対する自身の基本姿勢が問われているという認識で臨むべきです．

　そのためにはまず，自身のコミュニケーションの傾向を見直す必要があります．例えば，無表情，早口，事務的で無機質な対応，パソコン画面を見て患者さんの顔を見ないなどの行

参考表1 各病期における認知症患者のコミュニケーションの特徴

軽度	会話の能力は比較的完全 家族の助けを得て，すぐに会話の内容を組み立てることができる 言語的コミュニケーションが可能 書き留めることはできるため，独立した生活が可能
中等度	視覚的刺激や非言語的コミュニケーションに対しては反応できる 忍耐力や理解力のある患者は言語的コミュニケーションが可能 確立された習慣的な行動は失われることなく行われる 記憶は長い間残っている
高度	体に触れると反応することができる 伝えることができる以上に理解がある 言語でコミュニケーションしようとする 非言語の何らかのメッセージを理解したり，発したりできる よく知っている活動は楽しむことができる

為は相手にマイナスの印象を与えます．また，話す文章は短く，情報は一文に1つにして患者さんのペースに合わせ簡潔にするよう心掛けます．言葉遣いが大切なのは言うまでもありませんが，**認知症患者だから何を言ってもわからない，という先入観は禁物**で，「先程も言いましたが」「私が言っていることがわかりますか？」「これは覚えておいてくださいね」などの台詞は侮辱されているとの誤解を招くので注意が必要です．

参考表1にあるように，認知症は中等度までなら言語によるコミュニケーションが可能で，高度でも非言語的コミュニケーションは取ることができます．アイコンタクトやタッチングを利用し，細かい表情の変化や反応を観察して患者さんの気持ちを読む必要があります．

認知症患者の診療は長期戦

認知症患者の診察は通常の患者さんと同様の時間軸で考えてはならず，余裕をもって行うべきです．また，同意が得られるまで何度も病院に来ていただくことが重要です．医学的には絶対適応で，家族も手術を受けさせたいにもかかわらず本人が断固拒否している場合，「本人がやらないと言っているので手術はできません．やると決めたら来てください」と言い放ち，一度終診にしてしまうケースは珍しくありませんが，それではいつになっても本人は納得しません．認知症は進行すると物事のエピソード自体は忘れてしまいますが，それにまつわる感情は蓄積されます．ポジティブな感情を繰り返しフィードバックすることで徐々に心を開いてもらい，診察もスムーズに受けられるようになって，その延長で手術にも同意してもらえれば上々の結果といえるでしょう．

文献
1) 日本認知症ケア学会（編）：認知症ケアの実際I：総論．48，ワールドプランニング，2004

この症例のその後…

本症例は家族付き添いでも入院が困難であったため,麻酔科管理での日帰り全身麻酔手術も考慮しましたが,外来通院中に徐々に信頼関係が構築されてきたためか,医師の指示には素直に従い,局所麻酔手術も可能であるように思われました.最終的に外来手術として局所麻酔下でトラベクレクトミートリプルを選択しました.幸い手術中は安静が保たれ,術後合併症もなく良好な眼圧コントロールが得られました(図8).

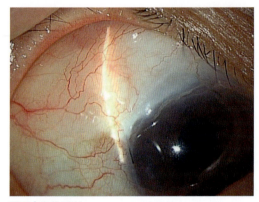

図8 | 術後所見

コラム 18

認知症患者の診察，私のコツ

　認知症といっても重症度はさまざまですが，中等度以上の認知症患者を診察する際，いつもの調子で「お座りください，お顔を当ててください，まっすぐご覧ください」と立て続けにいろいろ言ってしまうと本人が混乱してしまうので，まずペースをスローダウンするよう心掛けています．また，診察をしている途中で「～しないでください」と注意するのではなく，事前に「～してくださいね」とお願いをしてから診察を始め，"命令されている感"を与えないようにしています．

　当然，嫌がることは避ける．例えば，強い光を当ててしまい，"眩しいスイッチ"が入ってそれ以上診察ができないという事態にならないようにします．Goldmann 圧平式眼圧計での眼圧測定や隅角検査など，緑内障診療では患者に嫌がられる表面麻酔薬の点眼や眼球への器具の接触が多いのですが，苦痛を与えないよう熟練しておくことも不可欠です．

　私の場合，このような検査の最中は絶えず患者に話しかけ，本人の意識が目だけに集中しないようにしています．さらに，家族ともコミュニケーションを取りながら診察することも重要で，医師も家族同様に心配していると認識してもらうことがよい影響をもたらします．

〈丸山　勝彦〉

師範からの一言

　日本人の平均寿命は年々増加しています．昭和22年(1947年)の平均寿命は男性が50.06歳，女性53.96歳であったものが，平成29年(2015年)では男性81.09歳，女性87.26歳となっています．悪性腫瘍が肺や肝臓に転移し，従来ならもうダメと思える状態でも化学療法，放射線療法，手術療法の進化で完治が期待できる時代です．平均寿命というのはその年の0歳児が何年生きるか(平均余命)という数字です．この患者さんは77歳男性であり，平成29年簡易生命表では，この方の平均余命は10.83年と発表されています．初診時の右眼圧が40 mmHgであり，とても今後10年間，右眼の視機能を維持できるとは思えません．

　一方，認知症も緑内障と同様に年齢とともに増加します．平成24年(2012年)の報告では，85歳を超えると半数以上の方が軽度認知障害以上に分類されるそうです．高齢者人口が増加している現在，緑内障と認知症の両方に罹患している患者さんも増えてくると容易に予想されます．認知障害が出てくると点眼薬のアドヒアランスも悪くなるのは当然です．家族や介護者が点眼してくれる人はよいですが，一人暮らしになったらどうなるのでしょう？若者も最近は忙しいし……．人生の終末が見えてきた人たちは，最後に家族に迷惑をかけたくないと願っています．本人にその判断ができなくなっても，ご家族は爺ちゃん，婆ちゃんの目が見えなくなったら介護が大変と思っています．私の場合，ご家族からの援護射撃に頼ることが多いように思います．時間が経てば経つほど，事態は悪化しますので，最初のチャンスを何とかつかむようにいたします．

　うつくしや　命暮れきりし　夜の空
　(うつくしや　年暮れきりし　夜の空：一茶)
　となればいいですね．

(木内　良明)

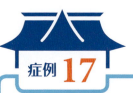

症例 17

チン小帯脆弱眼に緑内障手術を，緑内障末期眼には白内障手術をしなければならなくなりました！

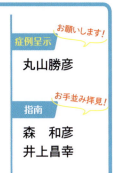

症例呈示 丸山勝彦

指南 森 和彦 井上昌幸

患者 65歳，男性
主訴 両眼霧視
現病歴 9年前に原発開放隅角緑内障（POAG）と診断された．無治療眼圧は20～24 mmHg，最大耐用量の点眼治療で16～18 mmHgであったが，経過中右眼に裂孔原性網膜剥離を生じ，1年前に硝子体手術と水晶体再建術の同時手術を受けている．数か月前より右の眼圧が28～34 mmHgと上昇，左眼は白内障が増強してきたため紹介され受診した．

初診時所見

視力 ｜右眼 0.06（1.2× −5.50D），左眼 0.04（0.7× −6.00D）
眼圧 ｜右眼 30 mmHg，左眼 16 mmHg
前眼部 ｜（両眼）角膜：表面平滑・透明，前房：正常深度，炎症細胞なし．右眼には 25G 硝子体手術と上方強角膜切開による白内障手術の瘢痕あり．
中間透光体 ｜右眼）わずかに眼内レンズ（IOL）動揺あり，左眼）水晶体混濁
隅角 ｜右眼）Shaffer：4，pigment：1～2，左眼）Shaffer：4，pigment：0
中心角膜厚 ｜右眼 502 μm，左眼 510 μm
角膜内皮細胞密度 ｜右眼 1,676 個/mm^2，左眼 2,394 個/mm^2

　前眼部所見を図1，眼底所見を図2，OCT結果を図3，視野検査結果を図4に示す．

188　治療中の疑問

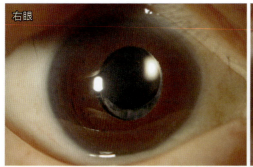
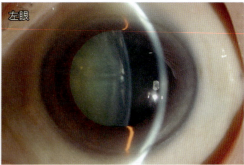

図1｜前眼部所見

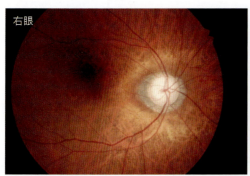
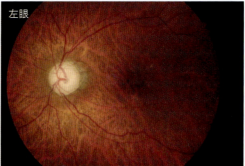

図2｜眼底所見

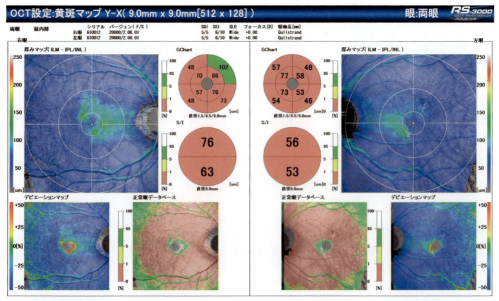

図3｜OCT結果

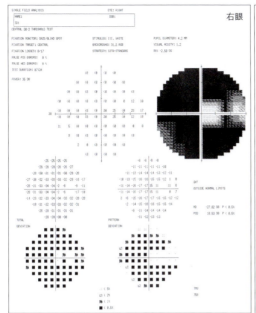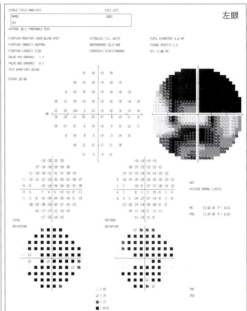

図 4 Humphrey 視野検査結果

呈示理由

　本症例は両眼とも手術適応のようですが，左右で病態が異なります．

　まず右眼ですが，もともと開放隅角緑内障であったのが，内眼手術後の続発緑内障も合併したのか，元の値より眼圧が上昇しています．病期は後期であり，このままだと間違いなく著しい視機能障害をきたすため手術が必要ですが，硝子体手術と白内障手術の手術瘢痕があり，わずかながら IOL 動揺も認めることから術式の選択に迷います．

　また，左眼の霧視の主原因は白内障だと思いますが，固視点近傍の感度はかろうじて保たれているものの，OCT 所見ではすでに乳頭黄斑線維束を含め全体の網膜内層厚に菲薄化がみられます．さらに，最大耐用量の点眼治療での眼圧下降も十分とはいえません．**白内障単独手術でよいのか，緑内障との同時手術を選択すべきか，同時手術ならその術式をどうするか悩みます．**

　森師匠には右眼について，井上師匠には左眼についてご指南いただければと思います．よろしくお願いいたします．

森先生からのご指南

病態は刻々と変化することを知るべし

　初診時の緑内障病型が，その後も長期にわたって継続しているはずであると思いこんではいけません．当初はPOAGや正常眼圧緑内障（NTG）であった症例が時を経るに従って，落屑緑内障（PEG）が出現したり，ぶどう膜炎を合併したりするなど，刻々とその病態が変化していることは稀ではありません．このような時系列に従い，当初の緑内障に他の病態が加味されてくることに対して，Ritchら[1]は"overlap syndrome"という名称を提唱しており，実臨床においても永らく1人の患者さんの経過を診ていれば，往々にしてそのような経験をすることが多いです．

　本症例も当初は両眼とも類似したPOAGであったものが，右眼の経過中に網膜剥離や硝子体手術，IOL亜脱臼を合併するなど，**眼内環境が刻々と変化してきており，加齢に伴う変化も加味された結果として，左右で病態が異なる状態となっている**と考えられます．

社会の高齢化にしたがってIOL亜脱臼症例が増えている

　近年，白内障手術機器ならびに手術補助具の進歩により，多少のチン小帯脆弱例でも安全にIOLを嚢内に挿入することが可能となっています．一方，超高齢社会の進行によって高齢者数が増えており，われわれの施設でも超高齢者の緑内障手術例の半数以上がPEGとなっています．PEGでは経過とともにチン小帯の脆弱性が増強するため，超高齢者では水晶体やIOLの振盪から亜脱臼をきたすことも多く，参考図1に示すようなIOL亜脱臼を合併した末期緑内障症例が紹介されてくる頻度が増加している印象があります．このような超高齢者の緑内障手術では，病期の進行もしくは著しい高眼圧をきたしていることが多く，認知症などを合併している場合には複数回の手術が困難なために一期的な対処が必要となります．

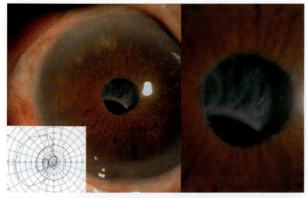

参考図1 | 超高齢者（91歳男性）のIOL亜脱臼合併末期緑内障
眼圧33 mmHg．

本症例の右眼に対する術式の選択

　本症例は，幸い超高齢者というわけではなく，一期的な対処が必要とされる状態ではないものの，60歳代と比較的若年であるために今後約20年にわたって視野を維持する必要があり，安全かつ確実な眼圧コントロールが必要な症例であるといえます．しかしながら，網膜剝離，硝子体手術の既往による眼内環境の変化のみならず，散瞳時の瞳孔サイズに左右差があり，瞳孔縁のフリル消失，隅角色素量の左右差から，右眼に関してはPEGも関与している可能性があります．また，右眼のIOL動揺があることもPEGに伴うチン小帯の脆弱性を示唆する所見です．さらに無硝子体眼で視野障害も高度ということであれば，流出路系手術はおそらく無効，トラベクレクトミーもリスクが高く，当初よりチューブシャント手術を考慮してもよいケースです．ただし，トラベクレクトミーのほうが眼圧を低くできる可能性が高く，さらに同時にIOLの固定まで行うか，二期的な対処とするかの選択も存在します．すなわち，**術式の選択肢としてはIOL固定（摘出縫着かオリジナル固定）＋トラベクレクトミー（参考図2），もしくはチューブシャント手術の一期的手術か，緑内障手術を先行させてIOLがさらにずれてきた時点で二期的に固定を行う二段階手術が妥当なところではないでしょうか．**チューブシャントの挿入位置としては，角膜内皮も少ないことから，毛様溝もしくは毛様体扁平部を考慮しますが，チューブシャントでは後方に挿入していても内皮細胞が減少していく場合があるため，将来の角膜移植の可能性についても考慮しておく必要があります．

文献

1) Ritch R, Mudumbai R, Liebmann JM：Combined exfoliation and pigment dispersion：paradigm of an overlap syndrome. Ophthalmology 107：1004-1008, 2000

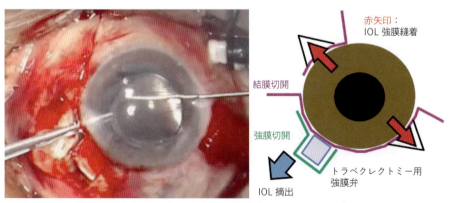

参考図2 | IOL摘出縫着＋トラベクレクトミーの術式

井上先生からのご指南

　今回は白内障による視力低下に対する治療が第一目的ですので，白内障手術は外せません．したがって，併用する緑内障術式について考察します．

　白内障の立場からみると，白内障単独手術が術後の視力回復が最も早く，患者満足度が一番高いことは想像にかたくありません．緑内障手術後には概して惹起乱視や高次収差が大きくなり，一時的に視機能が大きく低下します[1]．術後乱視が徐々に軽減して視機能が安定するのには，トラベクロトミーでおよそ1〜2か月，トラベクレクトミーでは2〜6か月を要するといわれますが，それ以降も見え方の不良を訴える症例は少なくありません．眼圧の心配がなければ，視力回復の観点から白内障単独手術で臨むに越したことはありません．

　しかし，今回はすでにPOAGに最大耐用量の点眼治療をした状態で，眼圧は16 mmHgです．白内障術後に眼圧が上がる可能性があり，また眼圧が上がらなくとも，手術直後には抗菌薬点眼＋ステロイド点眼＋NSAIDs点眼＋緑内障点眼3剤など大変な点眼作業になるおそれがあります．点眼アドヒアランスは悪くなるでしょうし，多剤を大量に点眼して十分に本来の効果が得られるのかも疑問です．**患者本人が白内障単独手術を希望するのでなければ，ぜひとも緑内障同時手術を行いたい症例です．**

　緑内障の立場からみると，点眼治療を開始して視野が安定しているようでしたら，手術を急ぐ必要はなさそうです．ただ，視野的にはすでに進行期であり，点眼も最大限で治療しているので，白内障の手術を受けるこのタイミングに，緑内障手術を併用して眼圧を下げるチャンスとして緑内障手術が勧められます．

　緑内障の手術方針として，まずは流出路再建手術か濾過手術を決めなければなりません．流出路系手術の代表であるトラベクロトミーは白内障手術との相性がよいことが多く報告されており，本症例は同時手術のよい適応と考えます[2]．進行期の緑内障には大きな眼圧下降が得られる濾過手術を選択することが一般的なので，本症例の視野が進行期であることは気にかかります．しかし，**今回は白内障手術に追加する手術ですので，眼圧下降幅が劣るものの，トラベクロトミーで十分と考えます．**ナイロン糸を用いた全周切開は，術後の前房出血量が多くなり一過性眼圧上昇が起こりやすい，広範囲な切開を得られるものの将来的な二度目のトラベクロトミーは適応できないなど，侵襲がやや大きいので，まずは定型的なトラベクロトミーでよいと考えます．僚眼に効果不十分であったトラベクロトミーの既往がある場合などに全周切開を選択するのがよいと考えます．トラベクトームの選択肢があるならば，白内障手術の併施手技として最も適していると考えます．しかし，トラベクトームには手技のメリット以上にさまざまな制約があり，緑内障診療において広く利用できる現状でないことが残念です．

一方，濾過手術の代表格であるトラベクレクトミーについては，白内障手術を併施するよりもトラベクレクトミーを単独で行ったほうが眼圧がより長期にわたって下がることが報告されています[3]．同時手術でのトラベクレクトミーの成績がトラベクレクトミー単独より劣るので，今回必ずしも必要としない緑内障手術の方針として，トラベクレクトミーを選択する意義は乏しくなります．エクスプレス®もトラベクレクトミーと同様の成績経過と想像され，無論それ以上の侵襲のあるチューブシャント手術は初回手術として適切ではありません．白内障手術を主手術として考えた場合は，トラベクレクトミーは二期的に行う方針がよさそうです．緑内障手術が主手術であるけれども流出路系手術が効かなそうな病型であり，進行した白内障もあって近い将来に白内障手術をしなければならない症例の場合に，やむなくトラベクレクトミーとの同時手術を選択するのがよいと考えます．

　緑内障手術は目にとって大きな負担を強いる手術です．有効性が期待できるならば，より侵襲の小さな手技から始め，複数回の手術を経て大きな手技へ移行していく，そのような余裕をもった診療方針で臨みたいと常々考えます．しかし実際には，すでに末期で紹介されてくる症例や，そう何度も手術をさせてもらえない症例も多く，手術方針選択の悩みは絶えません．

文献
1) 豊川紀子・宮田三菜子・木村英也・他：緑内障手術の視機能への影響．臨眼 62：461-465，2008
2) 溝口尚則・松村美代・門脇弘之・他：眼内レンズ手術がシヌソトミー併用トラベクロトミーの術後眼圧に及ぼす効果．臨眼 52：1705-1709，1998
3) Ogata-Iwao M, Inatani M, Takihara Y et al：A prospective comparison between trabeculectomy with mitomycin C and phacotrabeculectomy with mitomycin C. Acta Ophthalmol 91：e500-e501, 2013

この症例のその後…

　まず，右眼に対して今流行りのナイロン糸を用いたトラベクロトミー眼内法を行いましたが，残念ながら眼圧下降は得られませんでした．本症例は IOL 動揺があり，トラベクレクトミーでは硝子体脱出も予想されたことから，次にエクスプレス®緑内障フィルトレーションデバイスを用いた濾過手術を行いました．しかし，術後2か月で濾過胞不全となり，続いてバルベルト®緑内障インプラント（Baerveldt® glaucoma implant：BGI）を用いたチューブシャント手術を行いました．その後，眼圧は下降しましたが，最終的には中心視野障害のため視力は(0.5)に低下，角膜内皮細胞密度も 1,200 個/mm^{2}台に低下しました．

　そんなこともあって，左眼には患者本人の強い希望で白内障単独手術を施行しました．視力は(1.2)に上がりましたが，眼圧も上がり，最大耐用量の薬物療法でも 20 mmHg を超えています．左眼には緑内障手術の追加を勧めていますが，「絶対イヤ」とのこと……

師範からの一言

　医療は不確実な産業です．患者さんのためによかれと考えて行った医療行為が患者さんを不幸にすることもあります．エビデンスに基づいた医療といってもエビデンスがないことがほとんどですし，絶対に正しいエビデンスもありません．すべては確率の話です．丸山先生の治療の進め方も，両師匠の考え方も納得できます．予測外の結果が生じたときは，それをリカバリーする処置・治療を真摯に行うだけです．

　無硝子体眼に対するトラベクレクトミーの最大の注意点は，強角膜ブロックを切除し，周辺虹彩切除をするまでの間にモタモタしていると眼球が虚脱することです．無硝子体眼の場合は強角膜ブロックを切除する前にあらかじめ強膜弁に通糸しておく，無理して周辺虹彩切除をしないという工夫で，たとえ無硝子体眼であっても大きなトラブルが生じることなくトラベクレクトミーを完遂できます．

　白内障手術は患者・医師双方の満足度が高い術式ですが，緑内障手術は必ずしもそうではありません．緑内障手術を極力避けたいという考え方も成立するでしょう．しかし，呈示された症例の視野は狭く，患者さんの余命が長いことを考えると緑内障手術を併用すべきです．今回は患者さんが納得しなかったので仕方ありませんが，緑内障で失われた視神経・視機能は元に戻りません．5年後の診察室でのつらい会話が予想できそうです．

今見えて　やがて悲しき　緑内障
（おもしろうて　やがて悲しき　鵜舟かな：松尾芭蕉）

（木内　良明）

コラム 19

緑内障と白内障の同時手術

　トラベクロトミーでは積極的に同時手術をしています．しかしチン小帯の弱い落屑緑内障のトラベクロトミー＋超音波乳化吸引術（PEA）は神経がすり減ります．それでもトラベクロトミー＋嚢内摘出術＋眼内レンズ毛様溝縫着を何度も経験すると，無理な嚢内固定よりもカプセル除去して毛様溝縫着するほうが後々の管理が楽だと思えるようになり，おかげでトラベクロトミー関係なく毛様溝縫着を数多く担当して安定した手技が身につきました．ところが，近年は定型的な毛様溝縫着よりも強膜内固定が広まり，硝子体術者が執刀するため自身が担当する機会が減りました．結膜温存のために緑内障症例に是非適用したい術式であり，現在は強膜内固定の手技習得中であり，さらには緑内障症例であるがゆえの手技の創意工夫を試行錯誤している最中です．

　トラベクレクトミーでは，以前はPEA併用についてトラベクロトミーと同じ基準でしたが，同時手術が術後の眼圧下降に不利であることがわかってからは，まずトラベクレクトミーして可能なら2年以上空けてからPEAとしています．レンズ動揺の強い症例で眼圧が高い場合では，まずIOL摘出＋強膜内固定，1〜2か月しっかり消炎させてからトラベクレクトミーの方針です．トラベクレクトミー＋毛様溝縫着で駆逐性出血をした先生の話を以前に耳にしたことがあり，トラベクレクトミーでは恐ろしくて毛様溝縫着同時手術をしたことがありません．トラベクレクトミー時にはIOLにしている症例が多く，幸い術中に必要性の判断を迫られたことはありませんが，今後もそのような症例に出会わないことを願います．

（井上 昌幸）

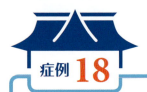

症例 18

Laser gonioplastyは何に適応するのでしょうか？

症例呈示 井上昌幸

指南 森　和彦
丸山勝彦

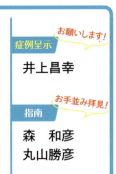

患者 75歳，男性，開放隅角緑内障
家族歴 祖母，母親，叔母，従兄弟2人，兄弟姉妹4人が緑内障
現病歴 9年間点眼治療を続けている．3剤で眼圧はlow teen（ノンコンタクトトノメーター）で経過しているが，視野障害の進行があるため当科へ紹介され受診した．

初診時所見

視力 右眼1.0（矯正不能），左眼0.04p（矯正不能）
眼圧 右眼23 mmHg，左眼22 mmHg（アプラネーショントノメーター）
中心角膜厚 右眼488 μm，左眼494 μm
隅角 両眼）Shaffer：3，色素沈着：軽度

眼底所見を図1に，視野所見を図2に示す．

経過観察所見

進行の速い右眼にトラベクロトミー（外下方）＋水晶体再建術を施行．手術翌日の眼圧は26 mmHgで，前房出血は軽度であった．ピロカルピン点眼をしても眼圧は下がらず，β遮断薬/炭酸脱水酵素阻害薬（CAI）点眼で10 mmHg台前半に下降した．術後6週目に眼圧17 mmHgとやや上昇し，下方の線維柱帯切開部に周辺虹彩前癒着（PAS）の形成を認めた（図3）．PASの解除目的でPAS根部にレーザー隅角形成術（laser gonioplasty：LGP）を施行したところ，PASが解除されていく様子が目視でき，ピロカルピン点眼も再開した．しかしLGP施行1週後，同部位にPASが再形成されていた．

呈示理由

トラベクロトミー後のPAS対策として，術前の隅角が狭かった症例では手術直後からピロカルピンを予防的に投与しておくことがあります．術後にPASを確認した症例では，漫然

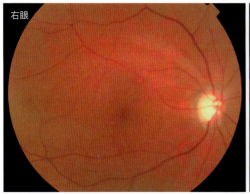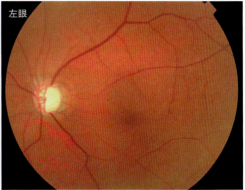

図1｜眼底所見

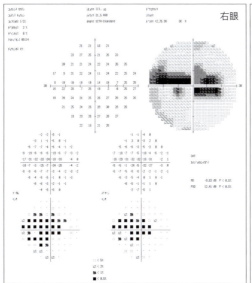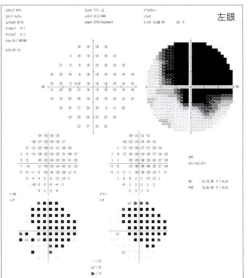

図2｜Humphrey 静的視野検査所見

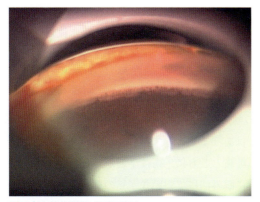

図3｜術後6週の隅角所見

と長期にピロカルピンを続けたまま紹介元に転院される患者さんもいますが，いつまで続けたらよいのかと紹介先の先生から質問を受けることがあります．そこで師匠に伺いますが，**PAS 対策としてのピロカルピン終了の目処などはありますか？** また，**トラベクロトミー後早期から頻繁に隅角をチェックして，PAS 形成後の早期であれば何か手を打てることはあるのでしょうか？**

　プラトー虹彩が LGP のよい適応といわれていますが，**トラベクロトミー後の PAS 再形成に対して LGP の意義はあるのでしょうか？** 日常診療で LGP を行う機会が少なく経験に乏しいのですが，根部を狙いすぎると PAS を促進させるとも聞いたことがあります．症例によって照射する場所やパワーを微調整するものなのでしょうか？ 師匠，一手ご指南のほどよろしくお願いいたします．

森先生からのご指南

流出路再建術後の切開部閉鎖

　流出路再建術には従来からの金属プローブによるメタルロトミーのみならず，先端を丸めたナイロン糸を用いるスーチャーロトミー（眼外法／眼内法），線維柱帯組織を一定の幅で除去するトラベクトーム，極小シャントを留置する iStent®，さらには Kahook のデュアルブレード[1]やマイクロフックトラベクロトミー[2]などの新しい術式が含まれます．これらの術式は線維柱帯における房水流出抵抗を除去もしくは低減し，眼圧下降を図るものです．流出抵抗が低減した領域では房水流量が増加しており，必然的に近傍の組織である虹彩根部が嵌頓し，切開部を閉塞して PAS を形成するリスクが高くなります．

　このような流出路再建術後に PAS を形成する機序としては，術後炎症の遷延や浅前房，プラトー虹彩形状，虹彩根部の脆弱性などが考えられ，虹彩が吸引されて閉塞をきたすことから，切開部の大きさと同部からの房水流量・速度にも依存します．特に強膜弁を形成するメタルロトミーやスーチャーロトミー眼外法では，強膜弁の縫合状態によって術後早期には強膜弁を介した房水漏出を合併していることが多く，さらには術後の一過性高眼圧を予防するためにシヌソトミーや deep sclerectomy を併用している場合，切開部近傍の房水流量が増加しているために PAS を形成しやすいです．

PAS 形成の予防と対策

　PAS 形成による切開部閉塞は流出路再建術の効果を減弱させ，手術成績を悪化させる要因となるため，可能な限り予防するに越したことはありません．すなわち，白内障同時手術の術終了時にはアセチルコリン前房内注入による縮瞳とともに，術後早期からピロカルピン点眼を開始し，併せて十分な消炎を図ります．特に眼外法にて強膜弁からの房水濾過量が多いことが予想される場合には十分に留意します．**ピロカルピンの漸減は術創の安定化によって**

房水流量の変動が少なくなる頃に，ステロイドと同様のタイムコースで行うことが多いですが，症例により長期に点眼を継続する場合もあります．また，プラトー虹彩や閉塞隅角の場合には予防的にLGPを行うこともありますが，それほど頻度が高いわけではありません．

　いったんPASを形成してしまった場合には，早期であればピロカルピン点眼やLGPにより解除を図りますが，時機を逸すると解除困難となります．Wangら[3]はトラベクトーム後早期の切開創閉鎖にはYAGレーザーによる隅角穿刺（goniopuncture）が有効であったと報告していますが，長期成績については不明です．最終的に完全閉塞により眼圧が上昇してしまった場合，基本的には隅角癒着解離術（GSL）による再開放を試みるよりは，別創でのトラベクロトミーやトラベクレクトミーの適応を考慮することが多いです．

本症例への対応

　近年，トラベクロトミーにも種々のバリエーションがあることから，術後早期の房水流量も術式によって左右されます．例えばトラベクロトミーにシヌソトミーやシュレム管内壁擦過などの補助的手法を組み合わせたハイブリッド手術を行っている場合には，標準的なトラベクロトミーとは切開部近傍の房水流量が異なってきます．さらに，眼内法と眼外法では強膜弁からの漏出の有無によっても房水流量が異なるため，当然PASの形成頻度も異なってきます．PAS形成による切開部閉塞の頻度を減らすには，眼圧変動による虹彩根部の動きを抑制する必要があり，流出路再建術のバリエーションごとに対策を練らなければなりません．すなわち，**すべての流出路再建術に有効な王道があるわけではなく，ケースバイケースで経過を診ながら判断する以外にはないのではないでしょうか．**

文献

1) Seibold LK, Soohoo JR, Ammar DA et al：Preclinical investigation of *ab interno* trabeculectomy using a novel dual-blade device. Am J Ophthalmol 155：524-529, 2013
2) Tanito M, Sano I, Ikeda Y et al：Short-term results of microhook *ab interno* trabeculotomy, a novel minimally invasive glaucoma surgery, in Japanese eyes：initial case series. Acta Ophthalmol 95：e354-e360, 2017
3) Wang Q, Harasymowycz P：Goniopuncture in the treatment of short-term post-Trabectome intraocular pressure elevation：a retrospective case series study. J Glaucoma 22：e17-e20, 2013

丸山先生からのご指南

LGP について

レーザー隅角形成術とレーザー周辺虹彩形成術は明確に区別されることもありますが，臨床的には同意義の処置であるため，本項では両手技をまとめて「レーザー隅角形成術（laser gonioplasty：LGP）」として記述します．

原理と目的

虹彩の周辺部にレーザーを照射し，虹彩を収縮させて平坦化することで隅角の開大を図る手技で[1,2]，機能的隅角閉塞の予防，解消を目指します（参考図1）．ただし，器質的隅角閉塞に対してはLGP単独で隅角閉塞の解消を図ることは困難です．

適応

- 閉塞隅角緑内障，閉塞隅角症（プラトー虹彩，水晶体起因性，choroidal effusion など，瞳孔ブロック解除によっても隅角開大が得られにくい症例）
- 真性小眼球
- 角膜浮腫でレーザー虹彩切開術（LI）が困難な急性原発閉塞隅角症（APAC）
- GSL後（PASの再発予防）

などがよい適応です．なお，レーザー線維柱帯形成術や本症例のようなトラベクロトミーの前処置，追加処置として行われる場合もありますが，その多くは経験論に基づいた適応であるのが現状です．

禁忌

- 前房消失例

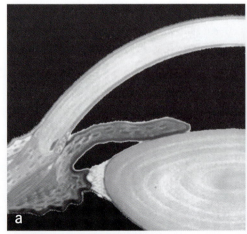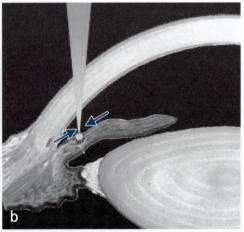

参考図1｜レーザー隅角形成術（LGP）
a：レーザー前．b：レーザー後．虹彩を収縮させ（➡），隅角開大を図る．

- 高度な角膜浮腫や角膜混濁例
- 血管新生緑内障（NVG）
- ぶどう膜炎続発緑内障

方法
- 照射1時間前にアプラクロニジン（アイオピジン®）を点眼
- 照射前30分〜1時間前に1〜2％ピロカルピンを点眼
- アルゴンレーザーで虹彩周辺部半周あるいは全周1〜数列，1象限あたり約5〜15発照射（**参考図2**）
- 照射条件
  - Goldmann三面鏡を用いる場合
    スポットサイズ200〜250 μm，照射時間0.1〜0.2秒，出力200〜400 mW
  - アブラハムレンズを用いる場合
    スポットサイズ500 μm，照射時間0.2秒，出力500〜1000 mW

　Goldmann三面鏡を用いる場合，隅角が開大することを確認しながら照射できる反面，虹彩表面に対して斜めからレーザーを照射するためエネルギーの損失が大きいという欠点があります．一方，アブラハムレンズを用いる場合は垂直にレーザーを照射でき，エネルギーの損失が小さいですが，照射中に隅角の開大を確認することができません．

　いずれの方法でも出力は照射時の虹彩収縮の所見で調整します．一般的には虹彩の色調が濃い症例ほど出力は少なくて済みます．気泡形成やポップ音，色素散布などは出力が強すぎるサインです．

　また，PASのある部位や，虹彩血管，その他の異常がみられる部位への照射は避けます．全周照射が困難なことも多いですが，可能な部位へ照射すればよいとされています．

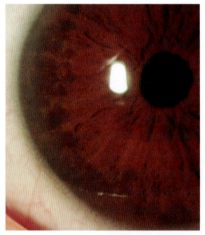

参考図2 | レーザー隅角形成術（LGP）後
虹彩周辺部にレーザー痕を認める．

なお，再照射を行う場合は前回の照射部位よりも周辺部に照射すると効果的です．

術後管理
- 術直後にアプラクロニジン（アイオピジン®）を点眼
- 照射1～3時間後に眼圧測定
- 眼圧上昇時は必要に応じてCAIや高張浸透圧薬を投与
- 消炎

合併症
　眼圧上昇，虹彩炎，角膜内皮障害，瞳孔偏位，虹彩萎縮などが生じえます．術後のPAS形成はもともとPASが形成されつつある部位への照射や術後炎症，過凝固が原因であるため留意してください．

文献
1) Ritch R：Argon laser treatment for medically unresponsive attacks of angle-closure glaucoma. Am J Ophthalmol 94：197-204, 1982
2) Krasnov MM, Saprykin PI, Klatt A：Laserogonioplasty in glaucoma. Vestn Oftalmol 2：30-34, 1974

この症例のその後…

　PASが再形成されてくることについては早々にあきらめました．プロスタグランジン関連薬点眼を追加したところで眼圧は再びlow teenに落ち着き，現在はプロスタグランジン関連薬＋β遮断薬/CAI薬点眼の2剤で3年間経過を診ています．トラベクロトミー直後にみられた下方のPASはさらに幅が広くなり，下方で有効に機能してくれるであろうと思われる範囲の線維柱帯切開部がほぼPASで覆われてしまいました（図4）．それでも幸い眼圧が上

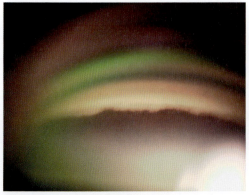

図4｜術後3年の隅角所見
図3に比べてPASの範囲が広がっている．

がってこないので，胸を撫で下ろしています．右眼の手術後の眼圧下降が順調であったので，本人の希望で左眼にもトラベクロトミーを施行し，左眼も同様に点眼 2 剤 3 系統で low teen に下がっています．左眼の線維柱帯切開部には PAS は形成されていません．

コラム 20

隅角癒着解離術（GSL）

　GSL は，PAS を外して生理的房水流出路を再建する手術です．基本的には続発閉塞隅角緑内障には無効であるため，手術適応の決定には術前の圧迫隅角検査が必須であり，隅角検査にて PAS の原因を判断する必要があります．また，手術は手術用隅角鏡下で隅角癒着解離針を用いて行い，角膜を変形させない隅角鏡の把持と癒着解離針の前房内での繊細な操作に習熟が必要であるため，初心者にとっては敷居の高い手術の 1 つです．しかしながら，濾過胞を作らない安全な手術であり，将来の低侵襲緑内障手術（MIGS）習得に向けて隅角操作に慣れておくためにもマスターしておいて損はありません．

　手術用隅角鏡としては直接型隅角鏡とダブルミラー型隅角鏡があり，直接型では視軸方向から隅角を観察・操作することが困難であり，顕微鏡・眼球・もしくは患者さんの頭部を目的とする方向へ傾斜あるいは回旋させる必要があります．一方，ダブルミラー型では視軸方向から隅角が観察可能であるために，顕微鏡や眼球などの傾斜や回旋の必要がありません．いずれの隅角鏡を使用するにせよ，手術の成功は視認性の確保に依存するため，隅角鏡下の血液迷入を避け，可能な限り角膜の状態が良好なうちに手術を行うことが望ましいです．

　隅角手術を行うにあたっては，適応決定ならびに手術操作の面からも，常日頃から隅角検査に慣れ親しんでおく必要があります．

〈森 和彦〉

師範からの一言

　虹彩は前方から5層(4層という教科書もあります)の構造をもっています.
① 虹彩内皮：角膜内皮細胞につながる1層の扁平上皮である．虹彩の前面ではところどころ隙間がある．
② 前境界板：やや密な結合組織からできており，色素を多く含む．虹彩の色調はこの部分の色素の含有量で決まる．
③ 血管層：密度の薄い結合組織と血管，神経と瞳孔括約筋を含む．血管が豊富である．前境界板と血管層を合わせて実質層と呼ぶ．
④ 後境界板(ブルフ膜)：色素上皮が変化した薄い平滑筋で，瞳孔散大筋と呼ばれる．
⑤ 色素上皮：網膜色素上皮からつながる2層の色素上皮である．虹彩色素上皮細胞の間にはタイトジャンクションがある．色素上皮と瞳孔括約筋と散大筋は外胚葉性であるが，その他の部位は中胚葉性である．

　このように虹彩の構造を示しましたが，虹彩実質はスポンジ状の物質であると言いたいわけです．虹彩組織が充実性のものであれば，散瞳したときに虹彩は非常に分厚くなるはずですが，実際はそうではありません．PASの部位で房水がすべてブロックされるわけではないので，トラベクロトミー後に少々PASが生じてもあまり気にする必要はありません．トラベクロトミー後にLGPをする必要はないと考えます．

　よく見れば　隙間だらけの　イリスかな
　(よく見れば　なずな花咲く　垣根かな：芭蕉)

（木内　良明）

コラム21

低侵襲緑内障手術（MIGS）

　眼内から線維柱帯を切開するトラベクトーム手術や，マイクロフックトラベクロトミーといったMIGSへの関心が高まっています．しかし，MIGSという言葉の定義はあまり明確ではありません．低侵襲というと組織侵襲や合併症が少ないというイメージになりますが，海外では，上脈絡膜腔にデバイスを差し込んで脈絡膜剝離を起こすものや，隅角から結膜下（あるいは逆方向）にデバイスを刺入して濾過胞を形成する術式も含まれています．したがって，従来の同じ目的の術式に比べて操作が少ない術式，あるいはデバイスを使って簡略化した術式と言えるのかもしれず，そうなると術者にとっての低侵襲（低ストレス？）手術なのかなと，ちょっと皮肉ってみたくもなります．強膜弁作成は緑内障手術に慣れていない術者にとっては大きなストレスと思いますが，ある場所に直接デバイスを挿入することは，緑内障術者でなくとも内眼操作に慣れている術者であれば習得は早いかもしれません．今後，白内障手術に併施されるケースも増えると思いますが，各術式の効果（どこまで眼圧が下がるのか，その症例の視野障害の進行を抑制できるのかなど）だけでなく，限界や合併症についての理解は必要であり，そのうえでの適応の判断が重要です．安易な選択は患者さんの不利益につながるでしょうし，不適切な手技によるトラブルも増えてくるでしょう．MIGSという名前に惑わされてはいけません．

（庄司　信行）

合併症対策

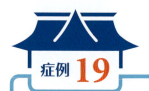

症例 19

トラベクレクトミー後にデレンが発生しました！

症例呈示 菅野　彰

指南 近間泰一郎
橋本尚子
原　岳

患者 51歳，男性
主訴 左眼の眼痛
現病歴 19歳時に緑内障と診断され，両眼のトラベクレクトミーを受けた．右眼はその時点で失明した．左眼は半年前より眼圧が再上昇し，手術目的で当院紹介となった．初診時，左眼の眼圧は52 mmHg，隅角はwide openであり，緑内障手術が必要と判断した．左眼の11時方向に緑内障手術痕を認めたため，2時方向にトラベクレクトミーを施行した(図1)．術中・術後の経過は良好であったが，術後3か月に左眼の眼痛を訴え，再受診した．

眼科的所見(術後3か月)

視力 右眼光覚なし，左眼 0.06(0.9p×−5.50D)
眼圧 右眼 58 mmHg，左眼 9 mmHg
前眼部 右眼)水疱性角膜症，左眼)びまん性で丈の高い濾過胞を2時方向に認めた．眼瞼で隠れない周辺部角膜に局所的な乾燥および上皮障害を認め，同部位の水濡れ性が低下していた(図2)．
眼底 右眼)観察不可，左眼)視神経乳頭陥凹拡大

経過

　涙液の分布不全に伴う局所的な角膜上皮障害を認めたため，デレンと診断した．デレンに対して，補水目的で人工涙液と眼軟膏，消炎目的でステロイド点眼薬を使用したが，局所的な乾燥は改善しなかった．角膜の菲薄化が進行し，角膜穿孔の危険性が出てきた(図3)．保湿目的でソフトコンタクトレンズの装用および自己血清点眼を追加し，濾過胞の丈を低くする目的でcompression sutureを施行したところ，菲薄化した部位の上皮化が起こりデレンは改善した(図4)．しかし，ソフトコンタクトレンズを外した1か月後にデレンが再発した(図5)．

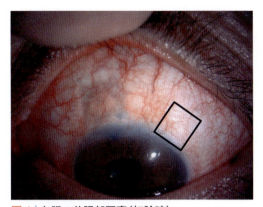

図1｜左眼の前眼部写真（初診時）
2時方向にトラベクレクトミーを施行した（黒枠：強膜フラップの位置）．

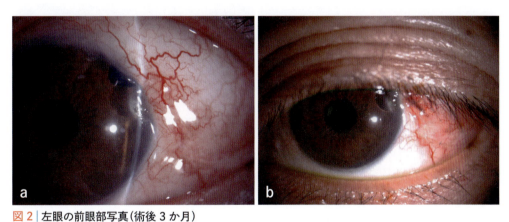

図2｜左眼の前眼部写真（術後3か月）
a：周辺部角膜に局所的な乾燥および上皮障害を認めた．b：眼瞼で隠れない部位にデレンが生じた．

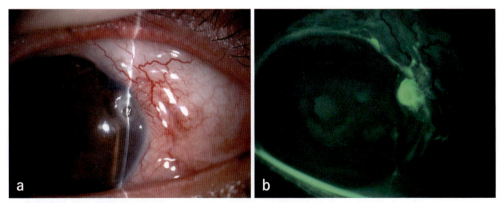

図3｜左眼の前眼部写真（悪化時）
a：角膜の菲薄化が進行し，角膜穿孔の危険性あり．b：角膜上皮欠損部位にフルオレセインの貯留を認めた．

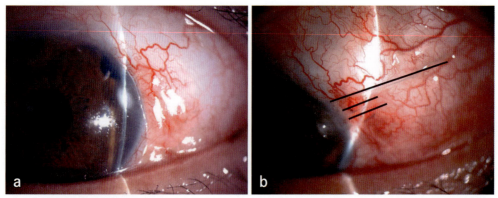

図4│左眼の前眼部写真（治療時）
a：ソフトコンタクトレンズによる保湿を行った．b：compression suture 3本（黒線）を施行した．

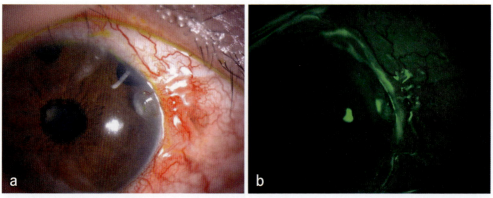

図5│左眼の前眼部写真（再発時）
a：角膜の局所的な乾燥および上皮障害が再発した．b：角膜上皮欠損部位にフルオレセインの貯留を認めた．

呈示理由

　トラベクレクトミー後に発生するデレンの報告は多くはありませんが，症例によっては角膜菲薄化まで進行するケースがあります．そこで伺います．①デレンに対する治療にはどのようなものがあるでしょうか？　②いくつかある治療のなかで，最初にどの治療を選択すべきでしょうか？　また，組み合わせて治療するとしたらどのように組み合わせるのがよいでしょうか？　③全くデレンを経験したことがないという術者もいます．術式によってデレンの発症頻度は異なるのでしょうか？　デレンの起こりにくい方法・予防などありますか？　師匠，ご指南のほどよろしくお願いいたします．

近間先生からのご指南

　デレンは，一般的に角膜周辺部や角膜輪部付近の強膜の菲薄化を指します．眼表面における涙液の局所的な欠如による蒸発亢進が組織の乾燥を起こすことにより生じます．原因としては，瞼裂斑，翼状片，輪部デルモイド，手術後の腫脹した結膜，あるいは，本症例のように十分に機能している濾過胞が知られています[1]．隆起性病変が存在する場合に，表面張力による盗涙現象が局所的な涙液不足を引き起こした結果としてデレンが生じるとされています．角膜潰瘍との鑑別が必要で，デレンは炎症細胞の浸潤がなく，周辺の隆起性変化を伴い，角膜上皮欠損がない点で異なります．**デレンに対する基本的な治療は，強制閉瞼で1～2時間で効果が現れ，1～2日以内に消失します．また同時に，結膜などの盛り上がりが消失するまで人工涙液や油性眼軟膏による眼表面の保護を継続することが再発を抑制するのに有用である**とされています[1]．

　しかしながら，トラベクレクトミー後に生じたデレンの報告[2]では少し様相が異なります．約10％（97例中9例）でトラベクレクトミー後にデレンが生じたとする報告があり，とりわけ範囲の広いブレブ形成がデレンの形成に関連していたと報告されていました．また，この論文では9例中6例は小さなデレンで，うち3例は無治療で2～34週間で治癒していました．残りの3例ではプレドニゾロン点眼と人工涙液で，うち1例は強制閉瞼を併用して，2～13週間で治癒しました．角膜上皮欠損を伴った深いデレン（潰瘍）では，ステロイドの使用を中止し，抗菌薬の投与と強制閉瞼により血管侵入を伴って発症から8～25週間で治癒しました．また，ステロイドの投与は，炎症の消退を促進し結膜の隆起を抑制することにつながりますが，一方で上皮欠損がある場合には，上皮の再被覆を遅延させる可能性があります．いずれにしても，**発症早期からの治療の開始が上皮や実質組織の脱落を阻止することにつながります**[2]．

　さらに，トラベクレクトミー後の眼表面合併症についての報告があり，デレンは2％の症例で観察されています．また，トラベクレクトミー後には11％で角膜上皮欠損，3％で糸状角膜炎がみられています．特にデレンでは，外科的処置が必要な症例も有意に多く存在したとされています．さらに，術前に点状表層角膜症（superficial punctate keratitis：SPK）があった症例と糖尿病を有している症例で有意に危険性が高かったと報告されています[3]．

　このことからも，**術前に糖尿病などの全身疾患の有無やドライアイ，使用薬剤の確認といった眼表面の評価を行い，術後の経過観察を慎重に行う必要があると考えます．場合によっては，術前に眼表面の環境を改善した後にトラベクレクトミーを行うことを考慮してもよいかもしれません．**

　本症例では，右眼がすでに失明しており，強制閉瞼による長時間の安静は困難とのことでした．したがって，本症例に施された眼表面の保水の補強とcompression sutureによる輪部付近の平坦化は有効な手段であり，最終的に治癒したことから，眼表面の涙液の不安定性と

量的不足が影響していた可能性が疑われます．また，マイトマイシン C（mitomycin C：MMC）併用のトラベクレクトミーの既往があることも，実質細胞の密度が低くなっている原因である可能性があり，実質の剛性やコラーゲン合成の低下が存在していたのかもしれません．

過去の報告や本症例から，通常のデレンと比べてトラベクレクトミー後に生じたデレンでは，濾過胞を維持しながらの治療を行わなければならないという不利な条件であるため，術前から術後にかけての注意深い観察が必要でしょう．

文献

1) Arffa RC：Tear Film Abnormality. In Craven L, Cox KJ（eds）：Grayson's Diseases of the Cornea, Volume 1（4th edition）. 365-367, Mosby, St. Louis, 1997
2) Soong HK, Quigley HA：Dellen associated with filtering blebs. Arch Ophthalmol 101：385-387, 1983
3) Ono T, Yuki K, Ozeki N et al：Ocular surface complications after trabeculectomy：incidence, risk factors, time course and prognosis. Ophthalmologica 230：93-99, 2013

橋本先生・原先生からのご指南

デレンとは，輪部に平行に，浅く，皿状の角膜表面の欠損として観察され，涙液層の破綻により生じる角膜の菲薄化のことで，通常結膜の上昇により生じ，濾過手術後のブレブ形成もその1つです．MMC 併用のトラベクレクトミー後のデレンの頻度は 1.8～10％[1,2]と報告されており，眼圧下降に十分な濾過が得られれば，デレン自体は決して珍しいものではありません．MMC が角膜の脆弱化をもたらし，その発症の要因の1つである，という考えもありますが，基本的にはデレン発症の要因は涙液層の破綻であり，輪部における結膜の上昇が最大の要因であると考えられています．通常は無症候か異物感を訴える程度で，筆者は基本的には経過観察と考えています．しかし，角膜潰瘍を発症した症例[2]や眼内炎に至った症例[3]も報告されているため，菲薄化が増悪する場合は感染や穿孔などに注意して，保存的・外科的な治療対象となりえます．

デレンに対する治療法について

涙液層の破綻が原因なので，涙液減少環境の改善が必要です．さらに，根本は結膜の上昇を抑えることです．しかしながら，濾過胞眼では濾過胞を形成して眼圧を下降させることが目的なので，結膜の上昇を抑制するのは得策ではありません．涙液減少に対する対処法としては，ヒアルロン酸点眼，眼軟膏点入があります．また，径の大きい治療用コンタクトレンズ（MSCL）を挿入する場合もあります．

外科的介入としては，濾過胞丈を低くすることや，濾過胞を縮小させる目的で compression suture や，冷凍凝固術[4]が治療方法として報告されています．

治療の選択，組み合わせについて

基本は経過観察です．菲薄化が強い場合は，ヒアルロン酸点眼や眼軟膏での保存的治療を試みます．点眼および眼軟膏でも改善がみられなければ，MSCLの装用も検討の価値があります．

菲薄化が増悪する場合は，結膜の上昇を抑えることが涙液層の環境改善に有効なので，濾過胞の丈を低くするために，compression suture が有用でしょう．しかしながら，せっかく良好な濾過が得られているのに濾過胞を縮小するのは緑内障の治療上好ましくありません．感染，穿孔のリスクと緑内障治療のバランスの評価が難しいです．

デレンの発症頻度，予防

濾過手術の目的が輪部に濾過胞を作ることである以上，良好な眼圧下降とデレンの発生は表裏一体ともいえます．MMC併用のトラベクレクトミー後のデレンの頻度は1.8～10%[1,2]と報告されています．濾過胞を形成しないアーメド手術でも角膜の菲薄化が生じた報告があります[5]．MMCによる角膜組織の脆弱化も可能性として考えられていますが，要因の比重は明らかではありません．

溝口ら[2]は，**上耳側や上鼻側に比べて，上眼瞼に完全に覆われる12時方向のトラベクレクトミーではデレンが発症しなかったと報告しており，眼瞼に覆われることで涙液層の破綻を阻止できる可能性があると思われます**．デレンの発症危険因子として，術前のSPKの存在や涙液減少傾向を指摘[1,2]されており，術前のSPKや涙液量のチェック，そのような症例に対する術後の人工涙液点眼や眼軟膏の使用は，デレンの発症を予防できる可能性があると思われます．

文献
1) Ono T, Yuki K, Ozeki N et al：Ocular surface complications after trabeculectomy：incidence, risk factors, time course and prognosis. Ophthalmologica 230：93-99, 2013
2) 溝口尚則・黒田真一郎・寺内博夫・他：マイトマイシンCを用いたトラベクレクトミー術後角膜潰瘍の発症因子．眼科手術 8：567-569，1995
3) Narita A, Seguchi J, Shiraga F：*Paecilomyces lilacinus*-induced Scleritis Following Bleb-associated Endophthalmitis after Trabeculectomy. Acta Med Okayama 69：313-318, 2015
4) 山田国央・尾垪雅博・朝岡 亮・他：緑内障手術後の巨大濾過胞に対して bleb window cryopexy を行った1症例．眼科 44：777-782，2002
5) Frenzl CR, Moshirfar M, Gess AJ et al：Dellen-like keratopathy associated with glaucoma drainage devices. World J Clin Cases 2：1-4, 2014

この症例のその後…

その後，涙点プラグを左眼上下に挿入し保水を強化しました．また，角膜輪部で堤防状に盛り上がっている結膜を剪刀で切除し(図6aの青点線)，角膜輪部に水平に compression suture を追加(図6aの黒線)したところ，角膜の局所的な乾燥は軽快しました．術後2年の時点においてデレンの再発はなく経過しています(図6b)．

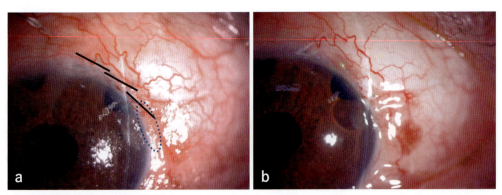

図6｜前眼部写真（その後の経過）
a：結膜の隆起部を切除し（青点線），compression suture を3本（黒線）追加した．b：術後1年ではデレンの再発なし．

コラム22

トラベクレクトミー後のデレン

　私は，眼科医人生30年，濾過手術歴25年以上になります．この「デレンに対する治療の指南」を執筆させていただいたのが「臨床眼科」誌2017年8月号で，この時点まで，濾過手術後のデレンはしばしば経験してきましたが，ほぼすべての症例で，点眼や眼軟膏にて経過観察が可能でした．

　しかし，本稿執筆直後の2017年12月に濾過手術をした症例で，術後の濾過胞形成，眼圧経過は良好でしたが，デレンを生じ，異物感を強く訴えられました．通常の点眼や眼軟膏の治療で改善が得られず，compression suture を2回施行し，濾過胞の縮小傾向とともにデレンが徐々に落ち着いてきたものの，2018年8月現在，いまだに異物感を訴える症例に出会いました．濾過を維持したい気持ちと濾過胞の丈を低くする治療，相反する治療の選択の難しさを感じました．

　濾過手術後のデレンで苦労され治療された先生方の貴重な経験を，このような書籍や文献から学び，実際に患者さんに生かすことができ，私も改めて貴重な勉強をさせていただきました．

（原　岳）

師範からの一言

涙雨　ブレブの下の　ぬれぬほど
（春雨や　小磯の小貝　ぬるるほど：蕪村）

　今回は蕪村でスタートしました．涙雨とはほんの少しの雨，あるいは悲しい心の景色を映した雨と解釈されます．唯一眼の信じがたい高眼圧に手術を行い，良好な眼圧が得られました．少しくらいゴロゴロするのは我慢しなさいと言いたいところですが，デレンがひどくなり穿孔しては元も子もありません．ここはもう一手ほしいところです．トラベクレクトミー後のデレンに対しては強制閉瞼と compression suture が有効と師匠から教えていただきました．

　私の方法を記載します．輪部基底のトラベクレクトミーを行うときと同様に，輪部から 8 mm 以上離れた結膜に小さな切開を入れます．そこから輪部に向かって結膜と強膜の癒着部を剥離します．房水がなるべく円蓋部側に流れるように仕向けるわけです．再癒着を防ぐためにもう一度 MMC を塗布します．多くの場合，これで症状は改善します．濾過手術で結膜に傷をつけるのはご法度ですが，輪部近くの結膜が透明化している場合は角膜にかぶさった部分だけでなく，高く盛り上がった部分も切除しても大丈夫です．プラス compression suture という手もあります．

（木内　良明）

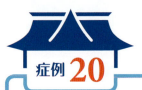

症例20

チューブシャント手術2年後に再度眼圧が上昇しました！

症例呈示 菅野　彰

指南 谷戸正樹
濱中輝彦

患者 60歳，男性

主訴 右眼の視力低下

現病歴 右眼の血管新生緑内障（NVG）にて近医より紹介され受診となった．当院初診時，右眼の虹彩上に新生血管を認め，眼圧は30 mmHgと上昇していた．フルオレセイン蛍光眼底造影検査で右眼の網膜血管の流入遅延（図1），およびMRIで右内頸動脈の99％狭窄があり，脳神経外科へ紹介となり，右内頸動脈狭窄症の手術加療を受けた．右眼の眼虚血症候群（ocular ischemic syndrome：OIS）によるNVGと診断し，硝子体手術で網膜最周辺部までの汎網膜光凝固術（panretinal photocoagulation：PRP）を行い，2時方向にトラベクレクトミーを施行した．術後2年に眼圧上昇をきたし，ニードリングを施行したが眼圧下降が得られなかったため，追加の緑内障手術として10時方向にバルベルト®緑内障インプラント（BGI）手術を行った（図2）．術後の眼圧はmiddle〜high teenで経過していたが，術後1年半より再度眼圧上昇をきたし，2年時点で30 mmHgとなった．BGI術後の眼圧経過を図3に示す．

眼科的所見（BGI手術2年後）

視力 | 右眼0.5（矯正不能），左眼1.2（1.2×＋1.5D ◯ cyl−0.5D 60°）

眼圧 | 右眼30 mmHg，左眼16 mmHg

前眼部 | 右眼）角膜：表面平滑・透明，前房：正常深度，水晶体：人工水晶体，虹彩：新生血管なし（図4），左眼）角膜：表面平滑・透明，前房：正常深度，水晶体：白内障G2，虹彩：新生血管なし

隅角 | 右眼）Scheie：Ⅳ，Shaffer：4，虹彩前癒着を全周に認める，新生血管なし，左眼）Scheie：0，Shaffer：4，pigment：1

眼底写真を図5に，視野検査の結果を図6に示す．

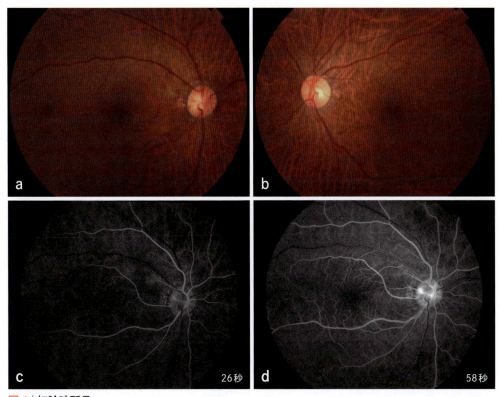

図1｜初診時所見

a，b：カラー眼底写真，c，d：フルオレセイン蛍光眼底写真．

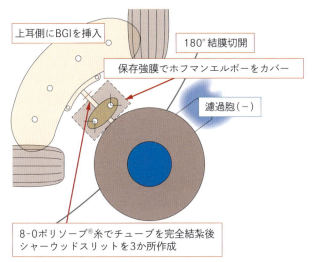

図2｜右眼のBGI手術記録

218 合併症対策

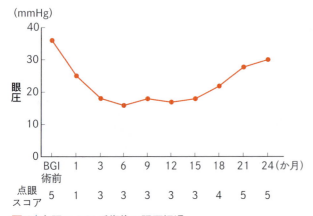

図3 | 右眼のBGI手術後の眼圧経過

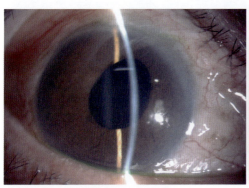
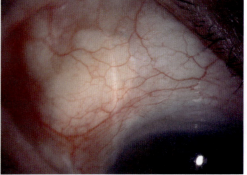

図4 | 右眼の前眼部写真（BGI手術2年後）

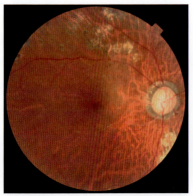

図5 | 右眼のカラー眼底写真（BGI手術2年後）
広範囲にPRPが行われており，網膜出血は認めない．

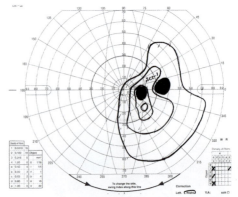

図6 | 右眼のGoldmann視野検査（BGI手術2年後）

呈示理由

　BGIは複数回の緑内障手術を受けた症例や，難治性緑内障に対する治療として注目されています．2012年にBGI手術が保険診療で認められてから6年以上が経ち，まとまった数の報告が散見されるようになりました．BGI術後の多くは良好な眼圧経過をたどりますが，一部では術後しばらくしてBGIの眼圧下降効果が減弱したと考えられる症例を経験するようになってきました．つきましては，以下のことを相談させてください．①BGI術後数年して眼圧が上昇してきた場合，何か対処する方法はありますか？　②本症例の場合，次の一手としてどのような処置や追加手術が考えられますか？　③本症例に限りませんが，BGIとアーメド緑内障インプラントをどのように使い分けていますか？　④1個目の緑内障インプラントの効果が不十分な場合，2個目の緑内障インプラントを検討してもよいものでしょうか？師匠，ご指南のほどお願いいたします．

谷戸先生からのご指南

∷OISに伴う緑内障の治療方針

　発症の状況，近医での経過，初診時の視力などが不明ですが，本症例は広範な眼内の血管新生を伴うことから，慢性型のOISに伴うNVG症例と考えられます．眼内虚血の解除と眼圧下降による視機能温存を同時に進める必要があります．本症例のように，高度の内頸動脈狭窄を有する場合，頸動脈内膜剥離術に代表される血管再建術が選択されます．開放隅角期であれば，血管手術後のルベオーシス消退[1]による眼圧下降も期待できますが，本症例のような閉塞隅角期のNVGでは，保存的治療のみによる眼圧下降は期待できません．眼圧下降による眼灌流圧の改善効果も期待できるため，速やかにトラベクレクトミーを行い，眼圧下降が得られなければチューブシャント手術を行います．糖尿病網膜症や網膜中心静脈閉塞症に伴うNVGと異なり，OISによるNVGでは，網膜毛細血管の無灌流所見は稀で，脈絡膜や毛様体が眼内虚血反応の首座として推測されています[2]．そのため，後の視野狭窄や夜盲が必発のPRPを施行すべきかどうかについては一定の見解が得られていませんが，私の場合，隅角閉塞を伴う場合は併用します．

∷本症例における眼圧再上昇機序

　本症例では，BGIの毛様体扁平部挿入術後に徐々に眼圧が上昇しており，急な眼圧上昇の原因となる硝子体索・ぶどう膜・水晶体嚢などによるチューブ閉塞は関与しないと思われます．もともと全周の隅角閉塞を伴っていること，広範なPRPが行われていること，脳神経外科での定期的な経過観察が行われていることから，眼内虚血の増悪による隅角閉塞拡大も眼圧上昇の原因とは考えにくいです．本症例では，**術後経過中のプレート周囲濾過胞の縮小あるいは被膜の性状変化による濾過不良が眼圧再上昇の原因として考えられます**．眼窩MRIに

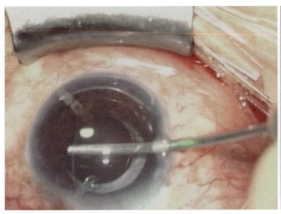 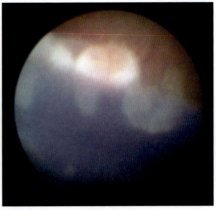

参考図1 | ECP(機器未承認)の手術顕微鏡所見(左)と白く凝固された毛様体襞部(右)

よる観察で，BGIのプレートの上下(眼窩側と眼球側)に二層性の房水貯留が認められることが良好な濾過の指標となるため[3]，本症例でもMRIを施行すれば，濾過不良の原因を確定できる可能性があります．術後の毛様体機能改善が眼圧上昇に寄与している可能性はありますが，臨床的に評価する方法はなく，また，この点も含めて相対的な濾過不良と考えるべきです．図1と比較して図5では著明な網膜動脈の狭細化がみられますが，この変化がPRPによる酸素要求性の減少によるのか，眼圧上昇による眼灌流圧の低下によるのか，あるいは内頚動脈再狭窄があるのか，といった考察は経時的な血管径の変化を追うことで可能になります．OISは，脳血管疾患に加えて，糖尿病，高血圧症，脂質異常症，冠動脈疾患，喫煙習慣を高頻度に有するため[2]，それらが適切にコントロールされているかどうかは，経過中，常に確認する必要があります．

本症例における次の一手

　初回のチューブシャント手術が濾過不良となった場合，被膜切除による濾過胞再建，2個目のチューブ移植，経強膜毛様体凝固術(光凝固，冷凍凝固)，内視鏡的毛様体光凝固(endoscopic cyclophotocoagulation：ECP，参考図1)が，選択肢となります．**濾過胞再建と2個目のチューブ移植を比較した報告では，後者のほうが治療成績はよいです**[4]．臨床的な印象とも合致するため，私は濾過胞再建は行いません．2個目のチューブ移植は40%程度の眼圧下降効果が期待できるため[5]，本症例でもチューブ再挿入を検討してよいです．再挿入では角膜代償不全をきたしやすいため[5]，角膜への影響が少ない扁平部へのチューブ挿入[6]が望ましいです．BGI102-250の耳下側への挿入，101-350の鼻下側への挿入あるいはプレート片側を切断して耳下側への挿入，アーメド緑内障バルブ(Ahmed glaucoma valve：AGV)の耳下側への挿入が選択肢ですが，私の場合，手術と術後管理の容易さから通常AGVを選択します．経強膜毛様体凝固術は簡便な方法ですが，NVGはもともと房水産生能が低下して

おり，毛様体光凝固術後の眼球癆の危険性が高いため[7]，私は視機能が残存するNVGに対して本術式は行いません．初回チューブシャント手術が不成功になった症例では，2個目のバルベルト®挿入とECPの成績は同等と報告されており[8]，国内でのECP機器の導入が待たれます．

文献

1) Rose L, Zamir E：Reversible anterior segment ischaemia after carotid endarterectomy. Clin Exp Ophthalmol 35：94-95, 2007
2) Mizener JB, Podhajsky P, Hayreh SS：Ocular ischemic syndrome. Ophthalmology 104：859-864, 1997
3) Sano I, Tanito M, Uchida K et al：Assessment of Filtration Bleb and Endplate Positioning Using Magnetic Resonance Imaging in Eyes Implanted with Long-Tube Glaucoma Drainage Devices. PLoS One 10：e0144595, 2015
4) Shah AA, WuDunn D, Cantor LB：Shunt revision versus additional tube shunt implantation after failed tube shunt surgery in refractory glaucoma. Am J Ophthalmol 129：455-460, 2000
5) Burgoyne JK, WuDunn D, Lakhani V et al：Outcomes of sequential tube shunts in complicated glaucoma. Ophthalmology 107：309-314, 2000
6) Chihara E, Umemoto M, Tanito M：Preservation of corneal endothelium after pars plana tube insertion of the Ahmed glaucoma valve. Jpn J Ophthalmol 56：119-127, 2012
7) Ramli N, Htoon HM, Ho CL et al：Risk factors for hypotony after transscleral diode cyclophotocoagulation. J Glaucoma 21：169-173, 2012
8) Murakami Y, Akil H, Chahal J et al：Endoscopic cyclophotocoagulation versus second glaucoma drainage device after prior aqueous tube shunt surgery. Clin Exp Ophthalmol 45：241-246, 2017

濱中先生からのご指南

内頸動脈閉塞によるNVGの特徴について

　内頸動脈閉塞によるNVGは，網膜虚血のみが原因となった糖尿病網膜症などのNVGとは異なるという認識が必要です．つまり，本症例のNVGでは後眼部のみならず前眼部の虚血が関与しているので，PRPが完璧に治療されても，前眼部虚血が解除できていないことを認識する必要があります．

　本症例の図1dで認められる視神経乳頭新生血管は，網膜虚血のみならず眼内全体の虚血を示唆し，隅角血管新生の重要なリスクファクターです[1]．また，図1dでは眼灌流圧低下によると考えられる静脈還流遅延も認められます．このようなタイプのNVGでは，高眼圧そのものがさらなる眼虚血を起こし，難治性緑内障へ進展します．

隅角の不可逆的変化と難治性緑内障

　隅角の不可逆的変化とは線維柱帯・シュレム管の閉塞（参考図2）ですので，周辺虹彩前癒着（PAS）の解除を目的としたGSLを施行しても眼圧下降効果はありません．本症例は眼虚血が緩徐に進行したNVGですので，PASの進行とともに線維柱帯・シュレム管の閉塞が同時進行した難治性緑内障と考えられます[2]．また，本症例では**内頸動脈内膜剥離術により眼内虚血が解除されたと考えられるので，隅角の不可逆的変化による房水流出障害に加えて毛様体の房水産生機能が復帰し，眼圧が再上昇したと考えられます．**

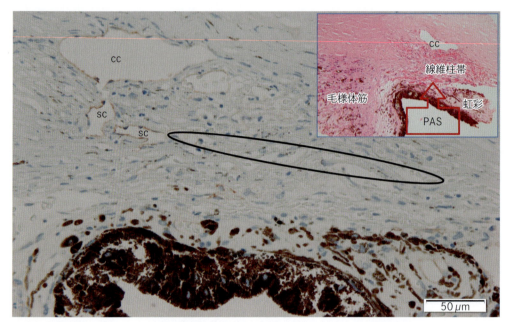

参考図2 | NVGでのシュレム管・線維柱帯間隙の閉塞（トロンボモジュリン免疫染色）
虹彩根部は線維柱帯側に引き寄せられてPASを形成している（挿入図の矢印，HE染色）．集合管（CC）から続いてシュレム管（SC）の一部が認められるが，ほとんどの部分がトロンボモジュリン（血管・シュレム管を選択的に染める抗体）に染まらず閉塞している（実線で囲んだ部位）．

現在に至るまでの治療の問題点

　私は網膜最周辺部を含めた徹底的なPRP目的のために硝子体手術を選択することはしません．また，眼内虚血が手つかずでトラベクレクトミーの選択もしません．理由は眼内手術により隅角部の血管増殖組織がさらに勢いを増し，隅角の不可逆的変化が急速に進行し，後の長期的眼圧コントロールをさらに悪化させるからです．また，硝子体がないと後極からの血管新生誘発因子をより隅角に届きやすくしてしまいます．したがって，眼内虚血が解除されるまではできるだけ眼内にはメスを入れないようにしています．

　また，広範なPASのためにチューブを硝子体に入れなければならないと考える必要はありません．広範なPASが生じているような場合は後房に広いスペースができているので，毛様溝にチューブが挿入可能です（参考図3）．本症例は眼内レンズ（IOL）挿入眼ですので，後房挿入は容易です．

　眼圧下降は本疾患の最重要課題であるので，もし眼圧下降を早急に改善したければ脳梗塞などの全身性の閉塞性疾患に注意を払いながら，**まずmaxの降圧治療と抗血管内皮増殖因子（VEGF）抗体硝子体注射を行います．加えて，PRP密度は40％**（参考図4）**以上を目指して完成し**[3]，**2〜4週間後に経強膜網膜冷凍凝固術（transscleral retinal cryopexy：TSRC）併用バルベルト® チューブ挿入手術を行うのがベストだと思います**[4]．TSRC併用の理由は，PRPでは最周辺部の凝固が不完全になりがちだからです[5]．術直後から確実な眼圧下降を期

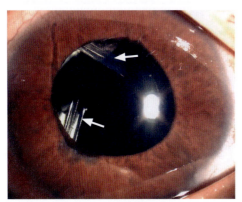

参考図3｜チューブの後房挿入症例

広範な PAS を起こした NVG 症例では，チューブの後房挿入が好ましい．難治性緑内障では，2 回のチューブシャント手術（⇨）を要することがある．

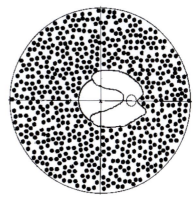

参考図4｜PRP 密度

中間周辺部ならびに最周辺部の PRP 密度は 40％以上が必要で，これ以下だと NVG が再燃するリスクが高くなる．図に示した 40％（スポットサイズ 300 μm）を目安にして，これ以上の PRP 密度を目標とする．
（Hamanaka T, et al：J Clinic Experiment Ophthalmol 2012：S4：007 doi：10.4172/2155-9570）

待したい場合は，シャーウッドスリットの幅を広めに（二針分）3 か所入れます．

今後の治療に関して

　本症例は隅角新生血管の発症からすでに 1 年以上が経過し，隅角は全周に不可逆的変化が生じており，房水産生機能も正常に復していると考えられます．**このような超難治症例には，チューブシャント手術 1 個のみでは眼圧コントロールが不可である可能性が高いと思います．患者さんには初回手術をする前から難治性緑内障であることを説明し，チューブ手術は最低 2 回（2 個）必要かもしれないことを説明しておく必要があります**（参考図2）．

　2 回目のチューブ手術では，トラベクレクトミーを併用した手術をお勧めします[4]．この場合は，チューブを非吸収糸で結紮する必要があります[5]．

文献

1) Hamanaka T, Akabane N, Yajima T et al：Retinal ischemia and angle neovascularization in proliferative diabetic retinopathy. Am J Ophthalmol 132：648-658, 2001
2) 善浪美帆・濱中輝彦・河野博之・他：内頸動脈閉塞が原因であった眼虚血症候群の 1 例―内頸動脈閉塞による血管新生緑内障の診断と組織学的特徴．日眼会誌 104：189-196，2000
3) Hamanaka T, Omata T, Akabane N et al：Retinal photocoagulation density in the treatment of neovascular glaucoma due to diabetic retinopathy. J Clinic Experiment Ophthalmol 2012：S4：007 doi：10.4172/2155-9570
4) Hamanaka T, Otora K, Ono K et al：Long-term results of non-valved glaucoma drainage implant surgery and glaucoma drainage implant combined with trabeculectomy. Indian J of Ophthalmol 62：911-916, 2014
5) 緑内障チューブの会（編）：緑内障チューブシャント手術のすべて．28，メジカルビュー社，2013

この症例のその後…

本症例における眼圧再上昇の原因はBGIの濾過量減少と考えましたので，さらなる眼圧下降を目的とした2個目の緑内障インプラントを検討しております．術式は下鼻側または下耳側にアーメド緑内障バルブの経毛様体扁平部硝子体腔内チューブ挿入を選択する予定です．2個目の緑内障インプラントの効果が長期間持続することを期待したいと思います．

コラム23

バルベルト®緑内障インプラント手術update

TVT研究に加えて最近PTVT研究[1]（以前に手術歴のない症例を対象）の術後1年の結果が発表されました．これによると以前のTVT研究5年間の結果と違い，成功率はバルベルト®チューブで83.7％，トラベクレクトミーで92.1％と，トラベクレクトミーが勝っているという結果でした．今後3～5年の結果が待ち遠しいですが，おそらくトラベクレクトミーがチューブシャントに勝るという結果は変わらないと予想されます．

最近は低侵襲緑内障手術（MIGS）手術の台頭も注目されています．したがって，今後は症例によって異なる術式が適応される方向性に向かうと思われます．具体的には，目標眼圧を限りなく房水静脈圧に近づけなければならないような症例にはトラベクレクトミーが第一選択です．しかし，ステロイド緑内障など極端に高い眼圧でも視野障害が軽度であればMIGSも好適応となります．チューブシャント手術が適応となる症例は今後限定的になる可能性が高いですが，緑内障再手術症例や難治性緑内障には第一選択として好適応になります．特に難治性緑内障には，チューブシャント手術にトラベクレクトミー併用[2]も今後注目される可能性が高いです．

文献

1) Gedde SJ, Feuer WJ, Shi W et al：Treatment outcomes in the Primary Tube Versus Trabeculectomy Study after 1 year of follow-up. Ophthalmology 125：650-663, 2018
2) Hamanaka T, Otora K, Ono K et al：Long-term results of non-valved glaucoma drainage implant surgery and glaucoma drainage implant combined with trabeculectomy. Indian J Ophthalmol 62：911-916, 2014

（濱中　輝彦）

師範からの一言

　NVGは昔から難治性緑内障の代名詞でした．病態の理解が進み，十分な網膜虚血の改善（PRPや網膜冷凍凝固）と眼圧下降手術の組み合わせが重要なポイントということがわかってきました．時には抗VEGF薬を使うことも有効です．これらの病態理解や治療法の進化のおかげでNVGの失明率は大きく低下しました．このようなことは眼科専門医として常識であると思っていました．ところが，「硝子体出血を繰り返す患者さん（虚血が解除されていないということになります）がNVGになりました．トラベクレクトミーを行いましたが，眼圧がすぐ再上昇しました．よろしくお願いいたします」という患者紹介がいまだにあります．このような先生にはどのように教育したらよいのでしょうか．教育機関に勤務するものとして悩みます．このような先生はきっと学会や研究会で発表することもなく，ひょっとすると学会や研究会へ行くこともないのかもしれません．せめて『臨床眼科』を定期購読してほしいと思います．

　遅き日の　つもりて遠き　むかしかな
　（蕪村，100年1日のごとく生きること）は医療の世界では許されません．

　難治性緑内障に対してチューブシャント手術が有効であることがわが国でも認識されるようになりました．しかし，眼圧が再上昇してくることがあります．チューブ手術先進国である米国においても，チューブ手術後の眼圧再上昇にどう対処すべきか，今でも問題になっています．両師匠は米国での議論の流れを押さえていますので，参考にしてください．
　本症例の質問事項と少し外れるのですが，現時点でチューブシャント手術の適応にあいまいなところがあります．『緑内障診療ガイドライン（第5版）』[1]のCQには「チューブシャント手術を線維柱帯切除術の代わりに推奨するか？」があります（CQ4）．推奨文には「両術式の選択にあたっては，治療眼・患者背景，術者の術式に対する習熟度などを勘案して選択することが推奨される」と記載されています．システマティックレビューの結果，推奨の強さは「実施しないことを弱く推奨」，エビデンスの強さも「弱い」ですが，線維柱帯切除術の代わりにチューブシャント手術を行うことは推奨されていません．線維柱帯切除術を行った同じ術野にチューブを挿入することは容易にできますが，チューブが入った象限に線維柱帯切除術を行うことは困難です．難治性であればあるほど，次の一手も考えた治療計画を立てる必要があります．

　　　　　　　　　　　　　　　　　　　　　　　　　　（木内　良明）

文献
1）日本緑内障学会緑内障診療ガイドライン作成委員会：緑内障診療ガイドライン（第5版）．日眼会誌 126：85-177, 2022

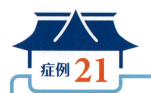

経口アセタゾラミドを
このまま長期内服しても
大丈夫でしょうか？
糖尿病と炭酸脱水酵素阻害薬

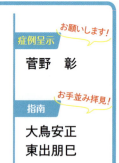

症例呈示
菅野　彰

指南
大鳥安正
東出朋巳

患者 48歳，男性

主訴 両眼の視力低下

現病歴 近医にて無治療の糖尿病と両眼の増殖糖尿病網膜症(proliferative diabetic retinopathy：PDR)を指摘され，2011年に紹介となった．当科初診時，左眼は血管新生緑内障(NVG)により失明していた．右眼はPDRによる硝子体出血をきたしていたため，全周結膜切開による20G硝子体切除術を施行し，汎網膜光凝固術(PRP)を施行した．術後，網膜症は良好に経過したが，眼圧が30 mmHgと高かったため，緑内障治療点眼薬を3剤開始した．しかし，十分な眼圧下降が得られず経口炭酸脱水酵素阻害薬(CAI)(アセタゾラミド)を開始した．

眼科的所見(2012年)

視力 | 右眼 0.7(1.0×−1.50D)，左眼光覚なし

眼圧 | 右眼 25 mmHg，左眼 34 mmHg

前眼部 | 右眼)角膜：表面平滑・透明，前房：正常深度，水晶体：眼内レンズ(IOL)，虹彩：新生血管なし(図1)，左眼)角膜：表面不整・混濁，虹彩：新生血管あり

隅角 | 右眼)Scheie：0，Shaffer：4，pigment：1，虹彩前癒着なし，新生血管なし，左眼)観察不可

中心角膜厚 | 右眼 561 μm，左眼 539 μm

眼底 | 右眼)PRPが施行されており，網膜症は落ち着いている．視神経乳頭陥凹拡大を認める(図2)．左眼)観察不可．

視野 | 図3に示す．

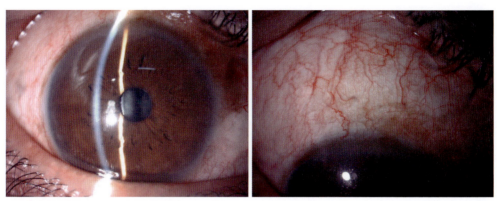

図 1 ｜ 右眼の前眼部写真

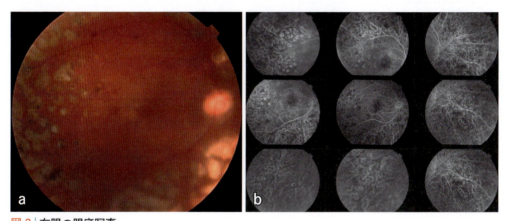

図 2 ｜ 右眼の眼底写真
a：カラー眼底写真，b：フルオレセイン蛍光眼底写真．

経過

　その後も右眼の眼圧は 20 mmHg 以上の高値が続いたため，血中のカリウムを測定しながら経口 CAI を継続した（図 4）．定期的に行った Humphrey 視野検査では明らかな視野障害の進行は認めなかった（図 5）．Goldmann 視野検査では求心性の視野障害を認めたが，PRP の影響が考えられるため，緑内障性視野障害の進行は明らかではなかった（図 6）．緑内障治療点眼薬の追加により，眼圧は 2014 年までは下降傾向であったが，2015 年より上昇傾向を認めており，今後は外科的治療も検討している．

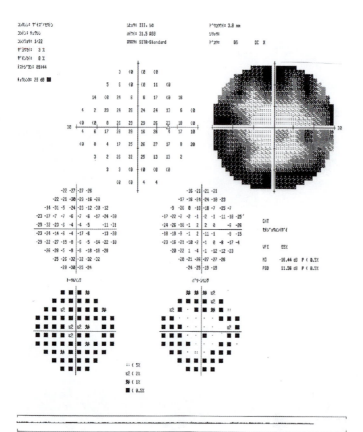

図3 右眼の Humphrey 視野検査

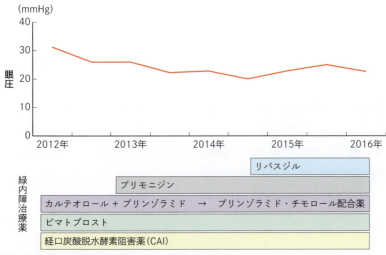

図4 右眼の眼圧経過と緑内障治療薬の推移

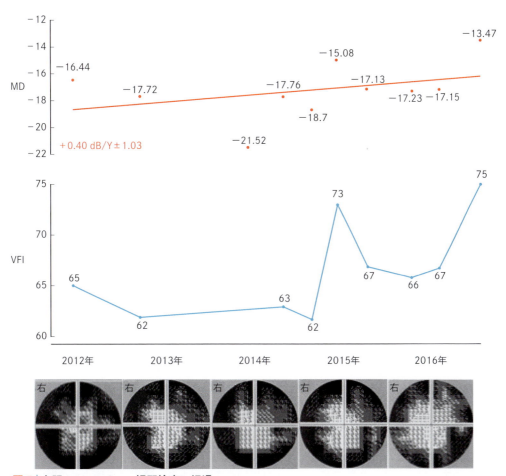

図5 | 右眼のHumphrey視野検査の経過

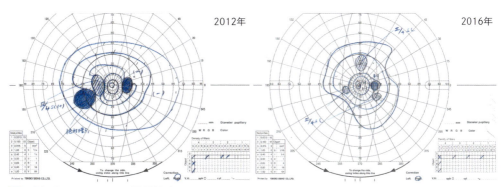

図6 | 右眼のGoldmann視野検査

呈示理由

　経口 CAI は眼圧下降効果に優れていますが，長期で使用した場合，尿路結石，代謝性アシドーシス，低カリウム血症などの重篤な副作用をきたすことがあります．本症例の眼圧は常に 20 mmHg を超えていますが，幸いにも重篤な副作用がなく，視野障害が進行しないために長期で経口 CAI を使用しています．そこで伺います．①このまま，副作用が出なければ経口 CAI を長期間継続してよいものでしょうか？　②外科的治療に踏み切る場合，何を判断基準にするのがよいでしょうか？　③その場合は，どの緑内障手術を選択するのがよいでしょうか？　師匠，ご指南のほどお願いいたします．

大鳥先生からのご指南

　硝子体手術後に続発緑内障となることはよく知られており，酸化ストレスが原因の1つとされています[1]．本症例では，左眼は NVG で視機能を消失していることから，唯一眼である右眼の視機能を維持するためには眼圧管理が必要です．もともと緑内障〔原発開放隅角緑内障(POAG)や落屑緑内障などを含む〕がある場合と硝子体手術後に緑内障となった場合では，目標眼圧が多少異なります．視野障害の進行を抑制するには，low teen の眼圧を維持することが理想ですが，硝子体手術後で眼圧が上昇する場合には，まずは 20 mmHg 以下の眼圧を目指したいところです．

経口 CAI の長期継続について

　CAI の内服は全身的な合併症があることは周知の事実であり，通常は手術までの間で使用することが多いです．基本的には内服しないと眼圧管理ができない場合は手術加療をすべきと考えていますが，血圧低下，味覚障害，尿路結石，腎機能低下，代謝性アシドーシス，低カリウム血症などがなければ続行はやむをえないこともあります．ただし，緑内障点眼でのアレルギーを含め薬剤の副作用が眼圧下降作用を上回り，かつ緑内障性視神経障害が進行しているようであれば積極的に手術に踏み切ります．

外科的治療に踏み切る場合の判断基準について

　本症例もそうですが，PRP を施行していると網膜障害のために求心性視野狭窄をきたすことが多く，緑内障で視野障害が進行しているのか，網膜障害のために視野障害が進行しているのかがわかりづらいことがありますが，緑内障で視野障害が進行しているか否かの判別は，視神経乳頭陥凹が拡大しているかどうかがポイントと考えます．血流障害で視神経乳頭の色調が蒼白になってくる場合にも視野障害が進行します．眼底写真を数年前のものと比較して，乳頭陥凹の拡大がないか，乳頭周囲脈絡膜萎縮が拡大していないかに注意してみることをお勧めします．構造的あるいは機能的に緑内障の進行が明らかである場合で，かつ眼圧

が薬物治療でコントロールできなければ，手術適応と考えるべきでしょう．

緑内障手術への選択について

　本症例は若年者，IOL挿入眼，無硝子体眼，結膜瘢痕も強いなど濾過手術が成功しない条件が揃っていますが，**上方結膜で可動性がある部分があれば，まず濾過手術を行います．** 濾過手術を行って再手術が不可能と判断した場合には，チューブシャント手術の適応と考えます．

文献
1) Chang S：LXII Edward Jackson lecture：open angle glaucoma after vitrectomy. Am J Ophthalmol 141：1033-1043, 2006

東出先生からのご指南

経口CAIの長期間継続の是非

　経口CAIであるアセタゾラミドは，単独で30％程度の眼圧下降を期待できる強力な眼圧下降薬ですが，全身性の多数の副作用を引き起こす可能性があることから，急性の高眼圧に対する短期間の使用にとどめることが推奨されています．代表的な副作用として，CAIの眼圧下降機序でもある代謝性アシドーシスによるしびれ，消化器症状（食欲不振，味覚異常，下痢など），全身倦怠感などがあります．また，低カリウム血症を引き起こし，心臓の不整脈を誘発する危険性があります．尿路結石のリスクが10倍以上になるとの報告もあります[1]．さらにスティーブンス・ジョンソン症候群や再生不良性貧血の報告もあります．本症例はPDRを発症しており，網膜症と同様に糖尿病の3大合併症である糖尿病性腎症を合併している可能性があります．**アセタゾラミドは100％腎排泄であるので，腎機能障害による高い血中濃度の持続は副作用のリスク増大につながります．** そこで腎機能（クレアチニンクリアランス）による投与量の制限が推奨されています[2]．本症例では腎障害に関する血液データの情報がありませんが，アセタゾラミド継続の是非については内科医へのコンサルトが必須と考えます．

外科的治療に踏み切る場合の判断基準

　緑内障治療の原則として，外科的治療は薬物治療による眼圧コントロールが限界である場合に適応とします．眼圧コントロールの目標として，30％などの無治療時からの眼圧下降率あるいは20 mmHgなどの目標眼圧値があり，緑内障性視神経症の程度や視野障害の進行状況などを勘案して症例ごとに目標を設定します．本症例の場合，無治療時眼圧が30 mmHgですので，30％の眼圧下降を目標とすれば，20 mmHg以下を目指すことになります．視神経乳頭のリムの菲薄化が顕著でないことからも，20 mmHg以下が1つの目標と考えます．

本症例の経過によると，20 mmHg を超える眼圧の持続にもかかわらず，Humphrey 視野検査では明らかな視野障害の進行はないようです．しかし，PDR とそれに対する PRP による求心性視野狭窄のために緑内障性の視野障害の進行がマスクされている可能性があります．また，中心視野障害が顕著ですので，視野障害がさらに進行した場合に視機能に対する影響は大きいと推測されます．アセタゾラミドを併用しても目標眼圧に達していない状態が続いていますので，薬物の副作用出現の有無にかかわらず，唯一眼の緑内障による失明を防ぐために外科的治療を考慮すべきと考えます．

緑内障手術の選択

　術式選択には緑内障病型の決定が必要です．本症例の右眼は隅角所見から開放隅角緑内障であり，眼圧上昇が硝子体切除術後から起こったとすれば，続発と考えるのが妥当です．PDR では硝子体手術が NVG の発症の契機となりうることや左眼が NVG で失明していることから，右眼も NVG が疑われますが，隅角を含む前眼部所見からは否定的です．しかし，PRP によって当初存在した隅角新生血管が消退した可能性はあります．つまり，硝子体手術前には隅角新生血管が存在したものの，眼圧上昇をきたさない前緑内障期であった可能性があります．硝子体切除術が開放隅角緑内障発症のリスクであることは，Stanley Chang 先生が Edward Jackson lecture[3] で提唱しました．硝子体切除後の房水中の酸化ストレス増加が房水流出抵抗の増大をもたらすという仮説です．その真偽は依然明確ではありませんが，硝子体切除術後の開放隅角眼での眼圧上昇あるいは緑内障の眼圧コントロールの悪化は臨床的にしばしば経験します．以上のように，本症例の緑内障病型は続発開放隅角緑内障（硝子体切除術後，隅角新生血管消退後？）と考えます．したがって，目標眼圧的にも房水流出路再建術および濾過手術ともに適応になると考えます．

　トラベクロトミーなどの房水流出路再建術では，無硝子体眼のため術後前房出血が硝子体出血となり，視力障害が持続する可能性があるので，術眼が唯一眼の本症例では入院治療が望ましいです．トラベクレクトミーあるいはエクスプレス®シャントを選択する場合，全周結膜切開による 20G 硝子体切除術の既往があるので，上方結膜の状態が手術の難易度および術後の濾過胞形成に影響し手術成績を左右します．前眼部写真では結膜瘢痕化は強くなさそうに見えますが，結膜の可動性などを術前にチェックすべきです．無硝子体眼のため術中房水流出による眼球虚脱のリスクがあり，この点はエクスプレス®シャントが有利です．バルベルト®緑内障インプラント（BGI）あるいはアーメド緑内障バルブを選択する場合は，硝子体手術後のため経毛様体扁平部硝子体腔内チューブ挿入を選択しやすいです．この場合，術中に PRP を追加できる利点もあります．

文献

1) Kass MA, Kolker AE, Gordon M et al：Acetazolamide and urolithiasis. Ophthalmology 88：261-265, 1981
2) 日本腎臓学会(編)：CKD 診療ガイド 2012. 105, 東京医学社, 2012
3) Chang S：LXII Edward Jackson lecture：open angle glaucoma after vitrectomy. Am J Ophthalmol 141：1033-1043, 2006

この症例のその後…

その後も右眼は 20 mmHg 以上の眼圧が続いたため，外科的治療の方向で進めています．前回の手術が全周結膜切開による 20 G 硝子体手術であることより，術式は BGI またはアーメド緑内障バルブの経毛様体扁平部硝子体腔内チューブ挿入を選択する予定です．

アセタゾラミドによる全身性の副作用が出る前に手術に踏み切りたいと思います．

師範からの一言

硝子体手術の進歩とともに手術件数が増えて，硝子体術後の続発緑内障も増えました．硝子体手術後に高眼圧を生じる最大のリスク因子は虹彩ルベオーシスです．ですから，糖尿病網膜症に対する硝子体手術の術翌日から高眼圧を生じることがよくあります．眼科医にとって型のごとく，CAIの内服，高張浸透圧薬の点滴を行うと眼圧は速やかに下降しますが，腎機能も速やかに低下して尿が止まります．腎臓内科医に叱られながら透析をお願いし，患者さんの意識が回復することをひたすら祈るしかない状況を横で見ていました．そうした騒動が何回か繰り返されるうちに，高張浸透圧薬やCAIが腎機能を直接障害すること，腎機能の指標となる検査値がどの程度なら大丈夫という限界値がないことを学習します（繰り返すこと自体がアホなのですが，研修医は定期的に入れ替わります）．東出師匠のご指摘のように，この患者さんは糖尿病網膜症で硝子体手術が必要とされるほど重症です．腎臓もかなりダメージを受けていると想像できます．CAIの重大な副作用がなかったことは今までラッキーだったといえます．マイトマイシンCを併用したトラベクレクトミーのNVGに対する手術成功率は60％程度で，硝子体手術の既往があれば成績はさらに悪くなります．視機能が悪くなってから手を出すのは良策と思えません．しかもこの患者さんは48歳で，先の人生は長く，左眼はすでにNVGで失明されています．

　　あはれさや　五十の頃の　ロービジョン
　　（あはれさや　時雨るる頃の　山家集：山口素堂）

（木内　良明）

コラム24

硝子体術後の続発緑内障

　硝子体術後に高眼圧および緑内障が発症しやすくなるかについては，最近のメタ解析[1]では，硝子体術後眼の開放隅角緑内障の発症率は非硝子体術後眼に比べてオッズ比1.67で有意差がありましたが，高眼圧の発症と術後平均眼圧には有意差がなかったとされています．硝子体手術の原因疾患は多岐にわたるので，原因疾患や併用される手術手技によって術後の眼圧上昇の時期やリスクは異なり，特に後ろ向き研究では結果が一致しない可能性があります．

　本症例のように，PDRではNVGの発症やトリアムシノロンの使用などが術後眼圧上昇のリスクとなります．また，術前に緑内障と診断されていなくても，緑内障家族歴が術後眼圧上昇の危険因子との報告があります．高眼圧発症時期としては術後早期が多く，特にガスやシリコーンオイルタンポナーデ，輪状締結術の併用症例では，術後早期の高眼圧に注意すべきです．しかし，術後1年以上経って眼圧上昇が起こることもあり，眼科受診が途絶えていれば緑内障発症を見逃される可能性があります．

　水晶体の状態については，IOL眼で硝子体手術後の眼圧上昇リスクが高いという報告があります．逆に有水晶体眼では硝子体術後の緑内障発症が有意に遅くなると報告されています．隅角部のpO_2は無硝子体眼とIOL眼のそれぞれ単独よりも，併存によってより上昇するとの報告があり，Changの仮説のように房水流出路への慢性的酸化ストレスが術後眼圧上昇に関与している可能性があります．

（東出　朋巳）

文献

1) Miele A, Govetto A, Fumagalli C et al：Ocular hypertension and glaucoma following vitrectomy：A systematic review. Retina 18：883-890, 2018

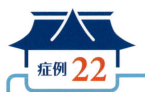

症例 22

トラベクレクトミー後に低眼圧黄斑症を発症しました！

症例呈示　菅野　彰
指南　丸山勝彦　溝上志朗

患者 35歳，男性
主訴 左眼の視力低下
現病歴 2013年に左眼の霧視を訴え，近医より紹介された．左眼の角膜浮腫と高眼圧を認め，開放隅角緑内障の診断で，左眼にトラベクロトミーを施行された．その後数年間は左眼の眼圧経過は良好であったが，2016年に再び眼圧上昇をきたした．緑内障治療点眼薬および経口炭酸脱水酵素阻害薬（CAI）を使用したが，眼圧が40 mmHgと高かったため，左眼にトラベクレクトミーを施行した．手術記録を図1に示す．術後にレーザー切糸は行っていない．術後1か月の間，眼圧は4～8 mmHgで推移したが，前房深度も保たれており，脈絡膜剥離もないため経過観察した．術後2か月の再診時，左眼の視力低下が改善しないことを訴えた．

眼科的所見（トラベクレクトミー2か月後）

視力 | 右眼 0.02（1.0× −14.00D ◯ cyl −1.50D 180°），左眼 0.05（0.4× −6.00D ◯ cyl −4.00D 180°）
眼圧 | 右眼 16 mmHg，左眼 4 mmHg
前眼部 | 右眼）角膜：表面平滑・透明，前房：正常深度，水晶体：白内障なし．左眼）角膜：表面に皺襞を認める・透明，前房：正常深度，水晶体：白内障なし，10時方向の結膜に濾過胞を認める（図2）．
隅角 | 両眼）Scheie：0，Shaffer：4，pigment：0，周辺虹彩前癒着（PAS）を認めない．
中心角膜厚 | 右眼 513 μm，左眼 516 μm
眼軸長 | 右眼 29.82 mm，左眼 26.85 mm

　眼底写真を図3，OCT所見を図4，視野検査所見を図5に示す．

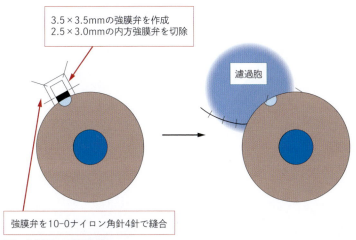

図1 左眼の手術記録

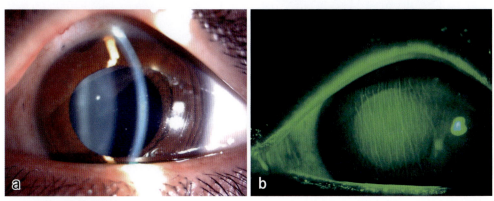

図2 左眼の前眼部写真
a：前房深度は深く，白内障も認めなかった．
b：角膜表面に皺襞を認めた．

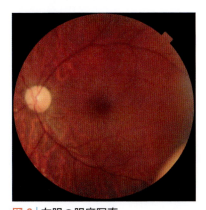

図3 左眼の眼底写真
黄斑部に放射状の網膜皺襞を認めた．脈絡膜剝離なし．

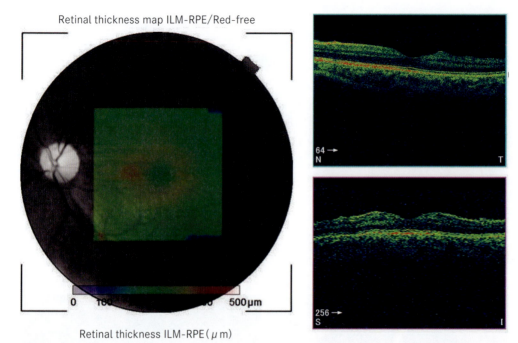

図4｜左眼のOCT所見

経過

　トラベクレクトミー後に左眼の眼圧が4 mmHgと低く，眼底写真およびOCT検査で網膜に皺襞を認めたことより低眼圧黄斑症と診断した．術前に(1.0)あった左眼の矯正視力は術直後より低下し，術後2か月では(0.4)であった．10時方向の濾過胞はびまん性で広範囲に広がっていたため，経結膜的に強膜弁を縫合し，濾過量を減らす必要があると考えた．角膜輪部から3.5 mmの位置にある強膜弁断端をキャリパーで確認しながらdirect sutureを5針行ったところ（図6），1週間後の眼圧は9 mmHgと上昇し，濾過胞の丈も減少したが，OCTで黄斑部の網膜皺襞に変化は認めなかった．さらに経結膜的強膜弁縫合から1か月後の再診時では，眼圧は5 mmHgと低下していた．

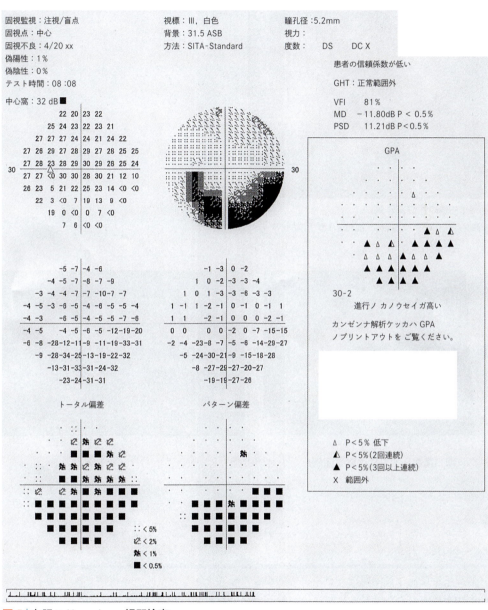

図5 | 左眼の Humphrey 視野検査

240　合併症対策

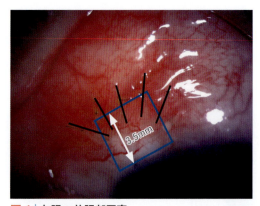

図6｜左眼の前眼部写真
強膜弁（青枠）に対して，direct suture 5本（黒線）を行った．

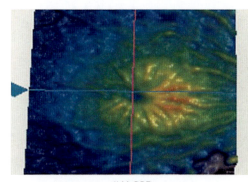

図7｜OCT（低眼圧黄斑症の参考症例）

呈示理由

　低眼圧黄斑症は長期間続くと不可逆的な視力障害をきたすため，本症例では早めに経結膜的強膜弁縫合を行いました．眼圧は一時的には上昇しましたが，1か月後に5 mmHgと低下してしまいました．そこで伺います．**① 低眼圧黄斑症の治療のタイミングおよび治療方法を教えてください．② 経結膜的強膜弁縫合は治療してから眼圧が上がるまで時間がかかることがあると聞いたことがありますが，どの程度待ってよいものでしょうか？　③ 低眼圧黄斑症の改善が得られない場合，次の一手として結膜を切開して直視下に強膜弁を縫合する方法，または保存強膜を用いた強膜パッチを行う方法を検討したほうがよいでしょうか？　④ 別**の参考症例になりますが，図7のような明らかな網膜皺襞があれば視力低下をきたしやすいと考えますが，**本症例のように網膜皺襞が少ない場合でも視力低下は生じるものでしょうか？**　師匠，ご指南のほどお願いいたします．

丸山先生からのご指南

低眼圧黄斑症に対する処置とタイミング

　術後早期の過剰濾過に伴う低眼圧黄斑症に対しては，**参考表1**のような処置が行われます．これらのなかで，経結膜的強膜弁縫合は過剰濾過部位の濾過量を直接抑制できるため効果的で，かつ結膜を開放しないため侵襲性が低いという特徴があります．

　過剰濾過は濾過胞内の創傷治癒機転が進むにつれ次第に改善することがあるため，低眼圧黄斑症に対する早期の侵襲的治療に否定的な意見もあります．しかし，低眼圧が長期間持続するとその後眼圧が上昇しても黄斑部の皺襞が伸展せず，不可逆的な視力障害をきたすことがあります（本症例も OCT では一見目立たないものの，眼底写真では明瞭な網膜皺襞を認めており，最終的に視力回復が得られなかったことに矛盾しません）．このことから**私は原則，低眼圧黄斑症を保存的に経過観察することはなく，経結膜的強膜弁縫合を第一選択として積極的に治療を行っています**．本処置は，縫合後に高眼圧となった場合でも抜糸すれば濾過量を再度増加させることができるため，眼圧調整がしやすいという利点があります[1,2]．

　なお，強度近視眼はもともと前房深度が深く，低眼圧時でも前房が浅く見えないことがあるため，注意が必要です．また，強度近視眼は低眼圧時に脈絡膜剝離を生じることが少なく，低眼圧に対する治療を開始するか否かを，脈絡膜剝離の有無を拠り所にして判断することはできません．

経結膜的強膜弁縫合後の経過観察

　経結膜的強膜弁縫合が適切に行われた場合，たとえ1針のみの縫合でも小1時間もすると過剰濾過が改善し眼圧が上昇してくることはよく経験するので，**経結膜的強膜弁縫合の成功の鍵は過剰濾過部位を正確に同定することです**．私は綿棒で濾過胞を圧迫して過剰濾過部位を同定し，それでもわかりにくい症例は濾過胞を圧迫しながら少量の人工房水を前房内に入

参考表1 術後早期の過剰濾過に伴う低眼圧黄斑症に対する処置

濾過胞を縮小させる処置 　圧迫眼帯 　濾過胞内自己血注入 　濾過胞圧迫縫合など
濾過量を減少させる処置 　結膜を開放して行う強膜弁再縫合 　経結膜的強膜弁再縫合など
過剰濾過によって引き起こされた合併症に対する処置 　人工房水や粘弾性物質，気体を用いた前房形成など

れて縫合すべき部位を決定しています．また，十分な深さの縫合を行うこともきわめて重要で，テノン囊が乏しく結膜が薄い症例以外は，10-0ナイロンヘラ針を用いて強膜へ確実に到達するような深い通糸を心掛けています．このようにして経結膜的強膜弁縫合を1針置き，30分～1時間後に診察して効果が不十分なら上述の操作を繰り返します．

本症例は経結膜的強膜弁縫合を5針行っていますが，結果的には低眼圧が解消されていないことから，過剰濾過部位が正確に同定されていないため適切な部位が縫合されておらず，かつ縫合が浅い可能性が高いです．縫合後1週間で眼圧がわずかに上昇した後に，再度低眼圧となった経過からも，これらの縫合は"強膜弁縫合"というよりもむしろ"濾過胞圧迫縫合"的な効果にしかなっていないと考えます．

経結膜的強膜弁縫合で低眼圧黄斑症が改善しない場合

上述の方法で低眼圧黄斑症が改善しなければ，結膜弁を開放して強膜弁を再縫合するのが確実ですが，それには初回手術で強膜弁がしっかり作成できていることが不可欠です．

本症例は若年者，強度近視眼といった背景をもつ過剰濾過のハイリスク症例で，かつ再手術例のため「どうしても眼圧を下げたい」という心情がはたらいて，結果的に縫合がルーズとなり，術直後からの過剰濾過につながったと考えます．**再手術時は強膜弁縫合に丸針糸を用いるなどの配慮が必要で，それが困難であれば強膜パッチなどを併用してウォータータイトに縫合を行います．**

低眼圧時の黄斑部OCT所見

網膜皺襞をOCTで観察する際は，水平方向より上下方向の断面に着目したほうが所見を捉えやすく，本症例も水平方向より上下方向の断層像で脈絡膜に若干の凹凸があるのが確認できます．また，本症例では僚眼のOCTが示されていませんが，左右差を観察することも重要で，屈折の左右差を考えると低眼圧によって左の眼軸長は著しく短縮していると予想され，それに伴いOCT所見でも網膜厚，脈絡膜厚に変化を生じます．したがって本症例は，確かにOCTでは明瞭な網膜皺襞が観察されているわけではありませんが，網脈絡膜の形態異常が視力低下の主原因になっていることに間違いはなく，それに不正乱視など他の要因も関与していると考えます．

文献

1) Shirato S, Maruyama K, Haneda M：Resuturing the scleral flap through conjunctiva for treatment of excess filtration. Am J Ophthalmol 137：173-174, 2004
2) Maruyama K, Shirato S：Efficacy and safety of transconjunctival scleral flap resuturing for hypotony after glaucoma filtering surgery. Graefes Arch Clin Exp Ophthalmol 246：1751-1756, 2008

溝上先生からのご指南

　症例は比較的若年の強度近視眼であり，濾過手術後に低眼圧になりやすい症例と考えます[1]．このような症例に対しては，術中に通常よりも強膜弁を厚く作成したり，強膜弁縫合を多く置いたりするなどの対策を講じますが，それにもかかわらず過剰濾過の憂き目に遭うことは決して稀なことではありません．そして，低眼圧の状態が持続することで何よりも気がかりなのが，この視機能を脅かす低眼圧黄斑症です．

低眼圧黄斑症の治療のタイミング

　低眼圧黄斑症は遷延すると不可逆的な黄斑の機能低下をきたす可能性があります．ただ，これまでに約半年間持続した低眼圧黄斑症が，眼圧の回復に伴い，黄斑形態の正常化と視力の回復が得られた症例を経験しました．しかしながら，経過観察が許される期間は症例によっても異なると考えられますし，結局のところよくわかりません．

　そのため，私自身は低眼圧黄斑症を生じ，視力低下を認めた時点で，近い将来に眼圧上昇が期待できそうな一部の症例を除いて，そのまま経過観察とはせず，速やかに眼圧を回復させる処置をしています．

経結膜的強膜弁縫合のタイミング

　経結膜的強膜弁縫合は，私自身は術後早期の房水の漏出部位が特定できる症例にのみ行っています．例えば，強膜弁縫合糸の切糸直後に過剰濾過になったような場合です．このような場合，切糸した部分を経結膜的に再縫合すると，数時間以内にほぼ例外なく眼圧が回復します．よって，本症例のように術後2か月が経過し，かつ漏出部位が判然としない症例に対して行った経験はありません．

次の一手をどうするか

　私の場合，本症例のような漏出部位が判然としない過剰濾過例に対しては，比較的早い時期に手術室で結膜を開け，強膜弁の漏出部を確認したうえで追加縫合をしています．なぜなら，過去には濾過胞の圧迫縫合や，濾過胞の瘢痕化促進を目的として自己血の濾過胞内注入などを行っていた時期もありました（たまに有効な症例があった）が，結局は結膜弁の再縫合が最も確実で効果的であった症例を多く経験してきたからです．

　よって，本症例に対しては，結膜を開けた後に前房内に人工房水を注入し，流出が多い部分を中心に，複数本の縫合を加え，段階的に漏出を止めます．このようにすると，術直後に高度の眼圧上昇を認めたとしても，追加した縫合糸を順に切糸することで流出量がコントロールできるため，再び過剰濾過となるのを予防できます．

網膜皺襞がなくとも視力は低下するか

症例の前眼部写真(図2)を見ると，強膜フラップの方向に一致して角膜皺襞が認められます．よって，本症例の主たる視力低下原因は角膜皺襞に起因する不正乱視と考えます．網膜皺襞と同様に低眼圧のときに比較的よく認められ，視力低下をきたすことがあります．

文献
1) Stamper RL, McMenemy MG, Lieberman MF et al：Hypotonous maculopathy after trabeculectomy with subconjunctival 5-Fluorouracil. Am J Ophthalmol 114：544-553, 1992

この症例のその後…

角膜トポグラフィを撮影したところ，直乱視が増加していました(図8)．眼圧を上げる必要性を強く説明し，直視下に漏出を止める手術を行いました．結膜を切開し確認したところ，漏出点周囲の強膜が薄く，直接縫合では漏出が止まらない可能性があるため，保存強膜を用いた強膜パッチを行いました．その後，眼圧上昇が得られ，矯正視力も改善傾向です．

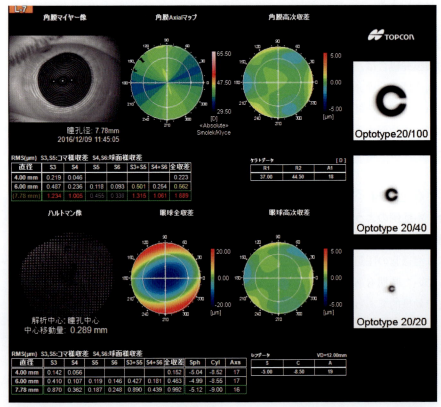

図8｜左眼の角膜トポグラフィ・波面収差

師範からの一言

　今回の症例は，眼圧の高い高度近視の患者さんにトラベクレクトミーを行った後に低眼圧黄斑症を生じています．患者さんは35歳と若く，視力低下をきたしたために緊急でご相談となりました．丸山師匠，溝上師匠ともに早期の縫合追加を指示しました．昔からの「いろはかるた」にあるように，「縫うは一時の恥，縫わぬは一生の視力障害」を思い起こさせてくれる状況です．じっと身を潜めていても，トラベクレクトミーは自然と眼圧が上昇してくるときがあります．運を天に任せるか，運をつかみにいくかの分かれ道です．本屋には「運をつかむ人の習慣」あるいは「運がよくなる人，運が悪くなる人」といったようなタイトルのビジネス書がずらりと並んでいます．運は偶然ではない，自分で作っていくものだ，というのがおおむね共通した内容でしょうか．

　本症例は縫合が甘くて過剰濾過になっています．結膜の上から縫合を追加してもダメというときに，結膜を展開して直接縫合するという処置をためらってはいけません．

　若い高度近視の患者さんというのは低眼圧黄斑症の危険因子（若い，高度近視）のかたまりです．トラベクロトミーが3年間有効であった患者さんです．もう一回トラベクロトミーでもよかったかもしれません．

行く春や　逡巡として　皺だらけ
（行く春や　逡巡として　遅ざくら：蕪村）

（木内　良明）

コラム 25

網膜皺襞を OCT で観察するコツ

　低眼圧による網膜皺襞を OCT で観察するには，解析可能な画像を得ることが必要です．通常はそれほど難しくはありませんが，問題は角膜や中間透光体に混濁がある症例で，適宜散瞳して，混濁の間隙から少しでもきれいに画像が得られる部位を探します．また，低眼圧では角膜乱視が強くなりますが，このことも画像のクオリティを落としてしまう原因となります．どの OCT にもいろいろな撮影方法，解析方法がありますが，皺襞の有無を確認するなら縦方向の B スキャンだけで事足ります．ルーチンの撮影方法だからという理由で C スキャンを試みて，なかなか撮影できないという時間の無駄は避けましょう．

　ただし，いずれの方法でも重要なのは OCT 本体の生データをみることで，自分で撮影するとさらによいです．撮影中に網膜色素上皮が波を打っているのが確認できますので，解析不可能なデータでも診断できます．診察室の電子カルテを眺めながらデータが来るのを待っていては見逃してしまうかもしれませんのでご注意を．

（丸山　勝彦）

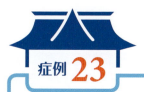

術後，遷延性の角膜障害が発症しました！
ドライアイ患者への緑内障手術

症例呈示 後藤恭孝
指南 松田　彰
相馬剛至

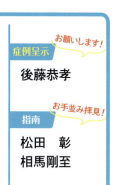

患者 70歳，女性
主訴 左眼の霧視
現病歴 近医眼科で緑内障の治療中．シェーグレン症候群（Sjögren syndrome：SS）もあり，点眼を増やすと糸状角膜炎が発症するとのことで，タプコム®のみでしか管理できないにもかかわらず，眼圧が高く視野障害も進行するため，手術目的で当院へ紹介された．白内障による視力低下を認めたため，トラベクロトミー＋シヌソトミー＋深部強膜弁切除術＋水晶体再建術を施行した．術後3日より広範な角膜上皮剝離を発症し，上皮剝離は術後1か月半遷延し，術後3か月まで角膜混濁は遷延した（図1）．

初診時所見

視力 | 右眼 0.5（0.9× +0.25D ◯ cyl−0.25D 100°），左眼 0.2（0.5× −1.25D ◯ cyl−0.25D 135°）
眼圧 | 右眼 24 mmHg，左眼 36 mmHg（Goldmann圧平式眼圧計）
前眼部 | 両眼）角膜：点状表層角膜症，前房：正常深度
隅角 | 両眼）正常開放隅角
視野 | 図2に示す．

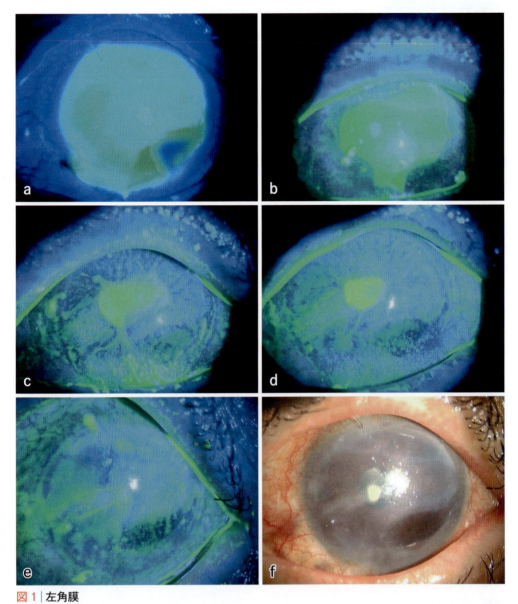

図1 | 左角膜

a〜eはフルオレセイン染色. a：術後3日, b：術後1か月, c：術後1か月1週, d：術後1か月2週, e, f：術後2か月.

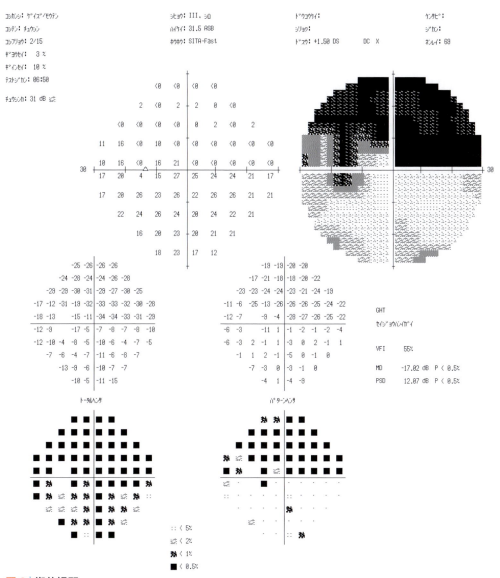

図 2 術前視野

呈示理由

　角膜疾患のある眼への緑内障手術後の角膜上皮障害について伺います．**術中は軽度の角膜上皮びらんがあり，術後 3 日目に角膜上皮剝離を発症したのは術中の角膜管理に問題があったのでしょうか？**　術中は角膜上に MQA をビーエスエスプラス®（BSS）で濡らしたものを置いていました．また，**角膜上皮びらん発症後，原因と思われる点眼（ステロイド，ジクロフェナクナトリウム）を中止し，防腐剤フリーの点眼および治療用コンタクトレンズによる管理も行っていましたが，他に何か異なる手段があったのでしょうか？**　ご指南のほどよろしくお願いいたします．

松田先生からのご指南

　術後3日目に広汎な角膜上皮びらんを認め，原因となる可能性の高い薬剤（ステロイド，ジクロフェナクナトリウム）の中止と涙点プラグによる涙液量の確保によって，角膜所見が改善した症例と考えます．**術中に軽度の角膜上皮びらんがあったとのことですので，手術による角膜上皮へのストレスに，術後の点眼〔特に非ステロイド性抗炎症薬(nonsteroidal anti-inflammatory drugs：NSAIDs)〕による角膜上皮障害，そしてもともとのドライアイ素因が上皮びらんの遷延化につながった可能性が考えられます．**

　緑内障と白内障の同時手術の場合，単独手術より時間が長くなりがちで，角膜上皮へのストレスも大きなものがあります．**私は，緑内障手術時に粘弾性物質(特に低分子量のもの)をこまめに角膜上皮に塗布することを心掛けていますが，十分に注意していても，術翌日に角膜上皮障害がみられることがあります．**明らかな角膜上皮びらんでなくとも，術翌日に糸状角膜炎や落屑様の変化を認める場合にはNSAIDsは使用しません．本症例でも術翌日の所見がどのようなものであったか，気になるところです．

　術後3日目の写真(図1a)を見ると，4時から5時方向を除いて，角膜上皮が輪部近くまで障害されており，回復に時間がかかることが予想されます．術後2か月の時点(図1e)で，もともと角膜輪部付近の上皮が保たれていた4時から5時方向を除いてほぼ全体に角膜混濁を認め，その後，時間をかけて角膜上皮細胞がゆっくりと健常に近い細胞に置換されたものと思います．涙点プラグの施行と防腐剤フリーの点眼のみでゆっくりと回復を待ったことが奏効したものと考えました．

　NSAIDs点眼による角膜上皮障害[1]はよく知られていますが，その機序はいまだに解明されていません．近年，アラキドン酸カスケードによって産生される12-HHT(12-hydroxy-heptadecatrienoic acid)という炎症性脂質メディエーターが，皮膚の角化上皮細胞の創傷治癒を促進すること，さらにはNSAIDsの投与が皮膚における12-HHT産生を抑制し，12-HHT/BLT2受容体経路を介して皮膚における創傷治癒を遅延させることが報告されました[2]．

　われわれ[3]はジクロフェナクナトリウムの点眼がマウス角膜における12-HHT産生を抑制し，角膜上皮の創傷治癒を遅延させることを明らかにしました．

　12-HHTは，血小板中に多く発現しているトロンボキサン合成酵素(TxAS)によって産生されることから，血清中にも12-HHTが存在します[4]．臨床的に血清点眼が難治性の角膜上皮びらんに有効であるとの報告もあり[5]，無菌調製などの問題がクリアできれば，NSAIDsによる角膜上皮障害の症例に自己血清の点眼が有効である可能性が考えられます．

　涙液中に12-HHTが存在するかどうかは，現在のところ報告はありませんが，12-HHTは体液において広汎に分布していることから[4]，ドライアイ患者において眼表面の12-HHT量がもともと低下している可能性も考えられると思います．実際，ドライアイ患者において

NSAIDs 点眼の角膜上皮障害が強く生じた症例も報告されています[6]．

ドライアイ患者の術後に NSAIDs 点眼を用いる際には注意が必要と考えます．

文献

1) Shimazaki J, Saito H, Yang HY et al：Persistent epithelial defect following penetrating keratoplasty：an adverse effect of diclofenac eyedrops. Cornea 14：623-627, 1995
2) Liu M, Saeki K, Matsunobu T et al：12-Hydroxyheptadecatrienoic acid promotes epidermal wound healing by accelerating keratinocyte migration via the BLT2 receptor. J Exp Med 211：1063-1078, 2014
3) Iwamoto S, Koga T, Ohba M et al：Non-steroidal anti-inflammatory drug delays corneal wound healing by reducing production of 12-hydroxyheptadecatrienoic acid, a ligand for leukotriene B_4 receptor 2. Sci Rep 7：13267, 2017
4) Okuno T, Iizuka Y, Okazaki H et al：12(S)-Hydroxyheptadeca-5Z, 8E, 10E-trienoic acid is a natural ligand for leukotriene B_4 receptor 2. J Exp Med 205：759-766, 2008
5) Kim KM, Shin YT, Kim HK：Effect of autologous platelet-rich plasma on persistent corneal epithelial defect after infectious keratitis. Jpn J Ophthalmol 56：544-550, 2012
6) Prasher P：Acute corneal melt associated with topical bromfenac use. Eye Contact Lens 38：260-262, 2012

コラム 26

点眼薬と角膜上皮障害

　緑内障治療点眼薬使用中に角膜上皮障害を認めた場合，どうすればよいか？　昨今，使用可能な緑内障治療点眼薬が増えたこともあり，日常で頻繁に遭遇する課題ではないでしょうか．軽度から中等度の薬剤毒性角膜症ではドライアイと臨床像が似ていることから，ヒアルロン酸が投与されている場合が散見されます．しかし，ヒアルロン酸を投与しても薬剤毒性角膜症の原因を取り除いていないばかりか，防腐剤を含む製剤を追加することによって角膜上皮障害が増悪しかねないため，安易にヒアルロン酸を投与するべきではありません．薬剤毒性角膜症に対する治療の大原則は原因薬剤の中止です．

　しかし，緑内障眼では眼圧コントロールのため，実際には全薬剤の中止は難しいことが多いです．軽度の場合は，まずは防腐剤を含まない点眼薬や薬剤毒性の少ない点眼薬への変更，また種類の減量や配合剤への切り替えを図ります．中等度以上の角膜上皮障害では，いったんすべての点眼薬を中止し防腐剤を含まない人工涙液の頻回点眼でウォッシュアウトを図るのが望ましいです．炎症を伴う場合は，ステロイド薬により積極的に消炎を図ります．この間の眼圧コントロールは内服薬にて行います．薬剤毒性角膜症の治療が得られた後，角膜所見をみながら毒性の少ない点眼薬から 1 剤ずつ使用，追加していきます．目標眼圧が得られない場合や角膜上皮障害がコントロールできない場合は，緑内障手術に踏み切ります．

（相馬　剛至）

相馬先生からのご指南

　SSに伴うドライアイ症例にトラベクロトミートリプル手術を施行後，直後から広範囲に角膜上皮障害が生じ，治療に抵抗し角膜上皮びらんが遷延した症例です．

　まず，術後早期に角膜上皮障害が生じた原因を考えます．一般にSSに伴うドライアイは重症例が多く，フルオレセイン写真の涙三角からも本症例の涙液減少は高度であったようです．加えて，**術後の前眼部写真にて全周性に周辺角膜に血管，結膜侵入がみられることから，角膜輪部機能低下も合併していたと考えます**．両者により術前からある程度の角膜上皮障害が生じていたと予想されます．

　手術の影響はどうでしょうか？　白内障手術を行うと，角膜知覚低下や手術による炎症，結膜杯細胞の減少などにより，術後にドライアイが生じることが報告されています[1～3]．もともと涙液減少がある症例ではドライアイが増悪します．加えて，重症ドライアイ患者では術前に行う縮瞳予防のNSAIDs点眼や麻酔薬点眼，ポビドンヨードなどの消毒薬による薬剤毒性も無視できません．手術中に，BSSを含ませたMQAを角膜上に設置していたことは，角膜上皮保護に効果的であったと思います．一方，白内障手術時にはMQAによるカバーはできません．一般的に白内障手術時には，乾燥予防のために助手がBSSなどを眼表面にかけると思いますが，この水かけがドライアイ患者の角膜表面のムチン層を障害するのではないかと個人的に考えています．実際，ドライアイ患者では手術が進むにつれて角膜表面の水濡れ性がより低下する印象をもっています．

　そこで私はドライアイ症例に白内障手術を行う場合，分散性粘弾性物質を角膜上に塗布し，角膜表面の乾燥による角膜上皮障害と視認性の悪化を防いでいます．さらに重症ドライアイ症例では，白内障手術終了時に治療用ソフトコンタクトレンズを装用し，術後の上皮修復を促すようにしています．

　以上より，**手術によって角膜上皮障害が悪化したのではないかと考えます．そして，背景に重症ドライアイと輪部機能低下を有する本症例では，NSAIDs点眼による薬剤毒性が高度に影響したため，術後にさらに角膜上皮障害が拡大したと思われます**．

　続いて，角膜上皮障害が遷延した原因を考えます．まず，相談者の後藤先生が，NSAIDsを中止したのはきわめてよい判断だと思います．関節リウマチやSS患者において，白内障術後のNSAIDs点眼が角膜融解や穿孔をきたすことが知られています[4]．Guideraら[4]は白内障術後にNSAIDs点眼が原因で合併症を生じた16症例のうち14症例において，術後6日〜3.5か月の時点で重篤な角膜潰瘍，角膜融解が生じ，そのうち5症例で急激に角膜穿孔に至ったと報告しています．このような症例では，私自身は術後にNSAIDsを使用しないか，使用した場合でも数日で中止します．

　角膜上皮障害に対する治療方針はおおむね問題ないと思います．もともと輪部機能低下があるため，治癒に時間を要したと考えますが，そのなかで提案できるポイントを2つ挙げま

す．1点目は涙点プラグのタイミングです．一般にSSに伴う重症のドライアイでは，点眼薬のみでは効果が得られない場合がほとんどです[5]．その意味でも，**涙点プラグの装着をもう少し早い段階で考慮してもよかったのではないかと思います．2点目は術後のステロイド点眼です．**ステロイド点眼は創傷治癒を遅延させるため中止したかと思いますが，本症例ではベースにSSがあるうえに，薬剤毒性（および角膜上皮障害それ自体）に起因する炎症が角膜上皮障害を遷延させることを考慮すると，**術後しばらくの間は消炎したほうがよかったのではないかと考えます．**私の場合，このような症例では，フルオロメトロン点眼もしくは少量のステロイド内服をある程度消炎されるまで使用するようにしています．

文献

1) Ram J, Gupta A, Brar G et al：Outcomes of phacoemulsification in patients with dry eye. J Cataract Refract Surg 28：1386-1389, 2002
2) Oh T, Jung Y, Chang D et al：Changes in the tear film and ocular surface after cataract surgery. Jpn J Ophthalmol 56：113-118, 2012
3) Sutu C, Fukuoka H, Afshari NA：Mechanisms and management of dry eye in cataract surgery patients. Curr Opin Ophthalmol 27：24-30, 2016
4) Guidera AC, Luchs JI, Udell IJ：Keratitis, ulceration, and perforation associated with topical nonsteroidal anti-inflammatory drugs. Ophthalmology 108：936-944, 2001
5) Mansour K, Leonhardt CJ, Kalk WW et al：Sjögren Workgroup：Lacrimal punctum occlusion in the treatment of severe keratoconjunctivitis Sicca caused by Sjögren syndrome：a uniocular evaluation. Cornea 26：147-150, 2007

この症例のその後…

防腐剤フリーの点眼を継続し涙点プラグで上下涙点を閉塞した結果，徐々に角膜混濁も減少し，現在は角膜清明となりました（図3）．

視力は(1.0)，眼圧は14 mmHg（Goldmann圧平式眼圧計）と良好で，視野障害の進行もありません（図4）．

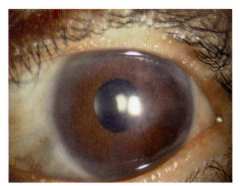

図3 左角膜（術後10か月）

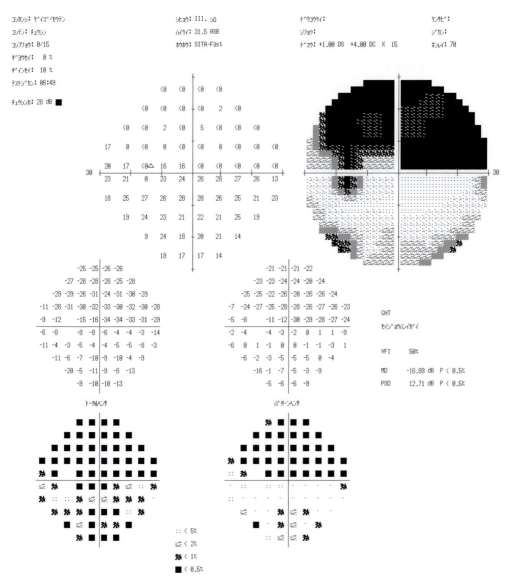

図4 術後視野

師範からの一言

　今回は，白内障と緑内障の同時手術を行ったところ，遷延性の角膜上皮障害が生じた症例です．角膜疾患を専門とする両師匠から本症例における遷延性上皮障害の原因と治療に関する考え方をご呈示いただきました．白内障手術後の消炎や嚢胞様黄斑浮腫の予防にはNSAIDsが有用です．しかし，NSAIDsは眼表面に悪影響をきたすことを両師匠は教えてくれました．

　緑内障治療点眼薬が角膜上皮障害をきたすこともよく知られています．障害を受けた上皮を修復するために角膜の輪部幹細胞が増殖しますが，輪部幹細胞の増殖も無限に行われるわけではありません．いつかは角膜上皮が結膜上皮に置き換わります．相馬師匠からのご指摘のように，もともとこの患者さんは種々の緑内障治療点眼薬で角膜上皮障害を生じていますので，輪部幹細胞がかなり疲弊していたと思われます．本症例はぎりぎりのタイミングで薬物治療から手術治療に移行したということでしょう．

　ここで注目してほしいのは，角膜上皮障害の治療にヒアルロン酸点眼薬の出番がないということです．NSAIDsをやめる，眼圧下降点眼薬もやめる，涙点プラグと防腐剤の入っていない点眼薬で涙液を増やす，という治療が主体です．ステロイド薬の使い方はプロの技でしょう．

　左眼の手術の効果もいずれ減弱してくるかもしれません．そのときに緑内障治療の点眼薬に頼るのでしょうか？　右眼の眼圧も24 mmHgです．20年先を見つめて今後の治療方針を立てるべきでしょう．

上皮散り　涙かれ視野　ところどころ
　（柳散り　清水かれ石　ところどころ：蕪村）

（木内　良明）

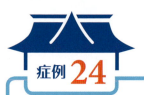

症例 24

トラベクレクトミー後，眼圧はよいのに脈絡膜剥離が出てきました！
術後の浅前房と高眼圧

症例呈示 木内良明
指南 植木麻理／谷戸正樹

患者 75歳，男性

現病歴 両眼の開放隅角緑内障．2017年1月の視力は右眼(0.8)，左眼(0.7)であった．点眼治療下で眼圧は右眼24〜27 mmHg，左眼17〜22 mmHgと変動し，視野障害が進行するために同月に左眼，翌月に右眼のトラベクレクトミーが行われた．左眼は強膜弁の縫合糸をすべて切糸して眼圧12 mmHgで退院した．術後3週目に再診したところ，硝子体出血を指摘された．右眼はレーザー切糸を5本中2本行った．術後3日目の眼圧が22 mmHgにもかかわらず，前房が浅くなり脈絡膜剥離が出現した．その後，右眼は低眼圧になり，経結膜的に強膜弁の縫合が追加された．左眼の硝子体出血と右眼の脈絡膜剥離が持続するため，2017年3月に当院へ紹介され受診した．

点眼，内服 アトロピン(両眼1日1回)，ガチフロキサシン(両眼1日4回)，ベタメタゾン0.1％(両眼1日4回)，オフロキサシン0.3％眼軟膏(両眼1日2回)，アセタゾラミド錠〔1回1錠1日2回(朝夕)〕

既往歴 2014年に両眼白内障手術，2015年に左眼網膜前膜に対して硝子体手術，陳旧性脳梗塞．

初診時所見

視力 ｜ 右眼光覚弁(矯正不能)，左眼10 cm手動弁(矯正不能)

眼圧 ｜ 右眼10 mmHg，左眼3 mmHg

前眼部 ｜ 結膜：右眼は透明濾過胞とdirect sutureの跡がある．左眼は扁平な濾過胞が観察できる(図1)．角膜：右眼は透明，左眼は浮腫状でデスメ膜皺襞がある．前房：両眼の全域で

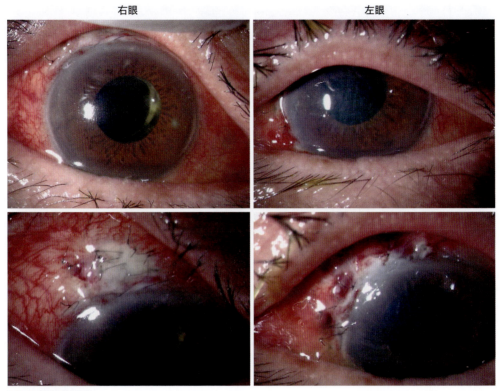

図1 前眼部写真

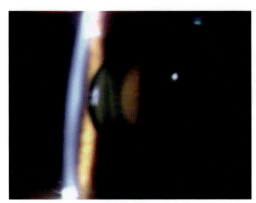

図2 右眼の細隙灯顕微鏡写真
IOLの後ろに脈絡膜のようなものが見える.

浅く形成されている．水晶体：両眼とも偽水晶体眼である．右眼の眼内レンズ（IOL）の後方に毛様体が観察できる（図2）．左眼は硝子体出血のために眼底の観察が不能である．
超音波（Bモード） 図3に示す．

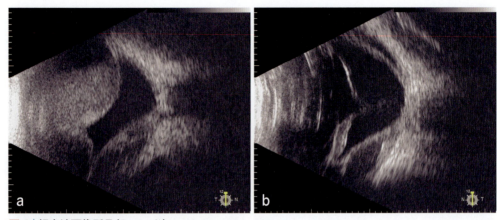

図3｜超音波画像所見（Bモード）
a：右眼．眼軸長27 mm．b：左眼．眼軸長27 mm．

呈示理由

　トラベクレクトミー後に過剰濾過となり，低眼圧と浅前房をきたすことがあります．そのままにしておくと，脈絡膜剝離を伴ってきます．本症例の場合，当院受診時の前房は浅く，左眼には硝子体出血が，右眼には遷延する脈絡膜剝離がありました．そこで伺います．①この患者さんの病態はどう考えたらよいのでしょうか？　②また，その治療はどうすればよいのでしょうか？　③このような病態を避けるにはどうしたらよいのでしょうか？　ご指南のほどよろしくお願いいたします．

植木先生からのご指南

本症例の病態

　本症例の右眼と左眼では病態が異なっているようです．

　左眼は硝子体術後眼で硝子体出血を伴っており，眼底は透見不能ですがBモード超音波の所見で胞状の脈絡膜剝離を認めます．腔内はほとんどが硝子体と同輝度であり，主な病態は漿液性脈絡膜剝離と推察されます．上下に軽度の高輝度部位があり，上脈絡膜出血を伴っています．出血内の輝度は均一でなく，溶血が進んでいるようです．レーザー切糸後に低眼圧となり，脈絡膜剝離に上脈絡膜出血が合併し，硝子体出血を発症したものと思われます．

　右眼は有硝子体眼でレーザー切糸後に，いったん高眼圧を伴った浅前房を発症しており，Bモード超音波にて腔内がほぼ均一な高輝度の胞状剝離を認め，上脈絡膜出血が主な病態であり，レーザー切糸後の晩期の駆逐性出血のようです．

トラベクレクトミー後の脈絡膜剥離

トラベクレクトミー後の脈絡膜剥離は大きく分けて，漿液性脈絡膜剥離，晩期上脈絡膜出血があります．

漿液性脈絡膜剥離

トラベクレクトミー後の漿液性脈絡膜剥離は最もよくみられる後眼部合併症で，発症率は7.9～11.3％とされており，高齢者，強膜のrigidity（剛性）が高い，上強膜静脈圧の高値，術後低眼圧，術後炎症がリスクファクターであり，無硝子体眼や硝子体の液化が進んだ症例では大きくなりやすいといわれています[1,2]．脈絡膜剥離が継続すると房水産生低下が起こり，低眼圧を助長させます．過剰濾過による低眼圧であれば，圧迫眼帯や濾過胞圧迫縫合，強膜フラップの縫合などの眼圧上昇処置を行い，同時に前房内に眼灌流液や粘弾性物質，気体注入などを行うこともあります．漿液性脈絡膜剥離は，眼圧が上昇すれば自然に吸収されることが多いですが，遷延する場合には観血的に脈絡膜下液の排出を行います．

術後浅前房に対する治療別の視力予後では薬物治療が最もよく，次いで粘弾性物質にて前房形成したものがよく，脈絡膜下液を排出したものが最も悪いとの報告もあり[3]，脈絡膜剥離が増加するときは早期に対処すべきです．

晩期上脈絡膜出血

術中の上脈絡膜出血はさまざまな内眼手術の稀な合併症で，緑内障手術時硝子体手術や角膜移植手術で多いですが[4]，晩期上脈絡膜出血は緑内障手術後で0.7～3％と多く[1]，リスクファクターとして，術後の低眼圧，漿液性脈絡膜剥離，無水晶体眼，強度近視，高齢者，脂質異常症，抗凝固薬や抗血小板薬の使用，虚血性心疾患があります[5]．術後に咳嗽や重いものを持つなど，バルサルバ法のような負荷がきっかけで起こることもあり，これらを避ける必要があります．上脈絡膜出血は自然吸収されることもありますが，多量であったり，網膜が接着したり炎症が増強したりするような場合には手術により除去します．

手術は血腫が溶血してくる発症後7～10日で行うことが勧められています．術式は出血量や発症してからの期間を考慮して選択しますが，軽症で発症からの期間が短ければ，前房内圧を上昇させながら強膜を切開してドレナージしますが，出血が多量で期間が長ければ，毛様体の房水産生機能も低下していることが多く，硝子体手術を施行し，眼内圧を維持し，経強膜的にドレナージを行った後にガスやシリコーンオイルによるタンポナーデが必要になることもあります．

本症例に対する治療方針

右眼はわずかに濾過胞が残存していますが，左眼の濾過胞はほとんど機能していないと思われます．

左眼は漿液性脈絡膜剥離が中心であるため，まず前房に眼灌流液を注入しながら，経強膜的に可能な限り脈絡膜下液の排出を行います．無硝子体眼では前房に注入した眼灌流液が硝子体腔内に移動するため，丁寧に行っていれば硝子体腔出血も術中に排出することが可能で

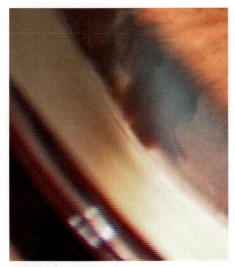

参考図1 トラベクレクトミー後のレーザー切糸前の隅角写真

強膜創の出血陥頓が確認され，レーザー切糸は中止となった．

あり，透見できるようになれば眼内を確認しながら可能な限りドレナージを行います．術後，脈絡膜剝離が再発・増悪してくるようであれば，早期に硝子体腔内にガスを注入します．

右眼は有硝子体眼であり前房内に眼灌流液を注入できる量が限られるため，硝子体腔内圧を上昇し，十分に上脈絡膜出血を除去することが難しいと考え，硝子体手術を予定します． 前房内に眼灌流液を注入しながら経強膜的に出血を除去し，脈絡膜剝離の丈を低くした後にポートを設置し，硝子体手術を行います．十分に上脈絡膜出血が除去できなければ，ガスやシリコーンオイルによるタンポナーデも考慮することになります．

このような病態を避けるために

本症例は両眼とも眼軸長27 mmと強度近視眼であり，左眼は硝子体術後，陳旧性脳梗塞もあり，抗凝固薬や抗血小板薬内服の可能性もあるハイリスク眼です．このような症例では**術後の出血や低眼圧を避けるため，トラベクレクトミーではタイトに縫合し，術後のレーザー切糸も1本ずつ慎重にすべきです．眼球が虚脱しにくいエクスプレス®によるチューブシャント手術を選択することも1つの方法です．**レーザー切糸前には隅角検査を行い，高眼圧の原因がタイトな縫合によるものであることを確認する必要があります（**参考図1**）．**本症例では術後早期に複数本のレーザー切糸を行っており，もう少し慎重にすべきではないかと感じました．**

低眼圧による漿液性脈絡膜剝離は，大きくなる前に適切な処置を行えば視機能を維持できるため，眼内の状態を把握し，後手後手にならない対応が肝要と考えます．

文献

1) Jampel HD, Musch DC, Gillespie BW et al：Perioperative complications of trabeculectomy in the Collaborative Initial Glaucoma Treatment Study(CIGTS). Am J Ophthalmol 140：16-22, 2005
2) Edmunds B, Thompson JR, Salmon JF et al：The National Survey of trabeculectomy. Ⅲ. Early complications. Eye 16：297-303, 2002
3) De Barros DS, Navarro JB, Mantravadi AV et al：The early flat chamber after trabeculectomy：a randomized, prospective study of 3 methods management. J Glaucoma 18：13-20, 2009
4) Speaker MG, Guerriero PN, Met PN et al：A case-control study of risk factor for intraoperative suprachoroidal expulsive hemorrhage. Ophthalmology 98：202-209, 1991
5) Ruderman JM, Harbin TS Jr, Campbell DG：Postoperative suprachoroidal hemorrhage following filtration procedure. Arch Ophthalmol 104：201-205, 1986

谷戸先生からのご指南

濾過手術後の出血性脈絡膜剝離

濾過手術後の脈絡膜剝離には，漿液性と出血性のものがあります．両者とも術後の低眼圧に関連してみられる合併症ですが，前者は血漿成分の貯留であるのに対し，後者は毛様動脈の破綻が原因の血球を含む血液成分の貯留と推測されています．臨床的には，前者が数日かけて比較的緩徐に発症し，眼圧の上昇により比較的速やかに消退するのに対し，後者は突然発症し，眼圧の上昇を伴うことがあり，しばしば脈絡膜下出血の排出を要し，著明な視力低下の原因となりうる，という違いがあります．

両者の鑑別にはBモード超音波が有用で，脈絡膜剝離の内部が，前者では低輝度に描出されるのに対し，後者では高輝度に描出されます．後者では，貯留した血液の溶血とともに低輝度に変化することから脈絡膜下液排出のタイミングを考えるうえでも超音波検査は有用です．

トラベクレクトミー後の出血性脈絡膜剝離の頻度は0.7～3.0％程度とされています[1]．出血性脈絡膜剝離の危険因子として，術後の低眼圧に加えて，術前の高眼圧，無水晶体眼，無硝子体眼，近視，代謝拮抗薬使用などの眼局所因子や，抗凝固薬の使用，高齢，高血圧，虚血性心疾患，肺疾患，糖尿病などの全身因子が報告されています[2,3]．

本症例の病態

先に手術した左眼は，術後硝子体出血のため眼底の観察が困難であったと推測されます．図3では，下方に高輝度成分の貯留が確認できるのみで，脈絡膜剝離内部の溶血が完成しており，発症から時間が経過した出血性脈絡膜剝離の所見です．出血性脈絡膜剝離は硝子体出血を伴うことも稀ではないため，術後3週目には出血性脈絡膜剝離を発症していたと推測されます．その後，手術した右眼は，レーザー切糸後に高眼圧を伴う浅前房がみられたことから，この時点で出血性脈絡膜剝離を発症したと推測されます．**両眼とも，術後の低眼圧（過剰濾過）を契機として発症した出血性脈絡膜剝離と考えられます．**術後の経過中，軽度の外傷（目をこするなど）や胸腔内圧の上昇（咳き込むなど）が加わった可能性は否定できません．

本症の治療方針

濾過手術後の脈絡膜剥離では，① 過剰濾過に対する処置，② 剥離した脈絡膜に対する処置，の要否をその程度と時期に応じて判定します．① については，前房内への粘弾性物質・気体注入で濾過胞の瘢痕化を待つ，経結膜的あるいは直視下に強膜弁を縫合する，といったオプションがあります．高度の脈絡膜剥離を伴う症例では，濾過量の多少に関係なく毛様体剥離による毛様体襞部の前方回転による浅前房を伴うため，前房深度のみでは濾過量の判定を行うことはできませんので，濾過胞の大きさや浅前房と脈絡膜剥離発症の時間的関係（どちらが先に起こったか）で判定を行います．本症例の左眼のように術後2か月経過した症例では，濾過胞自体は瘢痕化していることが多く，必ずしも強膜弁の縫合が必要なわけではありません．

② については，脈絡膜下液の排出に加えて，ガスやシリコーンオイルによるタンポナーデを行うかどうかが選択肢になります．毛様体剥離を伴う症例の硝子体注射や硝子体手術では，脈絡膜下液を排出した後に経毛様体扁平部的にアプローチする必要がありますが，無水晶体眼や IOL 縫着眼では前房から硝子体腔に気体注入を行うことができるため，そのような眼での脈絡膜剥離に対しては経角膜的な硝子体内気体注入が初期治療のオプションとなります．左眼は，無硝子体であることから脈絡膜剥離に伴い網膜同士が直接接触します．このような場合，その後の網膜固定皺襞形成や網膜剥離が懸念されるため，硝子体手術による網膜伸展の確認とシリコーンオイルの硝子体内注入が最も確実な治療法と考えられます．

右眼については，左眼ほど長期間経過していないこと，有硝子体眼であることなどの理由から，私の場合はまず，より眼球への侵襲が低く簡便な治療法として，前房内粘弾性物質注入＋経結膜的脈絡膜下液排出（毛様体扁平部のレベルでの 20G ナイフなどによる排液）＋硝子体腔ガス注入を選択するかもしれません．

このような病態を避けるために

比較的稀な合併症である出血性脈絡膜剥離が両眼にみられたことから，本症例に存在する出血性脈絡膜剥離の危険因子が病態に関与していたと推測されます．脳梗塞の既往があることから，高血圧の既往や抗凝固薬・抗血小板薬の使用が推測されます．また，「この症例のその後…」で後述されますが，術後所見（図4）では萎縮眼底がみられることから近視や加齢の影響が推測されます．左眼の硝子体術後も危険因子です．これらの危険因子を伴う症例では，トラベクレクトミー（強膜縫合糸を多くする）・術後管理（レーザー切糸のタイミングを遅くする）の工夫を行うことや，トラベクレクトミーと他の術式の得失（流出路再建術，エクスプレス®シャント，チューブシャント）を特に注意深く考慮する必要があります．アーメド緑内障バルブを用いたチューブシャント手術は，術後の低眼圧の頻度が少なく，また，レーザー切糸も必要ないため，特に左眼のような無硝子体眼ではチューブの毛様体扁平部挿入がよい

適応と私は考えます．

　本症例ではもともとの緑内障病型が不明ですが，落屑緑内障(PEG)やぶどう膜炎に伴う緑内障では，術前の眼圧レベルに関係なく房水産生能が低下している症例が多く，結果として濾過手術後の低眼圧をきたしやすい点にも注意が必要です．また，PEGでは，血管の動脈硬化性変化を伴っているため，硝子体出血や出血性脈絡膜剥離などをきたしやすいと私は考えています．上述の通り，濾過手術後の脈絡膜剥離は，その程度と時期に応じて適切な治療を行うことで，より低侵襲な治療で視機能を維持・回復できます．術後に眼底観察が困難な場合は，超音波による観察を必ず行い病態を把握すること，薬物治療は無効であることが多いため薬物治療以外の方法を病態が遷延化する前に試みることが重要です．加えて，**私は緑内障手術後に高度の視力低下を伴っている状態では，よほどの高眼圧でない限り反対眼の手術は延期するようにしています．**

文献

1) Schrieber C, Liu Y：Choroidal effusions after glaucoma surgery. Curr Opin Ophthalmol 26：134-142, 2015
2) The Fluorouracil Filtering Surgery Study Group：Risk factors for suprachoroidal hemorrhage after filtering surgery. The Fluorouracil Filtering Surgery Study Group. Am J Ophthalmol 113：501-507, 1992
3) Vaziri K, Schwartz SG, Kishor KS et al：Incidence of postoperative suprachoroidal hemorrhage after glaucoma filtration surgeries in the United States. Clin Ophthalmol 9：579-584, 2015

この症例のその後…

　超音波画像所見から両眼の上脈絡膜出血と診断いたしました．速やかに強膜開創術を行い，上脈絡膜液(血液)を排出し，シリコーンオイルを注入してもらいました．濾過手術後の場合，脈絡膜上液の排出だけでは，術翌日には術前と同じ状態になります．シリコーンオイルは水と比べて濾過しにくいために空間を保持してくれます[1]．術後の眼底写真を図4に示します．術後2か月の時点で視力は両眼とも0.01(矯正不能)，眼圧は右眼15 mmHg，左眼10 mmHgです．

　両眼とも後極近くの網膜裂孔を原因とする網膜剥離を生じました．上脈絡膜出血が強いときに接触していた網膜を引き離す際に裂孔を生じた可能性を捨てきれません．硝子体出血を伴うときは網膜に裂孔を生じる可能性が高くなります．網膜がkissingするような症例は速やかに対処すべきという教訓です．ようやく網膜が落ち着いたと思ったら，今度は両眼とも眼圧が上昇してきて振り出しに戻りました．

文献

1) 中崎徳子・原田陽介・戸田良太郎・他：線維柱帯切除術後の上脈絡膜出血にシリコーンオイルタンポナーデが奏効した2例．臨眼 66：1537-1542, 2012

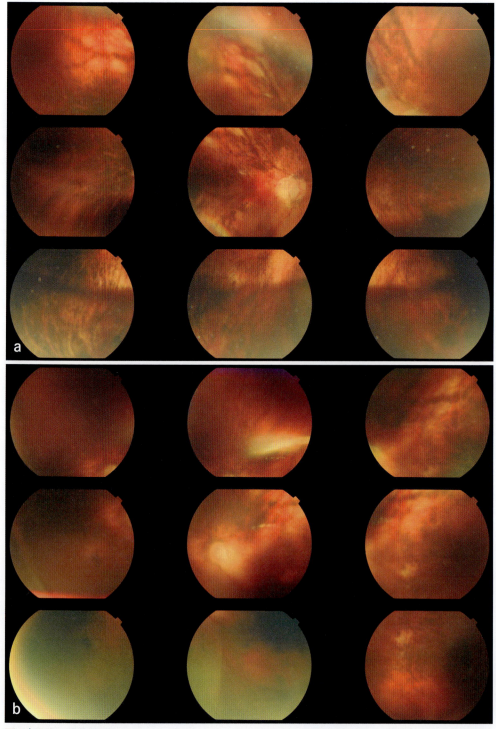

図4｜術後の眼底写真
a：右眼，b：左眼．

師匠からの一言

　2人の師匠に追加します．上脈絡膜出血の場合は，浅前房なのに眼圧が高くなることが多いです（この点は悪性緑内障と似ているので鑑別が必要です）．患者は「昨日の夜に痛みがあった．朝起きたら大きな影があって見えない」と訴えたりします．硝子体出血に隠れていることもあるので超音波検査も大事です．常に上脈絡膜出血のことを念頭に置かないといけません．

　対処ですが，網膜同士が接触する前に手を打たないといけません．とはいえ，出血直後は凝固しており，脈絡膜下液の排出をしてもうまく抜けないことがあります．溶解まで1週間待てと言われても，主治医と患者さんの焦燥感は相当なものです．

　脈絡膜下液の排出時，眼圧を維持する灌流ポートを立てる際に，毛様体扁平部は脈絡膜下液が貯まっているため危険です．最初は角膜輪部から前房メインテナーなどで灌流し，毛様体扁平部の強膜を少しずつ深く切開していき，脈絡膜下腔に達し排液します．師匠たちは硝子体内にガスやオイルのタンポナーデを勧めていますが，初回手術では私はそこまではせず，強膜弁の縫合をして房水の濾過をなくします．せっかく緑内障手術をしたのにと言われるかもしれませんが，この合併症が起こった時点で術前より悪い状態になっているわけですから，まずはスタート地点に近づかなければいけません．術後は毛様体機能が落ちているので，濾過機能が不十分でも意外と低い眼圧になります．ダメなら次の緑内障手術と考え，まずは眼底を戻すことを優先します．残念ながら多くの場合，視力と視機能は本症例のようにかなり落ちてしまいます．

　上脈絡膜出血の危険因子はいろいろ挙げられていますが，本症例における最大の危険因子は，先に手術した左眼で上脈絡膜出血を起こしていることです．そのことを踏まえれば，僚眼の手術時の上脈絡膜出血のリスクは想像でき，後から手術予定の右眼に関しては，術式や術後管理を変えるなどの対応もできたと思われます．

（家木　良彰）

コラム27

シリコーンオイルタンポナーデと緑内障

　今回は術後の脈絡膜剥離を伴う低眼圧に対して房水産生が回復するまでにシリコーンオイル（以下，オイル）を利用するという意見を述べました．

　一方，2008年に報告されたわが国でのオイル使用状況全国調査では，硝子体手術の6.0％にオイルが使用され，術後にオイル注入眼の5.6％に緑内障，18.4％に眼圧上昇を合併したとされています．オイル注入眼の眼圧上昇の原因は，術後早期では過剰なオイル注入や伏臥位が保持できないことによる閉塞隅角緑内障，晩期ではオイルの乳化による房水排出障害や血管新生緑内障（NVG）が発症することで起こることが多いです．

　オイル注入眼で緑内障手術が必要になった場合，オイル抜去が可能であればトラベクレクトミーも可能ですが，手術成績は1年生存率が30～40％程度と不良です．抜去困難の場合には，チューブシャント手術を選択することになります．チューブシャント手術においてもオイル注入眼はリスクとされています．チューブシャント手術をオイル眼に行う場合には，オイルがチューブを介して眼窩に流れ出さないように下方から行うことが推奨されています．

　過去に眼球突出や眼球運動障害で眼窩腫瘍と診断された症例が，チューブシャントからオイルが眼窩内に流出していたことが原因であったとの報告もあります．

（植木　麻理）

索引

A・B

Anderson-Patella の基準　30
APAC (acute primary angle closure)　64
BGI (Baerveldt® glaucoma implant)　216, 224

C・D

CPACG (chronic primary angle closure glaucoma)　65
double ring sign　20
double-hump pattern　67, 68

F・G

FDA 薬剤胎児危険度分類基準　171
Foster 分類　40
GSL (goniosynechialysis)　203

L・M

LGP (laser gonioplasty)　196, 200
MD slope　88
MIGS　205, 224

N

NFLD　23
NTG　111
NVG　122, 216

O

OCT　55
——, 眼底　42
——, 前眼部　60, 62
OCT アンギオグラフィ　57
OIS (ocular ischemic syndrome)　216

P

PAC (primary angle closure)　40, 102

PACG (primary angle closure glaucoma)　40, 60, 105
PACS (primary angle closure suspect)　40
PAS 再形成　196
PDR (proliferative diabetic retinopathy)　226
PPG (preperimetric glaucoma)　23

S

Scheie 分類　40
Shaffer 分類　40
SOH (segment optic hypoplasia)　50
SS (Sjögren syndrome)　247
SSOH (superior segment optic hypoplasia)　14, 21

U・V

UBM　38, 60, 62
van Herick 法　40
VEGF (vascular endothelial growth factor)　122
VFI slope　88

和文

あ

アーメド緑内障インプラント 219
アセタゾラミド 226, 231
圧迫隅角検査 67
アドヒアランス 99, 151

い・お

イベント解析 88
インプラント，緑内障 219
オイルタンポナーデ，シリコーン 266

か

角膜厚，中心 97
角膜上皮障害 251
　──，緑内障手術後の 249
眼圧依存性因子 162
眼圧スパイク 91
眼圧日内変動 69, 81
眼圧非依存因子 163
眼虚血症候群 216
眼血流 163
眼底 OCT 42

き

急性原発閉塞隅角症 64
急性緑内障発作 58
強膜開窓術 7
強膜弁縫合，経結膜 241, 243
偽落屑物質 137

く

隅角鏡，手術用 203
隅角検査 33, 37
隅角所見の分類 40
隅角癒着解離術 203
久米島スタディ 106

け

経結膜的強膜弁縫合 241, 243
血管新生緑内障 122, 216
血流改善 163
研究倫理 132
原発閉塞隅角症 40, 102
　──，急性 64
原発閉塞隅角症疑い 40
原発閉塞隅角緑内障 40, 60, 105
　──，慢性 65

こ

抗 VEGF 治療 122
高眼圧症 97
虹彩 204
高齢者 137
　──の検査 143

さ・し

サプリメント 160
シェーグレン症候群 247
視神経乳頭小窩 21
視神経乳頭の診かた 14
視神経乳頭部分低形成 50
視神経部分低形成 22
視野検査
　──，高齢者 28
　──の信頼性評価 31
　──の診かた 25

周辺虹彩前癒着再形成 196
手術用隅角鏡 203
出血性脈絡膜剝離 261
授乳 169
漿液性脈絡膜剝離 259
使用感，点眼薬の 154
小眼球 8
硝子体出血 256
硝子体術後の続発緑内障 235
小児の高眼圧症 94
小児緑内障 100, 101
上方視神経低形成 14, 21
上脈絡膜出血，晩期 259
シリコーンオイルタンポナーデ 266
神経線維層欠損 23
神経保護 160
進行判定 88

す・せ

スパイク，眼圧 91
正常眼圧緑内障 111
　──の目標眼圧設定 120
前眼部 OCT 39, 60, 62
前視野緑内障 23
浅前房 256

そ

増殖糖尿病網膜症 226
続発緑内障 230
　──，硝子体術後の 235

た

ダブルミラー型隅角鏡 203
炭酸脱水酵素阻害薬 226

ち

中心角膜厚　97
チューブシャント手術　216, 224
超音波生体顕微鏡　38, 60, 62
直接型隅角鏡　203

て

低眼圧黄斑症　236, 240
低侵襲緑内障手術　205, 224
適応外使用薬　132
デレン　208, 211, 212
点眼治療の原則　93
点眼薬
　── の使用感　154
　── の副作用　154

と

同時手術　195
ドライアイ　247
トレンド解析　88

に

日内変動，眼圧　69, 81
乳頭径　18
　── の簡易判定法　98
乳頭低形成　14, 42
妊娠　169

認知症患者　177
　── の診察　185
妊婦への手術治療　176

は

発達緑内障　100, 101
バルベルト® 緑内障インプラント
　　　　216, 224
晩期上脈絡膜出血　259

ひ

ピット黄斑症候群　21
病状説明　153, 155
ピロカルピン　198

ふ・へ

副作用，点眼薬の　154
プラトー虹彩　60, 68
プラトー虹彩緑内障　65
ブレブ　211
プロスタグランジン関連薬　93
分娩時　170
閉塞隅角緑内障，原発　60

ま・み

慢性原発閉塞隅角緑内障　65
未承認薬　132

脈絡膜剝離　256
　──，出血性　261
　──，漿液性　259

も

網膜皺襞　246
目標眼圧設定　120

や

薬剤胎児危険度分類基準，FDA
　　　　171

ら

落屑症候群　140
落屑緑内障　137

り

緑内障インプラント　219
緑内障手術後の角膜障害　249
緑内障発作，急性　58
臨床研究法　132

れ

レーザー隅角形成術　196, 200
レーザー周辺虹彩形成術　200
レセプトデータ　93